贵州民族科学研究院丛书

中国共产党民族理论与政策在贵州的实践丛书之九

病有所医的回望

——贵州民族医药卫生事业发展历程

BINGYOU SUOYI DE HUIWANG

GUIZHOU MINZU YIYAO
WEISHENG SHIYE FAZHAN LICHENG

谭厚锋　编著

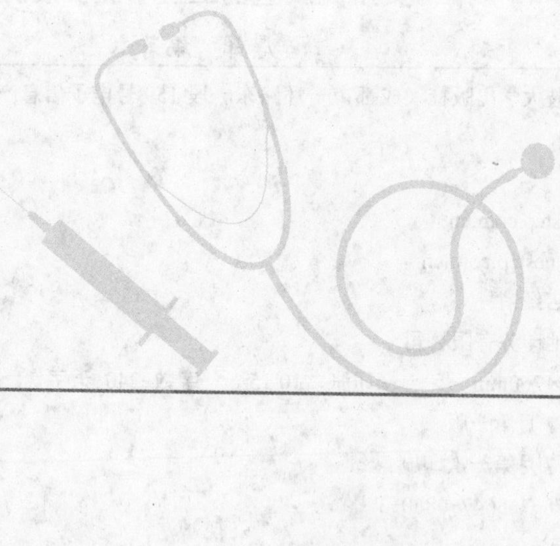

电子科技大学出版社

图书在版编目（CIP）数据

病有所医的回望：贵州民族医药卫生事业发展历程 / 谭厚锋编著. —成都：电子科技大学出版社，2011. 7

（中国共产党民族理论与政策在贵州的实践丛书 / 贵州民族科学研究院丛书）

ISBN 978-7-5647-0860-3

Ⅰ. ①病… Ⅱ. ①谭… Ⅲ. ①少数民族－医疗保健事业－概况—贵州省 Ⅳ. ①R199.2

中国版本图书馆 CIP 数据核字（2011）第 119498 号

贵州民族科学研究院丛书

中国共产党民族理论与政策在贵州的实践丛书之九

病有所医的回望
——贵州民族医药卫生事业发展历程

谭厚锋 编著

出　　版：电子科技大学出版社（成都市一环路东一段 159 号电子信息产业大厦　邮编：610051）
策划编辑：万晓桐
责任编辑：辜守义
主　　页：www.uestcp.com.cn
电子邮箱：uestcp@uestcp.com.cn
发　　行：新华书店经销
印　　刷：四川墨池印务有限公司
成品尺寸：185mm×260mm　印张 10.25　字数 240 千字
版　　次：2011 年 7 月第一版
印　　次：2011 年 7 月第一次印刷
书　　号：ISBN 978-7-5647-0860-3
定　　价：30.00 元

《中国共产党民族理论与政策在贵州的实践丛书》编委会

序

现代政党执政，无论在任何领域，都须有理论的支撑。而任何理论，在实践中，都有一个不断丰富、发展、完善的过程，中国共产党民族理论在贵州甚至于全国的实践，都证明了这一历史的真理。

中国是一个多民族构成的国家，由于少数民族分布地域广，人口多，历代统治者都必须高度重视这一特殊的国情，方能有效治理国家。中国共产党作为一个伟大的政党，带领全国各族人民根据不同历史时期特征，不断总结经验，不断调整政策，使民族理论政策日臻完善。从革命时期、新中国成立时期到改革开放至今，中国共产党根据马克思主义的民族理论，较好地处理了不同历史时期的民族关系，为中国革命的成功和新中国成立以来取得的伟大成就提供了重要保障。

今天，我们认真回顾和总结中国共产党在处理民族关系中从理论到实践的历史进程，把握不同领域不同时期的工作特征，对于在新的历史条件下，构建和谐社会、推进中华民族的伟大复兴事业具有重要意义。

贵州民族事务委员会与贵州民族学院在2005年共同组建的贵州民族科学研究院，首先对中国共产党民族理论在贵州的实践这一重大课题展开研究，组织了众多专家学者，从区域自治、人口政策、经济工作、民族工作、民族语言文字、宗教、民族文化、民族教育、民族传统体育、民族医药卫生等十个方面多角度、宽领域讨论了不同时期党的民族理论与政策在指导贵州革命与建设的利与弊、得与失。以广阔的贵州历史为背景，厘清了历代统治者民族政策的经验教训，在这一基础上彰显了党的民族理论的光辉、政策的伟大。

贵州的历史告诉我们，历届中共省委、省人民政府在中国共产党民族理论指导下，结合贵州实际，正确贯彻执行党的民族政策，带领全省各族人民极大地推进了贵州经济社会的发展，为贵州各民族的和谐发展做了许多有益的工作，功不可没。各民族共同团结奋斗、共同繁荣发展是贵州历史的写照。

感谢贵州民族学院的各位专家，是你们在百忙之中，为此书的出版倾注了大量心血，感谢主编杨昌儒同志对此书的悉心指导和安排，我愿与你们一道继续为贵州民族事业的发展，为贵州全面小康社会的实现，贡献自己的微薄之力。

是为序。

徐　飞

二〇一一年元月八日

执政为民的一种诠释

《中国共产党民族理论与政策在贵州的实践丛书》总序

2005 年，贵州民族学院与贵州省民族事务委员会联姻的一个成果——贵州民族科学研究院成立。学校命我出任院长，当我和黄平副主任走上主席台，从吴嘉甫副省长的手上接过贵州民族科学研究院的牌匾时，面对幽深的摄影镜头，我感觉到其间的分量与责任。郝桂华主任对民族科学研究院寄予很大的希望，在百忙中抽出时间与民族科学研究院班子成员座谈。黄平副主任多次带着李平凡所长、颜勇主编到贵州民族学院商讨科学研究事宜。

根据郝桂华主任的指示精神，我们在贵州省民族事务委员会出版的《贵州民族工作五十年》编辑思路基础上，提出了“中国共产党民族理论在贵州的实践”的研究意向。黄平副主任在听取我们的汇报之后，充分肯定了该课题的研究意义，并要求民族科学研究院提出详细的研究大纲。我们把丛书的大纲提交贵州省民族事务委员会主任办公会议，与会的领导给予了充分的肯定，并就研究工作的宗旨、原则作了具体的指示，对研究应达到的目标提出了明确的要求。2008 年徐飞副主任分管此项工作后，多次听取民族科学研究院的汇报，并指示我们再对大纲进行一次认真的思考，力争出精品。根据徐飞副主任的意见，我们曾试图将丛书改为一本书，在反复磋商之后，感觉到用一本书的篇幅很难完成对中国共产党执政以来贵州的民族工作实践的梳理，只好又回到丛书的编写体例中来。通过这样反复的研究之后，我们对原来的大纲进行了修改，形成了呈现在大家面前的这个丛书体例。

为了确保研究工作有序开展，我们组建了丛书编辑委员会，下设学术委员会和联络协调办公室。大概因为我是民族科学研究院院长的缘故，大家推我担任学术委员会主任、丛书主编，学术委员会成员由杨昌儒、石开忠、李平凡、颜勇、龙耀宏等组成，石开忠博士学成归来，担任民族科学研究院常务副院长，自然也就是本丛书的主要策划人和联络协调办公室的主任了。

研究工作是采取课题负责人制度展开的，由有相关专题研究旨趣且有一定研究成果的专家自愿报名，学术委员会审定，明确课题负责人，然后由课题负责人自行组织研究班子。这些课题是：“贵州民族区域自治研究”“贵州民族人口政策研究”“贵州民族研究工作研究”“贵州少数民族语言文字工作研究”“贵州民族识别工作研究”“贵州民族教育研究”“贵州民族经济工作研究”“贵州民族宗教工作研究”“贵州民族文化工作研究”“贵州民族传统体育工作研究”“贵州民族医药卫生工作研究”。各专题的同志们起早贪黑、日以继夜地工作，在各大图书馆和网络图书馆之间奔波，一些专题的学者还深入少数民族地区调查，成就了这套《中国共产党民族理论与政策在贵州的实践丛书》的出版。

因为第九届少数民族运动会将在贵州举行，我们试图把这套丛书作为献礼。如果社会各界人士，尤其是国内同行们能够关注本丛书，并认为是一种礼品，那将是我们贵州省民族学界的荣幸。

众所周知，中国共产党的民族理论是马克思主义民族理论与中国实际相结合的产物。显然，中国共产党民族理论的实践性就成为其首要的特点。因此，回望中国共产党民族理论在贵州的实践，讨论其利与弊、得与失，对于丰富中国共产党的民族理论和进一步做好贵州省的民族工作具有积极的意义。这也是我们在策划本丛书时的旨趣所在，我们要求各专题在描述事件发展进程时，要用学理的眼光去审视历史，不回避问题，并尽可能地分析问题，提出解决问题的意见。如果说需要说明专题的特色，我想，这就是本丛书的特色。相信本丛书出版后能够引起有关领导和部门的重视，产生应有的效果。

回望中国共产党在贵州执政以来的历程，我们惊叹民族理论的魅力。在中国共产党民族理论指导下，中共贵州省委、贵州省人民政府正确贯彻执行民族政策，各民族干部群众齐心协力，以不懈的努力推进贵州少数民族地区经济文化发展和社会进步，努力缩小与先进发达地区的差距。贵州省 18 个世居民族都从各自的起点上，大踏步地前进，各民族空前团结，民族社会经济文化的发展取得了巨大的进步。虽然横向比较贵州仍然处于“欠发达、欠开发”状态，但人民生活一天比一天好，可谓是“芝麻开花节节高”，这也是一个不争的事实。

我在贵州民族学院从事民族理论的教学与研究近 30 年，以往只是针对自己感兴趣的内容做过专题研究，如此全面而又系统地梳理中国共产党民族理论在贵州的实践过程，尚为初次尝试。此次承担如此重大的使命，感受中国共产党民族理论在实践工作层面的浸润并发挥其指导作用的过程，对于提高自身的学术修养，当是有幸之至。身为本丛书的主编，写下这些文字权且作丛书来历的一个交代。今后，我将与同行们以及我的学生们一道，继续探讨贵州的民族问题，为民族的生存与发展，为民族平等与团结鼓与呼。

是为序。

杨昌儒

2010 年 3 月 20 日于花溪河畔觉悟斋

目　录

第一章　绪论 1

第一节　贵州民族人口分布概况 1

第二节　贵州民族医药及其与之相关的几个概念 3

第三节　贵州民族医药的形成与发展 3

第四节　贵州民族医药的地位与作用 7

第二章　贵州民族自治州医药卫生发展历程 10

第一节　医疗服务体系 10

第二节　疾病预防控制体系 14

第三节　妇幼保健体系 18

第四节　卫生管理监督体系 20

第五节　爱国卫生工作 21

第三章　贵州民族自治县医药卫生发展历程 24

第一节　医疗服务体系 24

第二节　疾病预防控制体系 31

第三节　妇幼保健体系 38

第四节　卫生管理监督体系 40

第五节　爱国卫生工作 42

第四章　贵州世居民族医药概述 44

第一节　苗族医药 44

第二节　布依族医药 47

第三节　侗族医药 49

第四节　土家族医药 51

第五节　彝族医药 52

第六节　仡佬族医药 54

第七节　水族医药 54

第八节　回族医药 56

第九节　贵州民族医药的特点 58

第五章　贵州民族医药资源调查与研究 61

第一节　贵州民族医药资源调查 61

第二节 贵州民族医药研究的回顾……67
一、贵州民族医药著作的整理与出版……67
二、贵州民族医药研究论文的大量涌现……69
三、贵州民族医药学术交流日益加强……71

第六章 贵州民族医学教育……74

第一节 新中国贵州民族医学教育发展历程……74
第二节 当代贵州民族医学教育界硕果累累……79

第七章 贵州民族医药的开发与利用……95

第一节 贵州民族医药开发的政策依据……95
第二节 贵州民族医药产业化的历程……96
第三节 贵州民族医药产业开发前景……102
一、贵州民族医药的研究价值……102
二、贵州民族医药文化的开发与利用……103

第八章 贵州民族医药卫生事业存在的问题和发展对策……105

第一节 贵州民族医药卫生当下存在的问题……105
一、医药卫生事业发展不平衡，偏远民族地区看病难、看病贵。……105
二、民族医药至今尚未得到社会应有的重视……107
第二节 贵州民族医药卫生的发展对策……109

主要参考文献（按作者的音序排列）……115
一、著作类……115
二、论文类……118

附录一 贵州民族医药卫生事业60年大事记……122

附录二 贵州民族医药研究论文目录索引（按作者的音序排列）……136

附录三 部分民族医药卫生文件目录汇编（按照颁发时间的顺序排列）……151

后记……152

第一章 绪 论

第一节 贵州民族人口分布概况

贵州现有49个民族。在贵州的世居民族有汉族、苗族、布依族、侗族、土家族、彝族、仡佬族、水族、回族、白族、瑶族、壮族、畲族、毛南族、蒙古族、仫佬族、满族、羌族等18个。据2000年统计，贵州全省总人口为3524.7695万人，其中全省少数民族人口为1333.96万人，占全省总人口的37.85%。2002年贵州全省总人口为3837.28万人，少数民族人口为1453.3291万人，少数民族人口占全省总人口的37.9%①。

贵州全省设置了三个少数民族自治州，11个少数民族自治县，252个少数民族乡。黔东南苗族侗族自治州于1956年7月23建立，全州面积达30 302平方公里。该州境内世居着苗族、侗族、水族、布依族、土家族、畲族、壮族、瑶族10个民族。据2004年统计，该州总人口为438.5万人，少数民族人口为353.4万人，少数民族占全自治州总人口的80.59%。其中，苗族180.53万人，占总人口的41.17%；侗族138.9万人，占总人口的31.68%；其他少数民族33.97万人，占总人口的7.75%②。黔南布依族苗族自治州于1956年日8月8日建立，面积26 197平方公里。据2005年底统计，全州总人口为397.36万人，少数民族人口为223.21万人，少数民族占全自治州人口的56.17%③。黔西南布依族苗族自治州于1982年5月1日建立，面积16 820平方公里。据2005年统计，该州总人口为311.73万人，少数民族人口为131.67万人，少数民族占全州人口的42.24%④。

贵州全省苗族有430万人，占全国苗族人口的48.1%，是全省少数民族中人口最多的民族，主要聚居在黔东南苗族侗族自治州、黔南布依族苗族自治州、黔西南布依族苗族自治州和毕节地区、铜仁地区、遵义市、安顺市、贵阳市、六盘水市和松桃苗族自治县，其居住环境多为山坡地或较平坦的山脚，也有高寒山地；布依族有279.82万人，占全国布依族人口的94.17%，主要聚居在黔南布依族苗族自治州、黔西南布依族苗族自治州、安顺市的镇宁

---

① 参见周相卿主编，龙海燕执行主编，李天元副主编：《贵州世居民族研究》（第4卷），贵阳：贵州民族出版社，2009年版序言，第1页。

② 参见《黔东南苗族侗族自治州概况》编写组、《黔东南苗族侗族自治州概况》修订本编写组：《黔东南苗族侗族自治州概况》，北京：民族出版社，2008年版，第11-12页。

③ 参见《黔南布依族苗族自治州概况》编写组、《黔南布依族苗族自治州概况》修订本编写组：《黔西南布依族苗族自治州概况》，北京：民族出版社，2007年版，第7页。

④ 参见《黔西南布依族苗族自治州概况》编写组、《黔西南布依族苗族自治州概况》修订本编写组：《黔西南布依族苗族自治州概况》，北京：民族出版社，2007年版，第23～24页。

布依族苗族自治县、关岭布依族苗族自治县、紫云苗族布依族自治县，其余散居在贵阳市、六盘水市及全省各地、州、市，其村寨多为临水而建；侗族有 162.86 万人，占全国侗族人口的 55.01%，主要聚居在黔东南苗族侗族自治州、铜仁地区、黔南布依族苗族自治州，其居住环境多为四周山峦，内有平坝，坝上溪水环流，平坝土壤肥沃；土家族有 142.03 万人，占全国土家族人口的 17.82%，主要聚居在铜仁地区的沿河土家族自治县、印江土家族苗族自治县，黔东南苗族侗族自治州的镇远、岑巩县，遵义市的道真仡佬族苗族自治县；彝族有 84.36 万人，占全国彝族人口的 9.2%，主要聚居在毕节地区和六盘水市，安顺市、贵阳市、黔西南布依族苗族自治州也有部分彝族居住，其聚居的黔西北乃贵州著名的高寒山区，境内层峦叠嶂，地势陡峭，到处是崇山峻岭；仡佬族有 55.9 万人，占全国仡佬族人口的 96.48%，主要聚居在遵义市的务川仡佬族苗族自治县、道真仡佬族苗族自治县，安顺市的平坝、普定县，关岭布依族苗族自治县，铜仁地区的石阡县，毕节地区的黔西县，其多住在山谷地带，大多交通不便，地少而贫瘠；水族有 36.97 万人，占全国水族人口的 90.86%，主要聚居在黔南布依族苗族自治州的三都水族自治县、荔波县、独山县、都匀市，黔东南苗族侗族自治州的榕江县、丹寨县、雷山县、从江县，其居住环境多为沿河溪流交错地区，其间夹杂着若干起伏的丘陵、平坝、河谷和山脊分布，多依山傍水而居；回族有 16.87 万人，占全国回族人口的 1.72%，主要聚居在毕节地区的威宁彝族回族苗族自治县，黔西南布依族苗族自治州的兴仁县，安顺市的平坝县、普安县，贵阳市、六盘水市各县，明显地表现出“大分散，小集聚”的特点，其住居环境差别极大，各地回民经济发展极不平衡；白族有 18.74 万人，主要聚居在毕节地区的大方县、威宁彝族回族苗族自治县、毕节市、织金县、黔西县、赫章县、六盘水市盘县，其居住环境多为地势低洼平坦、阳光较强、土质肥沃、物产丰富、雨量充沛、人畜饮水便利的坝区；瑶族有 4.44 万人，主要聚居在黔南布依族苗族自治州的荔波县，黔东南苗族侗族自治州的榕江县、从江县、丹寨县，黔西南布依族苗族自治州的望谟县，其大多居住于黔桂、黔湘边境地区的崇山峻岭中，因据山而居，山高坡陡、气候寒冷、山峰林立、沟壑纵横，生产活动条件艰苦，居住不能密集，只能“随山散处”，多择傍水之处生活，形成小聚居、大杂居、点状分布的特点；壮族有 5.21 万人，主要聚居在黔东南苗族侗族自治州的从江县、黎平县，黔南布依族苗族自治州的独山县、荔波县，其村寨多依山傍水，且为楼居；畲族有 4.49 万人，主要聚居在黔东南苗族侗族自治州的麻江县、凯里市，黔南布依族苗族自治州的都匀市、福泉市，其居住环境多为高山、半山、山谷、河谷等；毛南族有 3.12 万人，占全国毛南族人口的 29.1%，是全国 22 个人口比较少的民族之一，主要聚居在黔南布依族苗族自治州的平塘县、独山县、惠水县，其居住环境多在山间平坝，且依山傍水而居；蒙古族有 4.75 万人，主要聚居在毕节地区的大方县、毕节市、黔西县、金沙县、纳雍县，铜仁地区的石阡县，其居住环境多依据当地的地形，选择认为风水比较好的地方建造房屋而居住；仫佬族有 2.84 万人，占全国仫佬族人口的 13.69%，主要聚居在黔东南苗族侗族自治州的麻江县、黄平县、凯里市，黔南布依族苗族自治州的瓮安县、都匀市、福泉市，其居住环境地处苗岭山脉北部、清水江上游的重安江和龙头河两大支流流域内，地貌复杂，群峦起伏，山大谷深，间有少量的山间坝地，属亚热带季风湿润气候区，年均降水量为 1200 毫米左右，适宜多种农作物生长；满族有 2.19 万人，主要聚居在毕节地区的大方县、黔西县、金沙县三个县的结合部，其居住环境多为平缓的山地或山间盆地，土质肥沃，自然条件好：羌族有 0.14 万人，主要聚居在铜仁地区的石阡县和江口县，其居住环境多在海拔 1000 米左右的高山或半山地带①。

第二节　贵州民族医药及其与之相关的几个概念

贵州是一个多民族省份，其丰富的多民族医药文化是中国传统医药宝库中的一颗颗璀璨绚丽的明珠。贵州民族医药是中华民族大家庭传统医药的重要组成部分，也是与中医药并行发展的具有贵州民族文化特征、民族特征、地域特征的区域民族医药。贵州民族医药主要包括 18 个世居民族在内的全省 49 个民族的医药。

从中华人民共和国成立以来历届政府颁发的有关民族医药法律、法规等规章制度来看，国家一直关注着民族医药的发展。1951 年 12 月 1 日实施的《全国少数民族卫生工作方案》指出，“对于用草药土方治病之民族医，应尽量团结与提高”。1982 年颁布的《中华人民共和国宪法》第 21 条规定：“国家发展医疗卫生事业，发展现代医药和我国传统医药”。卫生部、国家民族事务委员会 1983 年联合印发的《关于继承、发扬民族医药学的意见》的通知提到：“民族医药学是我国传统医药学的重要组成部分。它有自己的医疗特色。在我国 55 个少数民族中，藏医、蒙医、维吾尔医、傣医等民族医药学，都有悠久的历史和自己的理论体系，对防病治病，为本民族人民的身体健康和繁衍昌盛作出了重要的贡献。”1984 年 5 月 31 日通过的《中华人民共和国民族区域自治法》第 40 条规定：“民族自治地方的自治机关，自主地决定本地方的医疗卫生事业的发展规划，发展现代医药和民族传统医药。”1984 年 11 月 23 日国务院办公厅转发卫生部、国家民族事务委员会《关于加强全国民族医药工作的几点意见》的通知中指出：“民族医药是祖国医药学宝库的重要组成部分。发展民族医药事业，不但是各族人民健康的需要，而且对增进民族团结、促进民族地区经济、文化事业的发展，建设具有中国特色的社会主义医疗卫生事业有着十分重要的意义”。1997 年 1 月 15 日中共中央、国务院《关于卫生改革与发展的决定》中指出：“各民族医药是中华民族传统医药的组成部分，要努力发掘、整理、总结、提高，充分发挥其保护各民族人民健康的作用”。

由此可以看出，中医药、民族医药（主要指少数民族医药）、民间医药都属于中国传统医药，有时称民族传统医药，有时称为中国民族传统医药，有时还称为中华民族医药。

严格说来，每一个民族的医和药是不能分开的，因此，由各个民族的医和药而组成的学科合并在一起，统称为民族医药学。民族医药学和中医药学有着相似的哲学思维、医疗特点、用药经验和历史命运，都属于中国的传统医药学。

第三节　贵州民族医药的形成与发展

贵州民族医药的形成与发展经历了一个漫长的历史过程。据考证，早在远古时代，贵州省各民族就有了朴素的医疗活动记载。苗族古歌《开天辟地》中记载有“天地自盘瓠先开创，

① 参见贵州省民族事务委员会编：《多彩民族风：贵州十七个世居少数民族简况》（内部资料），2006 年版，第 1～90 页。

世上日月分阴阳，神农皇帝创五谷医药，世人称他是药王”。在湘黔边区的苗族民间，流传有一位苗族药王，常年奔走苗族民间，传唱着这样一首歌谣：“一个药王，身在八方，行走如常，餐风露宿，寻找药方。”“千年苗医，万年苗药”。“三千苗药，八百单方”[①]。清代陈浩著的《百苗图》有记载“……耕作之暇，则入山采药，沿寨行医。所祭之神名曰‘盘瓠’”[②]。由此看来，贵州的民族医药历史源远流长。而这些传说、古歌、史书等对于研究早期的贵州民族医药学有着十分重要的意义和实用价值。

贵州位于云贵高原的东部，是一个高原山地地区，绝大部分为山地和丘陵，山河交错在贵州全省，境内山峦起伏，地貌类型复杂，气候温和，夏无酷暑，冬无严寒，适于人类生存繁衍，如此特殊的地理环境成为中国古代民族交汇的大走廊和民族集结地。“大杂居、小聚居”是贵州民族分布的最大特征。贵州现有 49 个民族，至少有 48 种类民族医药，每个民族都有自己独特的医药。

贵州民族医药的形成与发展，概括起来大体分为三个阶段：古代贵州民族医药、近代贵州民族医药和现当代贵州民族医药。

古代贵州民族医药主要是指从上古至清朝末期，即鸦片战争（1840 年）爆发以前这一段时期的民族医药。这一时期为民族医药的形成时期。在这一时期的秦汉朝以前多是各民族的神话传说故事、古歌里留有民族医药知识的痕迹。而秦汉朝以后，已经有少量医药资料散载于有关史料之中，特别是到了清朝已经有一些专门的医药著作。

古代贵州民族医药文化从各民族神话、古歌而传承下来。苗族原生息于黄河、长江流域，其部落联盟称为“九黎”，其部落首领为蚩尤。传说蚩尤兄弟八十一人（氏族），九个氏族为一个部落，九个部落组成九黎集团。蚩尤为酋长。在与黄帝、炎帝部落战争时，九黎惨败，蚩尤被杀害，一部分九黎氏族向南逃匿，居于洞庭湖彭蠡之地，经几百年的发展又建立了一个强大的部落，称之为“三苗之国”或三苗部落。这是苗族历史上的第一次大迁徙。在其首领欢兜的率领下加入了尧舜部落联盟。在夏禹时期三苗成为其诸侯，由于三苗受到夏禹的压迫，与夏禹进行了战争，遭到了失败。三苗从此一分为二，即一部分“窜三苗于三危”，一部分降于夏禹后融于华夏（即汉族），又一部分向西南迁徙，逃到长江中游的湖南、湖北、江西的高山中隐居，同当地土著共同生活，这就是苗族历史上的第二次大迁徙。他们又经过四五百年的发展，又逐渐强盛起来，史书称这“有苗”为“荆”，而称之为“荆蛮”。在九黎蚩尤、三苗、荆蛮三个时期，从神话传说、苗族古歌的遗迹中，梳理出有关苗族古代医药文化的脉络，有“神农尝百草”、“蚩尤传神药”、“祝融传熟食，按摩强身健体术”、“药王传药方”的传说和相关文献记载，这是苗族医药发展历史上的里程碑，也称之为苗族古代医药文化。苗族在历史上没有文字，其历史文化主要依靠节日、婚丧祭祀祖先等仪式，由苗巫师、理老、歌师歌手在诗词、古歌中保留下来。苗族古代医药文化也不例外，是苗族先民在千百年生产活动实践中积累起来的，通过神话传说、苗族古歌、祭祠仪式的祠词传承下来。[③]

侗族是百越民族的一支后裔。侗族先民们早期的医药文化主要依靠其民族原始神话、古

---

① 参见田华咏，杜江主编：《中国苗医史》，北京：中医古籍出版社，2008 年版，第 32 页。

② 参见刘锋著：《百苗图疏证》，北京：民族出版社，2004 年版，第 145 页。

③ 参见邓星煌，萧成纹，刘吉逢，罗康隆主编：《湖南世居少数民族医药宝典》，北京：光明日报出版社，2005 年版，第 57 页。

歌而传承下来的，也是随其本民族的起源、存在与演变过程中逐渐发展起来的。由于当时受历史条件的限制，侗族先民们无法解释大自然中有关生、老、病、死等自然规律。一旦疾病和瘟疫来临，他们往往只有眼巴巴地信靠巫医驱除病魔，排除困惑。

至今，侗族主要居住于贵州、湖南、广西三省（区）的交界地带。在历史的长河中，在长期的劳动生产、与疾病做斗争的漫长岁月中，侗族人民积累了丰富的医药防治疾病的经验。这些知识在侗族繁衍后代、生活与发展侗乡经济生产过程中发挥了积极的重要作用。由于侗族历史上没有与自己民族语言相适应的文字。因此，这些丰富的侗族医药卫生知识主要依靠口耳相传而流传下来。

当代水族学者王品魁先生调查分析得知，水族崇信的鬼神就有 300 多种。《水书》是水族先民们最早的一部古巫书。潘朝霖先生依据《水书》条目名称和鬼师（巫师）提供的口碑资料，认为水族的鬼神有七八百种之多。这些都说明，古代的水族先民在大自然和疾病的面前一样崇尚天地鬼神等超自然力量。水族先民在身心遇到挫折、疾病缠身等诸事不顺的时候，往往将消灾除病的希望寄托在巫师身上，求其指点迷津。而巫师一方面通过进行巫术活动，对于那些身心忧郁的人大都能够起到精神释怀的作用；另一方面，巫师则通过使用他们逐渐掌握的医药知识而悄悄施以某些药物配合治疗。不少巫师为了巩固自己的社会声誉，通过看一些医药书籍以不断提高自己的医疗技术，甚至有些还自采自栽一些常用植物药物，他们在巫医并举的活动中发展了原始医药。于是巫医逐渐从巫师队伍中分化出来，所以，后来“神药两解”的概念也就因此而出现。

彝族先民信仰属于原始宗教中的巫鬼教，部落首领兼巫鬼教教主，称为“鬼主”，大部分有大鬼主，一两百家的小部落有小鬼主，另有职业巫师“大奚婆”……大部分人患病尚无寻医问药的习惯，多求助于“大奚婆”，以“鸡骨占吉凶”。《宋史・蛮夷一・西南溪峒诸蛮传》也说：雍熙元年，黔南官府奏言溪峒夷僚若有疾病，则“击铜鼓、沙锣以祀神鬼”①。

《神农草本经》是我国最早的一部本草学专著，书中收集了 365 种药物，据欧氏研究，在《神农草本经》中“发现有 120 余种是兼用苗语记名的（以苗语东部方言标准语来辨认）现在仍然能够听得懂，占全书所记载药物的三分之一”。②贵州是苗族的大本营，苗语三大方言族群在贵州全省都有分布，其中说苗语东部方言的族群绝大部分居住在贵州省境内。也就是说，世居贵州省境内的苗族同胞对于《神农草本经》这样一部医药经典著作曾作过不可忽视的贡献。

菖蒲作为苗族用药历史悠久。菖蒲早在《楚辞》中就有记载，最早作为祀神避邪之用。明朝李时珍《本草纲目》记载：“黔蜀蛮人常收（菖蒲）随行，治卒患心痛，其生蛮谷中者尤佳。”“蛮人”即为历史上对贵州四川一带的少数民族先民的称呼。“生蛮谷中者尤佳”是指产于贵州、四川之地的石菖蒲为质地优良的药品。清朝，贵州、湖南巡抚吴其睿（1789—1841）曾经到湘、黔、滇及鄂、闽等地为官，其任职期间，在民间调查研究药用植物时采用当地民间药物名称，记录了当地俚人、俚医、乡人、夷人、湘人、蜀人、苗人、楚人等民族常用药 50 多种。有些称谓如苗人、蒙古人、回人、吐蕃人，从古至今成了专称固定不变的民族。他著有《植物明实图考》一书，在该书记载有：“黔中药峒、焚茶作靛，远贩江汉。”

① 参见方铁主编：《西南通史》，郑州：中州古籍出版社，2003 年版，第 469～471 页。

② 参见欧志安：《苗族医学方法》，载于《卫生信息与管理》，1986 年第 4 期。

"野草之可药可浴，根核果瓜可茹可玩者，罗罗皆持以入市。"[1]可见，在贵州各民族中运用民间草药草医历史由来已久。

明代，贵州推出了一些医学著作，如贵州巡抚郭子章的《利器解》与《疾慧编》，桐梓人傅天镇的《手验方》。

近代贵州民族医药发展的历史是指从鸦片战争到 1949 年中华人民共和国成立之前的 100 多年。这一时期是贵州民族医药较之前一个时期发展比较快的时期。近代贵州民族医药文化主要是从记载民族地区的历史文化地方志书中得以再现，甚至出现了一些医药著作。

清朝时期，贵州的名医很多：安顺人杨应朝，通过脉息能预知病人寿命长短。遵义人李燕山精通外科，制备膏丹等药，凡疮伤跌杖伤者无不愈。正安人郑显贵擅长针法，一人似死入棺，通过针治被救活；一盐卒负重跌晕，一针复苏并背盐上路。重要医学著作：杨芳的《寿世医窍》，秦克勋的《伤寒辨证》，冯云祥的《经世仁术》，黄安泰的《寿身小补》，狄文采的《狄氏医案》、《狄氏医传摘要》，宦廷臣的《疟痢三方》和李宝堂的《素问集注》等。成书于康熙、雍正时的彝文文献《西南彝志》，也包含了不少医药方面的知识[2]。

贵州的一些少数民族亦信仰原始宗教，多崇拜巫鬼，著名者有彝族地区民间流行的毕摩宗教。明代贵州宣慰司水西一带的彝族，尊男巫为鬼师，杀牛祭祀神，名曰"做鬼"；中曹地区的布依族，"疾病不服药，惟祀鬼神而已，卜用茅或铜钱、鸡骨"。清朝，原始宗教在贵州的少数民族中仍然普遍存在[3]。

现当代贵州民族医药发展的历史是指从中华人民共和国成立以来至今的这一段历史。由于党和政府逐渐重视和发展少数民族地区的医药卫生事业，因此，无论是在民族医药的机构设置，医药卫生器材设施，民族医药队伍建设与民族医学教育培训方面，还是在民族医药调查与研究、开发与利用等方面都是贵州历史上最令人瞩目的时期。可以说，这一时期是贵州民族医药发展的繁荣期。1951 年 8 月 23～30 日中央人民政府卫生部在北京举行全国民族卫生会议，会议通过了《关于建立和发展少数民族地区卫生工作的决定》、《少数民族卫生工作方案》以及防治少数民族地区疾病及推行少数民族地区妇幼卫生工作方案等文件。这一年，贵州省卫生厅设立了少数民族卫生科，制定并下发了《贵州省少数民族卫生工作实施纲要》。1952 年，贵州省又制定下发了《民族卫生工作实施办法》，明确加强少数民族卫生工作的政策措施。1981 年，贵州省人民政府批转省民委等六个部门《关于加强少数民族和边远贫穷地区卫生事业建设的请示报告》的通知。1987 年，贵州省第九届人大常委会第三次会议通过了《贵州省计划生育条例》。为了发挥我省中医药资源优势，继承和发展中医药学，促进中医药事业发展，满足人民群众对中医药服务的需求，根据《中华人民共和国中医药条例》和有关法律、法规的规定，结合本省实际，2005 年 9 月 23 日贵州省第十届人民代表大会常务委员会第十七次会议通过了《贵州省发展中医药条例》。党的十一届三中全会以后，为了发掘和继承民族传统医药的宝贵遗产，1982 年，国家卫生部、国家民委联合发出《调查收集发掘民族医药的通知》。与此同时，在贵州省政府领导的关怀下，由省民委、省卫生厅、

---

① 参见邓星煌，萧成纹，刘逢吉，罗康隆主编：《湖南世居少数民族医药宝典》北京：光明日报出版社，2005 年版，第 64 页。

② 参见方铁主编：《西南通史》，郑州：中州古籍出版社，2003 年版，第 780 页。

③ 参见方铁主编：《西南通史》，郑州：中州古籍出版社，2003 年版，第 787 页。

省科委、省科学院联合成立了贵州省民族传统医药调查研究领导小组，先后多次组织调查组深入全省民族地区，走访民族名医，收集病种验方，采集药物标本，做了大量的调查研究工作。之后，经过几年的努力将91种药物，1144个单验方整理编成《贵州少数民族药物集》（第一册）出版。1983年5月8～14日全国少数民族卫生工作会议在北京召开。1984年中央卫生部、国家民委在内蒙古呼和浩特市召开全国民族医药工作会议后，1986年6月，湘、黔、桂、滇、川、鄂六省（区）民族医药研讨论会在贵阳召开，把继承和发扬民族医药事业纳入了卫生工作的议事日程，各省（区）、地（州）、市（县）都先后成立了“民族医药研究所”、“民族民间医药研究会”等专门机构，配备了一定数量的民族医药研究人员。“中国民族医药学会成立大会暨首届学术研讨会”1997年11月19日至22日在北京举行。目前，在贵州已成立的有：中国民族医药学会苗医药专家委员会、中国民族医药学会土家族医药专家委员会、中国民族医药学会侗医药专家委员会、中国民族医药学会彝医药专家委员会。中国民族医药学会成立十年来共召开了四次全国秘书长会议，其中，1999年在贵阳召开的是第一次全国秘书长会议。贵州民族医药卫生事业自此又上了一个新的发展台阶。1999年，在贵阳市召开中国民族医药学会第一次全国秘书长会议。2001年6月25～29日，在贵阳市举办“首次民族医药企业生产与现代化管理高级研讨班”。2003年11月8～10日，在贵阳市龙里县举行“2003 全国苗医药学术研讨会”，由中国民族医药学会与贵阳中医学院、贵州省民族医药学会联合主办。2009年9月18～20日在贵州天柱县举行“2009全国第三届侗医药学术研讨会”。目前，在贵州省内的民族医药卫生事业研究机构、民族医院（诊所）、制药厂主要有：贵州省中医药研究院民族医药研究所、贵州省中医研究所、贵州民族医药研究所、贵阳中医学院民族医药研究所、黔东南苗族侗族自治州民族医药研究所、黔南布依族苗族自治州中医院民族医药研究所、天柱侗医药研究所、丹寨县民族中医院、丹寨县民族中草药研究所、丹寨苗医苗药研究所、黎平县侗医学研究所、贵州省民族传统医药调研室、贵阳市民族医药诊疗所、安顺市百灵企业集团制药股份有限公司、黔东南便民民族医院、黔东南天柱侗医精神病专科医院、三都县鹏程民族医院、凯里苗医肿瘤医院（龙道元）、从江县民族医院、思南县民族中医院、锦屏县民族中医院，侗医诊所、侗医药诊所、侗医中草药堂、侗医中草药店、侗医平安堂、贵州民族制药厂有限公司、贵州老来福药业有限公司，贵州高原彝药厂，等等。

第四节　贵州民族医药的地位与作用

由于各个民族的生存环境、生产方式、生活条件和疾病状况不同，其医药创造和医药成就也各有千秋。例如，苗医是草药知识最丰富的民族医之一。在湘黔边区的苗族民间，相传有一位苗族药王，常年奔走苗族民间，流传着这样首歌谣：“一个药王，身在四方，行走如常，餐风宿露，寻找药方”。尚有“三千苗药，八百单方”之称[①]。村村寨寨几乎人人识药，户户学医，苗医药尤其对妇儿科疾病、骨伤、虫咬蛇伤、皮肤肿疖等病均有显著疗效。布依族最早世世代代生活繁衍于南北盘江、红水河流域及其以北地带，也是贵州土著民族之一。在长期的生产生活实践过程中，为同疾病抗争，布依族在治疗潮湿山区的多发病、常见病，

① 参见田华咏，杜江主编：《中国苗医史》，北京：中医古籍出版社，2008年版，第32页。

如风湿、跌打损伤、骨折、月家病、疥疮及内科杂病等多方面总结了许多有效的民族方药与诊疗方法，并且从当地丰富的动植物资源中寻找并总结积累了一定的用药经验，探索出一些具有民族特色的治疗方法。侗族的水师治病主要是伤科、骨折、脱位等，其方法神秘，有奇效，目前，尚不知其是否暗藏有药。明里只见其以碗取水或酒，以一手画符，口中念念有词，念画毕即饮入口中喷于患处，并辅以按摩，即可止痛、生肌，犹如西医注射麻醉剂，十余日即愈，闭合性骨折尤佳。如黎平县茅贡乡已炭村水师杨通儒，去世前就已将医术传与他的两个儿子。1978 年，黎平县人民医院外科医师梁念祖试用水师“化过”的酒，实践于病人，根据病人感受，喷酒后约两分钟即起止痛效果，可连续维持三四小时[①]。土家族民间医药的“凉水止血”、“童尿解毒”、“火罐退热”、“灯火消炎”等治法，被后人总结为“刀、针、水、火、药”的土家族五术一体的土方土法。彝医对高血压、膏血脂、冠心病、疮伤、各种眼病均有比较好的疗效。

1949 年以来，贵州省各级领导部门和从事民族医药卫生事业工作与研究的同志们逐渐认识到民族医药在当代贵州社会发展与经济建设过程的重要作用。20 世纪 80 年代，据不完全统计，贵州全省约有民族医生 16 000 千余人，也就是说每千人口中平均有两个民族医生，仅剑河县统计就有民族医近千人，相当于国家医务人员的三倍，平均每个自然村寨有民族医生一人；这支庞大的民族医药队伍在过去为保障各族人民的身体健康，为各族人民的繁衍昌盛作出了重要的贡献。现在，在许多民族地区民族医生仍然对防治疾病起着重要作用。因为他们土生土长，生长于各族人民之中，了解和熟悉本民族的健康状况，他们都有一技之长，诊断上有民族特色，不用国家负担，同时看病不分贵贱，他们亦农亦医，不分白天黑夜，全心全意为各族人民解除病痛，深受群众爱戴。可以说，贵州民族医药的地位和作用是历史形成的，是得到群众承认的，任何无视它的存在、忽视它的地位和作用都是不应该的。

1981 年 5 月 21 日，贵州省人民政府批转省民委、省计委、卫生厅、财政厅、民政厅、教育厅等六个部门联合颁发《关于加强少数民族和边远贫穷地区卫生事业建设的请示报告》。该报告指出，为了加强少数民族和边远贫穷地区的卫生事业建设，单靠这些地区本身的力量是不行的，必须采取一些特殊的政策和措施，在人力、财力、物力上给予特殊的照顾和扶持，有计划、有步骤、分期分批地进行，争取在三五年内，使这些地方的卫生状况有个显著的改变，达到基本上有医有药。为此，这些部门提出以下意见：①恢复和建立卫生院，充实和加强边远高寒贫穷地区的公社卫生院；②采取有力措施，积极为这些地区培养卫生人员；③鼓励卫生技术人员到这些地区去支援卫生事业建设；④培养提高当地现有卫生人员的技术水平，发挥他们的积极作用；⑤投入经费。我省属高原山区，总的来说经济都不发达，除最困难的 30 多个少数民族、边远贫穷的县外，其他县也有一些边远贫穷社队缺医少药。

从国家层面来看，党和政府本着更好地继承、发扬我国的民族医药学，1983 年 7 月 20 日卫生部、国家民委颁发了由全国少数民族卫生工作会议讨论制定的《关于继承、发扬民族医药学的意见》。该意见就民族医药学的历史发展情况和 1949 年以来民族医药工作的发展和目前存在的问题，即认识不足，重视不够；民族医药队伍后继乏人，民族医药学濒于失传；民族医药机构数量少、规模小、设备差；民族药的供应渠道不通，药品短缺十分严重。因此，

① 参见黎平县地方志编纂委员会编：《黎平县志（1985—2005 年）》（下册），贵阳：贵州人民出版社，2005 年版，第 891 页。

提出了今后民族医药工作应当注意的几个方面：一是加强领导和提高对民族医药工作的认识。二是为继承和发扬民族医药学提供必要的物质条件。三是加强民族医药机构的建设，努力培养一支有较高水平的民族医药队伍。四是加强民族医药的发掘、整理、提高工作。五是搞好民族药产、供、销的管理工作。1984 年 11 月 23 日国务院办公厅转发卫生部、国家民族事务委员会《关于加强全国民族医药工作的几点意见》，明确了民族医药的地位和作用。1997 年 2 月 19 日国家中医药管理局、国家民委颁发了《关于进一步加强民族医药工作的意见》，其中针对民族医药事业发展过程中依然存在着一些相当突出的问题，提出：要“提高认识，加强领导，开创民族医药工作的新局面；合理规划，以点带面，建设好一批重点民族医药基地；抓住关键，培养人才，造就一支高素质的民族医药队伍；突出优势，健全功能，加强民族医药医疗机构的内涵建设；科技先行，加强协作，促进民族医药科研工作的稳定发展；加强管理，畅通渠道，重视民族药物的开发利用”。2007 年 10 月 25 日，国家中医药管理局、国家民族事务委员会等 11 个部委联合发布了《关于切实加强民族医药事业发展的指导意见》，明确提出了发展民族医药事业的工作思路和工作目标。以上这些政策的出台有力地促进了民族医药事业的发展。

2004 年 2 月 19 日，国务院副总理吴仪在《全国中医药工作会议》上讲话时指出：“民族医药在保障人民身体健康方面也发挥着重要作用，要认真地做好挖掘、整理、总结、提高工作，大力促进其发展。”在谈到农村卫生工作时，吴仪副总理说：“在少数民族集中居住的农村和偏远山区、牧区，还要注意发挥民族医药的作用，要重视民族医药的发展。”

据贵州各县志资料记载，黔东南在新中国成立前就有不少民族医生活跃在该州各地。1958 年 5 月 16 日黔东南苗族侗族自治州召开首次中医、民族民间医药代表会议，出席会议的代表 336 人，献出单方、验方、秘方 1212 个，会上统计全州有中医、民族民间医 2244 人。1960 年 9 月该州卫生科学研究所对雷公山中草药资源分布、品种、产量进行调查的同时，从当地民族民间调查搜集到单、验、秘方 20 600 个（遗憾的是以上资料在“文革”中被付之一炬）。20 世纪 80 年代在全州范围内对民族民间医药进行了一次比较全面的调查。根据 11 个县调查结果统计，当时有民族医生（含有一技之长人员）3969 人，专业行医的有 2018 人，其余的均为业余行医或兼业行医，这部分行医者大多数为农民，以上数据为 1983 年 7 月底统计数。20 多年过去了，根据各县情况测算分析，在黔东南州广大农村和城镇中行医的民族民间医生仍不低于 4000 人。由此可见，在贵州，无论是民族医药药材方面，还是民族医药人才方面资源都很丰厚。

1949 年，中华人民共和国成立后，贵州民族医药卫生事业逐渐得到了比较大的发展。截至 2008 年，贵州医疗卫生社会保障事业，民族自治地方新型农村合作医疗制度全面覆盖，全省民族自治地方合作医疗卫生机构数达 5334 个，是 1957 年 570 个的 9.36 倍；医疗机构床位数达 26 345 张，是 1957 年 1683 张的 15.65 倍；卫生机构人员数达 29 190 人，是 1957 年 1400 人的 20.85 倍。2008 年，民族自治地方参加新型农村合作医疗的人数达 1108.7 万人，新型农村合作医疗费用支出达 7.99 亿，参合率达 94.7%[①]。

① 参见郝桂华：《辉煌 60 年——开创贵州民族团结进步事业新纪元》，《贵州民族》，2009 年第 5 期。

第二章　贵州民族自治州医药卫生发展历程

1949年10月1日中华人民共和国成立后，贵州省各级党委、政府及民族、卫生等有关部门认真贯彻落实党和国家的各项民族政策，逐渐把发展民族地区的医疗卫生事业作为一件大事来抓。党的十一届三中全会后，特别是20世纪80年代以后，随着改革开放的日渐深入，贵州全省在医疗卫生战线拨乱反正，使医疗、防疫和妇幼保健工作逐步恢复到正确的路线上来，特别是重新恢复了因在“文革”中受到错误批判而遭到严重破坏的中医中药与民族医药事业，平反了冤、假、错案，落实了政策，中医与民族医药事业有了较大的发展。

第一节　医疗服务体系

“医疗服务体系”主要指1949年后在贵州省民族自治州内各个时期投资兴建的各类医院、卫生院、卫生所、卫生室、医务室和门诊部，它们构成了贵州民族自治州医疗行业的主体。

1949年后，贵州省委、省人民政府对少数民族的健康极其关怀，把扑灭疫病作为拯救人民于水火之中的一项重要任务来抓，大力兴办医疗卫生机构，增加医疗设备，培养各类医疗卫生人才，使民族地区医疗机构、病床、卫生人员、设备得到了较快发展。1950年，党中央派出民族访问团到贵州，深入少数民族地区了解人民的健康状况，协助少数民族地区建立卫生院（所）。1950年和1952年，贵州省认真贯彻全国第一届和第二届卫生工作会议精神，提出“面向工农兵、预防为主、团结中西医、卫生工作与群众运动相结合”的方针，采取措施，逐步恢复、整顿、发展医疗卫生机构，集中力量迅速控制和消灭危害严重的传染病、寄生虫病。1950年12月，贵州省人民政府在《关于少数民族地区工作的指示》中，对做好少数民族地区医药卫生工作提出了具体要求：第一，对少数民族人民就医实行免费医疗，收治少数民族重病患者；第二，在少数民族地区试办基层卫生组织；第三，建立流动医疗队，深入少数民族地区开展防病治病工作；第四，培养卫生干部和初级卫生人员。由贵州省卫生学校招收初中毕业学历的男女学生入学，费用由国家全部供给。春季招收医疗、助产护士各20名，培训期限为两年；公共卫生护士10名，训练时间为1年，共招收50名。秋季招收50名，其中，医疗20名、助产士20名，培训期限为2年；公共卫生护士10名，训练时间为1年。培训高级卫生干部，采取保送高中毕业程度学生报考贵阳医学院专科（学制2年），以助学金方式供给，共招收20名。1951年，贵州省卫生厅设立了少数民族卫生科，制定下发了《贵州省少数民族卫生工作实施纲要》，西南军政委员会卫生部专门划拨了10亿元（旧人民币）作为贵州省少数民族卫生工作经费；同年11月15日，贵州省卫生厅召开了第一届民族卫生工作会议，提出以重点防治疟疾、回归热、破伤风、天花、麻疹等疾病和开展好妇幼卫生工作为重点的工作思路，全面开展全省民族卫生工作。1952年，贵州省卫生厅又制定了《民族卫生工作实施办法》，明确加强民族卫生工作的政策措施，全省先后抽调 3000 多名公、私医务人员，组成“土改卫生工作队”、“民族卫生工作队”、“妇幼卫生队”等，到农村宣传卫生知识、防病治病、发动群众开展爱国卫生运动。仅 1952 年，全省接种牛痘 632 万人，接受霍乱和伤寒苗注射 5 万人（份），卡介苗接种 5000 人；全省清除垃圾 485.4 万吨，整修改建厕所 3.31 万个，新建厕所 1943 个，改良水井 4802 口，城乡卫生状况得到改善，急性传染病得到有效控制。据统计，到 1957 年，全省少数民族地区医疗卫生机构增加到 570 个，比 1949 年增长 10.9 倍；病床增加到 1633 张，增长了 11 倍；专业卫生人员增加到 4100 多人，增长了 19.5 倍。一些专署增添了显微镜和 50 毫安的 X 机等设备。同时，危害甚烈的霍乱、天花、回归热等传染病已被消灭，改善了民族地区医疗卫生状况。20 世纪 60 年代末 70 年代初，由于受到“左”的思想影响，在全国“大跃进”形势的影响下，贵州省卫生厅制定了《贵州省卫生工作大跃进规划二十八条（草案）》，提出了一些高指标和不切合实际的做法，民族地区的卫生事业也和全省其他地方一样受到了不同程度的影响。在 1960 年到 1961 年期间，由于集中较多的卫生人员开展“三病”（妇女病、浮肿病、干瘦病）防治工作，对传染病、寄生虫病的防治工作有所放松，致使 1961 年疟疾在 8 个县 33 个区暴发流行，其中一些县是民族自治地方[①]。

1949 年底，黔东南州有县卫生院 16 所，仅有医务人员 46 人，病床 14 张[②]。到 1956 年黔东南州建州时，有医院（所）96 个，病床 336 张，医疗人员 1117 人。与 1949 年比，医院增长 5 倍，病床和医务人员各增长 23 倍。到 1977 年，全州医疗机构已发展到 713 个，病床 3676 张，卫生人员 5661 人。到 2004 年底，黔东南州已有综合医院 26 所，中医医院 9 所，民族医院 3 所，这些机构共有卫生技术人员 6246 人，占全州卫生事业机构卫生技术人员总数的 86.1%。其中，执业医师或执业助理医师 1483 人。在这些医疗机构中，黔东南州州人民医院和贵阳医学院第二附属医院（原四一八医院）是两个医院设置达到国家三级综合医院标准的规模较大的医院，集中了全州主要的临床医疗高级技术人员，医疗设备先进，设施和服务质量一流，也是全州临床医疗科研中心和临床教学基地。州中医医院和该州内各县市人民医院、民族医院、中医医院以及各乡镇卫生院近年来也不断发展，医疗技术水平不断提高。全州医疗机构布局较为合理，除凯里市作为州人民政府所在地集中较多的医疗服务机构外，州内各县都有一所二级以上标准的综合医院，加上不断增多的社会医疗服务机构，基本满足了人民群众多种医疗服务的需求[③]。

党的十一届三中全会以来，特别是“八五”时期，贵州省各级政府及有关部门十分重视民族地区医疗卫生事业的发展，从人、财、物等方面进一步加强民族地区的医疗卫生工作，使民族地区卫生事业得到长足发展。1981 年，贵州省人民政府批转了贵州省民族事务委员会、贵州省卫生厅等 6 个部门《关于加强少数民族地区和边远贫穷地区卫生事业的报告》，明确规定在民族机动金等经费中，每年必须保证有 15%用于发展卫生事业。同时，对民族地

① 参见贵州省民族事务委员会编：《贵州民族工作五十年》，贵阳：贵州民族出版社，1999 年 9 月版。

② 参见《黔东南苗族侗族自治州概况》编写组编：《黔东南苗族侗族自治州概况》，北京：民族出版社，2008 年版，第 387 页。

③ 参见《黔东南苗族侗族自治州概况》编写组编：《黔东南苗族侗族自治州概况》，北京：民族出版社，2008 年版，第 388 页。

区医疗卫生机构的建设、人员培训、设备补充以及防病治病、中医药和发掘民间中草药做出了详细规定。贵州省卫生厅等部门在项目安排、资金投入、设备配置等方面向民族地区投资倾斜，仅“八五”期间，优先向民族地区投资2000多万元基建款，改、扩、建了卫生院90个，同时，从贵州省财政每年安排的500万元乡镇卫生院危房改造专款中抽出部分资金用于民族自治地方的卫生事业。“八五”前三年共安排给3个自治州的经费454万元，占总经费的45.4%。另外，在医疗设备配置方面也向民族地区倾斜。贵州省三个民族自治州采取各种措施，加快卫生机构、人员、房屋设备等方面的建设；贵州省民族事务委员会把发展民族卫生事业当做一件大事来抓，专门明确抓民族地区卫生事业的处室和人员。

1980年至1988年，用于发展卫生事业的民族机动金累计达980万元，不发达资金累计投入1913万元，这两种资金绝大多数投入在民族地区。贵州省民族事务委员会1980年到1985年安排了889.69万元民族机动金，在民族地区维修、扩建和新建了40所区卫生院、160所乡卫生院及20个县级卫生单位。各医疗卫生单位在改革总方针的指引下，在管理体制、运行机制、卫生服务体系等方面进行了改革，多数民族地区的医疗卫生单位实行了院、所、站、院长负责制，推行了各种办医形式，出现了国家、集体、个人一起上的办医格局。采取开设专科、专病门诊、家庭病床等多种便民措施，方便患者就医，允许医卫单位在保证完成任务的前提下，有组织地开展业余服务和超额服务，扩大服务范围和服务内容，“看病难，住院难，手术难”的矛盾显著缓解，医疗技术水平得到很大提高，各种卫生防病工作得到加强，预防保健机构得到恢复，并在区卫生院设立了防保组，乡卫生院设立了专职防保人员，预防保健工作实行有偿服务与无偿服务相结合，提高了工作效率。卫生监测监督工作也有较大进展，中医和中西医结合事业有了长足的进步，职业道德建设取得明显成效。此外，还同世界卫生组织、世界银行及美国、日本、澳大利亚、芬兰、联合国儿童基金会、联合国人口基金会等国家和团体进行合作，引进资金、设备和技术发展民族地区卫生事业，促进了卫生事业的全面发展。

据统计，到1998年，全省有各级各类卫生机构9113所，比50年代初期增加了8974所。其中，医疗机构1870所，比50年代初增加了1799所。[①]其中，民族自治地方有3260所。全省有卫生人员101 256人，其中，民族自治地方有34 418人；全省卫生机构有床位数57844张，其中，民族自治地方有床位21 032张；全省25 846个行政村有20 614个行政村设有卫生室，村卫生室覆盖率为76.45%，其中，民族自治地方有15 084个行政村，11 345个行政村设有医疗点，村卫生室覆盖率为75.3%；全省实行合作医疗或医疗保险的村有582个，其中，民族地区占了212个。民族自治地方已有医院135所，卫生院940所，门诊部（所）2106所，专科防治站29所，卫生防疫站49所，妇幼保健站41所，其他卫生事业机构有151所。黔南、黔东南、黔西南三个自治州和所有民族自治县卫生行政机构已建立健全，3个自治州均建立了州医院、州卫生防疫站、州卫生学校、州妇幼保健所（站）、州药品检验所，黔南布依族苗族自治州还建立了民族医学专科学校，是贵州省唯一的一所民族医学专科学校。黔东南苗族侗族自治州建立了民族医药研究所。三个自治州所属的46个县均建立了县医院、县卫生防疫站、县药检所，有27个县建立了中医院，还有一些县建立了县卫生职业

① 参见《辉煌50年·贵州》多媒体光盘编辑委员会编：《辉煌50年·贵州》，贵阳：贵州人民出版社，1999年版，第484页。

学校或县卫生学校。所属乡（镇）均有乡（镇）卫生院，有 10 942 个村建了村卫生室，村卫生室覆盖率达到 72.73%[①]。

目前，贵州省三个民族自治州的州医院均拥有 500 毫安以上的大型 X 光机、心电图机和彩色 B 超等医疗设备，一些自治地方还有钴 60 治疗器、心脏监护仪、肾渗透仪、直线加速器、彩色多谱勒超声仪、自动化分析仪等先进设备。黔南布依族苗族自治州还拥有 CT 和高压氧舱等高精尖设备，所属的县和其他民族自治县都配有大型 X 光机、B 超、同位素扫描仪、心电图、胃镜、心脏监护仪等设备，一些县还配有 CT、脑电图机、心电图机、纤维内窥镜、彩色多普勒等大型设备，大多数乡（镇）卫生院和 1469 个村卫生室都配置了必要的设备。随着医疗条件的改善，民族地区医疗水平不断提高，州级人民医院已能熟练地做上、下腹部手术、脑外科手术、肺叶切除、子宫切除、盆腔清扫、脾腔静脉分流肾自体移植等难度较大的手术。近几年来，对心血管系统、消化系统、呼吸系统、妇科病、儿科病及眼病等方面的研究与治疗，一些项目达到了国内或省内先进水平。多数民族县医院，能做胆囊和胃切除、剖腹产、子宫切除等上、下腹部手术，乡（镇）卫生院能开展下腹部手术。多数乡（镇）卫生院也可以做一些上腹部手术，保障了各民族人民的身体健康[②]。

贵州省民族地区各级政府把医疗卫生工作的重点放到农村，进一步加强了农村卫生工作。“八五”期间，贵州省财政安排的 2000 万元乡镇卫生院危房改造专款中，安排了 1184 万元用于三个自治州和 10 个民族自治县的卫生机构建设，占 59.2%，共改、扩建乡镇卫生院 90 个，建卫生防疫站 22 个，县妇幼保健站 17 个，共造房屋 5 万多平方米；还投资部分经费充实更新了部分医疗设备。黔南、黔东南、黔西南三个民族自治州采取各措施，加强农村卫生工作，改善了民族地区医疗卫生条件，提高了少数民族地区卫生机构的整体服务效益，促进了民族地区卫生事业的发展。同时，狠抓了民族地区的初级卫生保健工作。1989 年，贵州省人民政府批复的《贵州省初级卫生保健规划目标及实施方案》中对民族地区初级卫生保健工作提出了要求。贵州省卫生厅下发的《进一步加强初级卫生保健工作的意见》中也对民族地区初级卫生保健工作提出了要求。贵州省卫生厅还选择了黔东南苗族侗族自治州的黎平县和黔南布依族苗族自治州的福泉县作为首批初级卫生保健试点县，并在福泉县召开了初级卫生保健工作现场会，推广福泉县的经验。各自治州也将初级卫生保健工作当做一件大事来抓，成立了初级卫生保健委员会及其办公室，下发了初级卫生保健规划及目标，培训了大量的业务人员。全省有乡村医生 18 431 人，其中，民族自治地方 8483 人；全省卫生人员 16 070 名，民族自治地方占了 9569；全省有农村接生员 18 089 人，其中，民族自治地方 10 873 人[③]。

① 参见贵州省民族事务委员会编：《贵州民族工作五十年》，贵阳：贵州民族出版社，1999 年 9 月版。

② 参见贵州省民族事务委员会编：《贵州民族工作五十年》，贵阳：贵州民族出版社，1999 年 9 月版。

③ 参见贵州省民族事务委员会编：《贵州民族工作五十年》，贵阳：贵州民族出版社，1999 年 9 月版。

第二节 疾病预防控制体系

“疾病预防控制体系”是指1949年后贵州省民族自治州内各种卫生防疫队伍（卫生防疫站）逐步发展起来构成的体系。

1949年后，各级党委、政府及有关部门极为关心各族人民的健康。为了防治各种传染病，保护各族人民的身体健康，在党的“预防为主”的方针指导下，认真贯彻执行“卫生工作与预防相结合”的原则，从1952年起，开展除四害、讲卫生活动，派出巡回医疗队深入农村免费治疗病人。在少数民族地区农村反复宣传卫生知识，抓好管水、管粪、改水井、改厕所、改炉灶、改牲畜圈棚、改室内外环境工作。少数民族地区各族人民信科学、讲卫生的人越来越多，农村卫生面貌有了很大改变。土地改革结束后，贵州省有关部门组织了防疫队、民族卫生工作队，深入农村和少数民族地区一面培训卫生人员，一面开展急性传染病、麻风病、寄生虫病的防治工作。随着各级卫生防疫站的建立，防病治病工作由被动的四处报来疫情转向主动的分级管理。1957年，贵州省民族自治地区的卫生防疫站已全部建立。危害各族人民健康甚烈的霍乱、天花、回归热等传染病已被消灭。许多传染病得到有效控制。十一届三中全会以来，贵州省各级党委、政府更加重视民族自治地区的预防保健工作，将预防保健工作列为卫生工作的三大重点之一。为加强疾病控制，贵州省有关部门在下拨经费及工作安排上，都把少数民族地区疾病控制工作作为重点。贵州省卫生厅每年下拨的卫生防疫工作补助经费，全省按总人口计人均0.13元，民族地区人均0.16元。1989年以来，联合国儿童基金会援助贵州省的进口冷链用车28辆，分配给民族地区17辆，占60.71%。1993年，卢森堡援助贵州省6个冷链运转，全部安排给民族地区，正在实施的世界银行计划免疫子项目贷款，也向民族地区倾斜。由于采取以上措施，贵州省民族地区的疾病防治工作取得了可喜成绩。据统计，1998年，全省有各级卫生防疫机构111所，民族自治地方占49所；全省有专科防治站（所）63个，民族自治地方占29所。民族自治地方的卫生防疫机构、设备、人员都有了很大发展。民族地区的急性传染病防治和其他地区一样，20世纪80年代初开始普及计划免疫，“冷链”建成后，1988年、1990年、1995年分别以省、县、乡为单位，实现了计划免疫接种率85%的目标，使麻疹、白喉、百日咳、脊髓灰质炎等严重危害儿童的传染病发病率和残废率大幅度下降。同时，对流行性脑脊髓膜炎、肠炎、伤寒、肝炎、出血热、钩端螺旋体病、副霍乱等传染病加强了防治，使传染病呈下降趋势，平均每年减少发病50万例，减少死亡5000余例。全省流行丝虫的47个县、平均感染率为9.9%，共计100多万病人，多数在民族地区，经过积极防治，到1984年，全省基本消灭丝虫病。碘缺乏病防治前有57个病区县，其中，民族地区县占46个。生活在病区的1600多万人中，有甲状腺肿患者200多万人、克汀病患者2万多人。1978年以来，贵州省落实以食盐加碘为主，服用碘油丸为辅的综合防治措施，到1989年，病区县先后达到国家制定的基本控制碘缺乏病标准，受到卫生部奖励。1996年经卫生部考核，全省人均碘营养水平的指标已达到国家制定的消除碘缺乏病标准。1996年和1978年相比，地方病甲状腺肿病人减少120万人，没有再发现新生的克汀病儿。疟病流行在贵州十分有名，新中国成立前为“瘴疠之区”，发病率为2.5‰，每年约300万人以上；新中国成立后，各级卫生部门把疟疾作为重点防治的疾病，采取以针对传染源为主要手段的防治措施，在高流行区进行全民抗复发治疗。经过积极防治，黔东南、黔南两个民族自治州的 12 个县被卫生部确认达到基本消灭疟疾县。进入 90 年代，全省疟疾年发病率一直控制在 0.1‰以内。随着省结核病防治所的建立和各级卫生部门加强结核病防治工作，各民族自治地方城镇开展结核病查、防、管、治工作，并取得可喜成绩，发病率大幅度下降，砷中毒、氟中毒等其他疾病防治成绩可喜，对保护各民族人民健康起到了积极作用①。

1949 年前，由于没有妇幼保健机构和专业人员，仅靠一些民间接生婆接生，不少民族地区患破伤风死亡的新生儿占婴儿总数的 50%，有的地区死亡率高达 65%以上。1952 年开始，民族自治地区陆续建立了接生站、妇幼保健站，给妇女作产前检查，并普及新法接生，保护母子生命安全。同时，为了防止产褥热、新生儿破伤风、各种妇女病和为胎儿体格检查，各级妇幼保健机构还为患有尿瘘和子宫脱垂的妇女做手术治疗，并有计划地开展妇女劳动保护、产期保健。为了使儿童健康成长，对儿童实行了计划免疫。近几年来，各地认真贯彻妇幼卫生工作的方针政策和《九十年代中国儿童发展规划纲要》，加强妇幼保健工作。据统计，全省共有妇幼保健院 11 所，妇幼保健机构 88 所，其中，民族地区占 41 所；妇幼保健机构床位 932 张，其中，民族地区占 452 张；全省有农村接生员 18 089 人，其中，民族自治地方占 10 873 人。

随着爱国卫生运动的开展，民族地区坚持不懈地开展群众性的爱国卫生运动，以突击性、阶段性工作方式向经常性、长期性工作方式转变，城乡卫生面貌有了明显变化。黔南布依族苗族自治州的都匀市获得全国县级卫生城市称号，是贵州省获得全国县级卫生城市两个县之一，还有黔东南自治州的黄平、镇远等一些民族自治地方县获得省级卫生城市称号。民族地区农村改水改厕工作得到进一步加强。近几年来，在民族地区投放改水资金 1.5 亿元，受益人口达 548.83 万人，有效地改善了民族地区人民群众的饮水卫生状况。据 1997 年统计，全省农村改水累计受益人口达到 1710 万人，约占农村人口的 57.14‰，其中，大部分是民族地区。全省有 79 个县（市、区）开展改厕试点，完成改厕试点 8500 户，其中的大部分在民族自治地方。全省有 78 个县（市、区）开展大面积灭鼠，有 65 个县达标，占灭鼠县的 83.3%，其中多数县是民族自治地区。60 年来，随着少数民族地区医疗卫生条件的改善，各族人民物质文化生活水平的提高，少数民族人民的体质普遍增强。人们送走了瘟神，民族地区人寿年丰，历史上素称“瘴疠之区”的贵州少数民族地区发生了天翻地覆的变化②。

黔东南苗族侗族自治州建州以来，该州贯彻“预防为主”的工作方针，积极开展传染病防治和健康教育、健康促进运动，广大人民群众的身体素质、健康意识和生命质量都有了很大提高。20 世纪五、六十年代，疾病防治的重点是疟疾和丝虫病。民族自治州卫生行政部门组织了大量的人员、物资集中开展了“防疟会战”和丝虫病的“普查普治”，使疟疾和丝虫病的发病率大幅度下降，疟疾病发病率由 1955 年的 66.37/10000，逐渐下降到 1978 年的 5.67/10000。在丝虫病防治方面，从 1958 年起，开始丝虫病普查普治，至 1964 年，共血检 546 453 人，微丝蚴阳性 19 140 例，各县微丝蚴阳性率高低不等，最高的从江县达到 20.26%，最低的雷山县仅为 0.10%，平均微丝蚴阳性率为 3.50%。1972 年复查 11 个县时，黔东南州

① 参见贵州省民族事务委员会编：《贵州民族工作五十年》，贵阳：贵州民族出版社，1999 年 9 月版。

② 参见贵州省民族事务委员会编：《贵州民族工作五十年》，贵阳：贵州民族出版社，1999 年 9 月版。

从江县下降到 11.25%，该州的其他县也有明显下降，平均微丝蚴阳性率下降到 1.20%。通过大规模的防治，1981 年，经卫生厅组织专家考核鉴定，确认凯里县已达到贵州省基本消灭疟疾的标准，是黔东南州第一个达到基本消灭疟疾的县。随后，黔东南州又有 12 个县相继达到基本消灭疟疾的标准。1979—1982 年，黔东南先后有 11 个县通过了省、州组织的基本消灭丝虫病的考核验收。1988 年，经贵州省地甲病“达标”评审委员会评定，黔东南州 16 个县（市）均达到国家规定的防治地甲病基本指标，地甲病防制工作也转入食盐含碘量和病情监测。80 年代后，随着重大传染病逐步得到有效控制或消灭，卫生防疫工作逐步转向结核病、麻风病等慢性传染病、妇女儿童常见病、职业病以及食物中毒等的防治，实行扩大计划免疫（EPI），开展卫生监督和监测检验工作，卫生防疫工作也不断取得新成果。1984 黔东南州开始按照科学的免疫程序在适龄儿童中实行有计划的免疫接种，使预防接种在防治疾病中发挥了更大的作用。1996～2003 年，黔东南州又积极实施“世界银行贷款疾病预防控制项目计划免疫子项目”进一步强化计划免疫工作，加上妇幼保健工作的不断加强，麻疹、百日咳、破伤风和脊髓灰质炎等儿童传染病的发病率明显下降，麻疹高峰期发病率由 1985 年的 528.45/10 万下降到 2001 年的 77.58/10 万，百日咳发病由 1985 年的 27.12/10 万下降到 2003 年的 0.06/10 万，白喉和破伤风长期控制在较低的发病水平。黔东南婴幼儿的健康水平也有了很大提高，婴儿死亡率由 1995 年的 55.12‰下降到 2003 年的 39.43‰[①]。

改革开放 30 年来，黔西南布依族苗族自治州（以下简称“黔西南州”）基本建立了州、县、乡、村四级疾病预防控制网络，疾病预防控制工作覆盖了全州城乡，重点加强国家法定的传染病和地方病、慢性传染性疾病的预防与控制，全面实施计划免疫和健康教育，及时有效地处置突发公共卫生事件，黔西南州主要传染病发病率明显下降。1977 年，黔西南州传染病发病率排在前五位的流感、麻疹、百日咳、痢疾和疟疾发病率分别是 5.2762%、1.0547%、0.9354%、0.7192%和 0.1328%。到 2007 年，五种传染病的发病率分别是 0.00215%、0.00147%、0.00065%、0.0052%和 0.00296%，分别下降了 5.27405%、1.05323%、0.93475%、0.6672%和 0.12984%。随着预防控制能力的加强，疾病谱发生了新的变化，2007 年，排在前五位的传染病分别是肺结核、乙肝、痢疾、甲肝和伤寒。2007 年，黔西南州以乡镇为单位计划免疫接种率达到 85%以上，实现了全州无脊灰状态，未发生鼠疫疫情，各种传染病都得到了有效控制。

从 1996 年开展艾滋病防治工作以来，黔西南州 1997 年检出艾滋病病毒感染者 3 例，2007 年检出艾滋病病毒感染者 53 例，2008 年上半年检出艾滋病病毒感染者 42 例，累计到 2008 年 6 月 30 日，黔西南州共检出感染艾滋病病毒和病人 174 例。州政府成立了“州艾滋病协调领导小组”，分管副州长任组长，全州八县（市）也相应成立了各县“艾滋病协调领导小组”，负责协调艾滋病防治工作。2004 年州皮防中心和各县（市）疾控中心（皮防中心）分别成立了“高危行为干预工作队”，主要从事艾滋病干预和日常宣传、监测等工作。在开展艾滋病防治工作中，主要采取的防治措施是宣传教育、干预工作和抗病毒治疗。采取广播、有线电视、图片、讲座、咨询、宣传栏、宣传单等形式，将艾滋病防治知识传播到社区、学校、机关、工地、农村广大人民群众中去，为减少艾滋病的传播起到了积极作用。2004 年

① 参见《黔东南苗族侗族自治州概况》编写组：《黔东南苗族侗族自治州概况》，北京：民族出版社，2008 年版，第 390-392 页。

以来相继开展免费咨询检测、娱乐场所干预、清洁针具交换、美沙酮维持治疗等预防工作。截至2008年6月30日，黔西南州累计完成免费咨询检测10 798人次，并从中检出26例艾滋病感染者；娱乐场所干预4000余人次；在黔西南州的兴义、普安、安龙、望谟、册亨、晴隆等县市相继开展清洁针具交换；美沙酮维持治疗工作2006年在兴义市开展，2007年普安县美沙酮门诊开诊，至今两个门诊累计人数治疗340人，两个门诊每天约有100人在坚持治疗；黔西南州2007年9月开始开展抗病毒治疗，截至2008年8月底，该州累计开展抗病毒治疗9例。①

截至2008年6月底，黔西南州共免费查治麻风病人5307例。各县市每年完成常规线索调查50条、专科门诊检查500人次、疫点调查3个、新发病人疫点2个，现症疫点5个。家属检查500人，受检率99%，单疗病人复查率100%；1986年开始对新发现的病人实施了WHO推广的联合化疗方案，开展残疾防治和康复。黔西南州在中国麻风中心的支援下，在各种社会团体的帮助下，已对麻风性畸残患者开展了各种矫治手术近千例，手术成功率为98%，远期疗效为57%。

根据2000年全国结核病流行病学调查显示，黔西南州有活动性肺结核病人2.1万，患病率6.69‰，涂阳病人患病率1.86‰，绝大部分在农村，其中15到55岁的病人占70%。2002年黔西南州首先在晴隆县开始实施DOTS（现代结核病控制策略），2004年DOTS覆盖全州八县市。到2007年底，黔西南州累计治疗管理肺结核病人9391例，治愈8189例病人，治愈率为87.2%。在防治方面，加强了防治机构能力建设，每年均有针对全州各县乡村医师的培训，各县市配置了X光机，建立了41个乡镇查痰点；加强医疗机构登记、报告、转诊，搞好医防沟通协调，结核病或疑似结核病人的转诊和转诊到位率不断提高；建立和完善追访机制，减少患者丢失；建立全州结核病实验室质量控制体系，实验室管理能力和检验质量不断提高；加强结核病免费治疗药品的管理，及时进行调整和补充，做到了药品保障供应。

黔西南州在地方病地氟（砷）病防治方面也取得了成效。黔西南州政府制定了《禁采高砷煤管理办法》，并专题研究部署防治地方病项目工作，决定每年投入10万元用于地氟病防治工作。投入300余万元在兴仁病区兴建沼气池3000余口，以生物能源代替燃煤，切断砷中毒毒源。1998年兴仁县成立监测站，派出3名卫生医师驻村，负责监测煤窑的煤样含砷量，发现和治疗病人，开展健康教育。解放军44医院、贵阳医学院在监测站收治病人638例。到2002年再次收治547例，多数病例中毒症状缓解。二是积极开展健康教育活动。发放《小学生地砷病防治手册》8500本、《中学生地砷病防治手册》4500本、《干部地砷病防治手册》4500本、相关宣传资料33223册（张），“燃煤型砷中毒的危害及预防”光碟20套，防治地砷病宣传展板18套，防治地方性氟中毒健康教育宣传资料24465册（张），实施项目的病区学校均开设防治地氟（砷）病健康教育课。三是改良炉灶、控制污染。2005年，投资387.62万元在兴仁、安龙、兴义3个县市、9个乡镇32个村246个村民组实施炉灶改良项目任务10004户，完成改灶2582台，发放回风铁炉7422台，发放烟管7422套，48575人免受燃煤污染问题，有效地控制了地砷病的发生；2006年，投入资金156.6万元在兴仁县新龙场镇17个村实施防治地方性氟中毒项目炉灶改良任务5000户，完成改灶3929台，发

① 参见向立富，王忠荣，王富强，舒显荣，农文明主编：《黔西南州卫生事业发展情况》（未刊稿）；参见王忠荣：《风雨阳光六十年——黔西南州卫生局》，载于《红旗画刊》，2009年增刊，第135～137页。

放回风铁炉 1071 台。2007 年，投入资金 76.50 万元在兴仁县潘家庄镇 11 个村 3000 户实施防治地方性氟中毒项目炉灶改良。四是实行补贴、巩固防治成果。为巩固防治成果，解决病区群众炸封高砷煤窑后远距离用煤费用过高问题，政府拨出专项资金，对病区群众实行每年 200～300 元的补贴。几年来，补助生活用煤经费 20 万元，烤烟用煤经费 29 万元。

黔西南州从 1983 年开始进入计划免疫时期，2008 年，全州以乡镇为单位计划免疫接种率达到 90%以上，实现无脊灰状态。法定传染病发病率由改革开放初期的 29%，下降到 2007 年的 4.39‰，下降 5.6 倍。现全州已实现传染病疫情网络直报。儿童计划免疫由季节性预防接种发展为全年性计划免疫。1990 年以县为单位，1995 年以乡为单位实现了儿童计划免疫接种率达到 85%的目标。2008 年儿童计划免疫由原 5 苗防 7 病扩大到 9 苗防 13 病的目标。地方病防治实现基本消除碘缺乏病阶段性目标，地氟（砷）病防治扎实开展。艾滋病、麻风病、结核病等重大疾病控制取得显著成效[①]。

第三节　妇幼保健体系

“妇幼保健体系”是 1949 年后贵州省民族自治州内各种妇女儿童保健队伍（妇幼保健站或所或院）逐步发展起来构成的体系。这个体系也包括在边远农村、城镇建立民族妇幼保健站、妇幼保健所和妇幼保健院。目前，黔东南苗族侗族自治州、黔南布依族苗族自治州和黔西南苗族布依族自治州（市）各有一个州级妇幼保健院。

1953 年，黔东南州的镇远、炉山、丹寨、榕江、三穗、剑河、天柱、施秉 8 县妇幼保健站先后成立，其中天柱、榕江县称民族妇幼保健站。1991 年，黔东南州有县、市妇幼保健站（院）16 所，设病床 151 张，有医职人员 263 人，其中卫技人员 225 人，占 85.55%[②]。

1952 年，黔南州各县开始培训接生员，普及新法接生。当年，共培训接生员 775 人，建立接生站 459 个（其中少数民族地区 87 个）。1953 年，黔南州已建立 10 个县妇幼保健站，857 个区乡接生站，其中少数民族地区 469 个，占总数的 54.7%；有接生员 2198 人，新法接生队伍，从县到区、乡已初步形成网络。1984 年，黔南州在贵定县昌明区开展普及新法接生试点，各县也同时在该县选定一个区、乡进行试点。当年全州的试点区、乡新法接生率上升到 82.4%，新生儿破伤风发病率下降到 4.6‰，孕、产妇死亡率下降到 0.2%。1985 年，黔南州采取分片包干，实行目标管理办法，定人、定点、定任务，使完成任务与经济奖惩挂钩，全州新法接生率上升到 59.7%。同年推广孕妇建卡管理，对育龄妇女情况及新法接生情况都进行了卡片登记，使县、区、乡育龄妇女人数、新婚夫妇数、孕产妇数、新法接生数以及卫生员人数等质量情况做到一目了然。部分县、区、乡还实行了孕产妇挂牌制度。1990 年，黔南州新法接生率已达 77.79%。进入 21 世纪以后，黔南州认真贯彻执行《母婴保健法》及《黔南州妇女儿童发展规划实施方案》促进全州妇女儿童两个系统管理，提高住院分娩率，

---

① 参见向立富，王忠荣，王富强，舒显荣，农文明主编：《黔西南州卫生事业发展情况》（未刊稿）；参见王忠荣：《风雨阳光六十年——黔西南州卫生局》，载于《红旗画刊》，2009 年增刊，第 135～137 页。

② 参见黔东南苗族侗族自治州地方志编纂委员会编：《黔东南苗族侗族自治州卫生志》，贵阳：贵州人民出版社，1993 年版，第 15～16 页。

全州新法接生率保持在 90%以上。2005 年，黔南州新法接生率为 94.86%，婴儿死亡率为 36.58‰，孕产妇死亡率 1.0592‰，全州已有爱婴医院（卫生院）44 家[①]。

黔西南州内妇幼保健机构基本健全，为妇幼卫生事业发展提供了重要保障。积极推进预防艾滋病母婴传播工作；创建了黔西南州医院、兴义市医院、兴仁县医院三家爱婴医院。2008 年，7 个项目县实施“降消”项目。从 2009 年初开始，黔西南州将“降消”项目、新农合、计划生育三者有机结合起来，政策统一协调，资金统筹使用，多渠道解决农村妇女住院分娩救助资金。

改革开放 30 年来，黔西南州的妇幼卫生事业得到较快发展。一是妇幼卫生保健机构建立健全。1978—1988 年，黔西南州建立了 8 个县（市）妇幼保健站（所）；1988—1998 年，州级建立了妇幼保健院；到 2008 年，全州 9 所妇幼保健机构基本建立健全。二是妇幼卫生工作条件得到改善。改革开放后，国家逐年加大了对州、县、乡、村基层妇幼保健机构基本建设的力度，增加了对基层妇幼保健机构的投入，特别是农村卫生三项基本建设项目、妇幼卫生合作项目、第九个卫生发展项目妇幼卫生子项目等项目和宁波市对口扶贫项目的启动实施，黔西南州妇幼保健院和 8 县（市）妇幼保健站（所）得以新建、改建和扩建业务用房，业务用房面积由 5815 平方米增加到 12 099 平方米，30 年翻了一番。三是妇幼卫生服务能力明显提高。改革开放前，妇幼卫生机构仅靠血压计、听诊器、体温计等“老三件”开展妇女儿童保健工作。开革开放 30 年来，国家和地方政府逐年加大投入，为州、县、乡、村妇幼卫生组织配备了 70 个品目、5000 余台（件）、价值 600 万元妇幼保健设备，使基层妇幼保健服务能力显著提高。四是妇幼卫生人才队伍建设得到加强。改革开放初期，黔西南州妇幼保健机构人员少、素质低，仅有职工 88 名，其中，业务技术人员 72 名。30 年来，黔西南州各级妇幼保健机构加强人才队伍建设，加快人才培养，通过培训、进修、在职教育等，妇幼保健人才队伍整体素质得到提高，县级以上机构妇幼保健人员总数达到 207 人，业务技术人员达到 174 名，其中高级（医师以上）达到 78 名。五是加强对外合作与交流。90 年代以来，黔西南州先后与世界卫生组织、联合国儿童基金会、人口基金、世界银行等合作，利用外资 115 万美元开展了“加强中国基层妇幼卫生/计划生育服务项目”、“生殖健康项目”、“世界银行贷款第九个卫生发展项目”等，通过这些项目的实施，引进了先进的设备和管理理念，建立了妇幼卫生可行性筹资机制，增加了妇幼卫生投入，提高了妇幼卫生服务能力。六是妇女儿童健康水平显著提高。改革开放以来，各级党和政府对妇女儿童生存权和发展权越来越关注与尊重，黔西南州妇幼工作取得前所未有的成效。孕产妇死亡率、婴儿死亡率和 5 岁以下儿童死亡率分别大幅度下降到 0.6544‰、27.01‰、35.64‰，分别比改革开放之初下降了 74.88‰、72.38‰、70.97‰，实现了我州妇女儿童两个发展规划的阶段性目标[②]。

---

① 参见《黔南布依族苗族自治州概况》编写委员会编：《黔南布依族苗族自治州概况》，北京：民族出版社，2007 年版，第 174～178 页。

② 参见向立富、王忠荣、王富强、舒显荣、农文明：《黔西南布依族苗族自治州卫生事业发展情况》（未刊稿）。

第四节 卫生管理监督体系

“卫生管理监督体系”是适应建设有中国特色社会主义市场经济要求和依法行政的需要，2002 年才从原卫生防疫站分离出来的贵州省各级卫生监督所所构成的。目前，黔东南苗族侗族自治州和各县市卫生监督所都已组建完毕，有 199 人，其中，有卫生技术职称的有 160 人。全州卫生监督工作从 20 世纪 80 年代就已经广泛开展，当时主要由各级卫生防疫站承担。由于体制等原因，由卫生防疫站进行卫生监督工作已不能适应建设社会主义市场经济的需要，建立独立的卫生监督体系，探讨卫生监督工作新机制，规范、高效地开展卫生监督工作成为必然趋势[①]。

党的十一届三中全会以后，特别是 21 世纪以来，黔西南州委、州人民政府高度重视卫生监督体系改革及建设，该州卫生监督机构能力建设得以加强。2001 年 11 月批准成立黔西南州卫生监督所。随后，全州八县市卫生监督所相继成立。到 2003 年 5 月，该州卫生监督体制改革全面完成，全州共成立和组建州、县市（区）卫生监督机构 9 个，为卫生监督执法工作的实施奠定了组织基础。全州抢抓国家实施“中西部地区卫生监督机构能力建设项目”的机遇，2004 年至 2006 年，争取到“中西部地区卫生监督能力建设项目”资金 389.1 万元，地方配套 50 余万元，先后配置卫生监督机构监督车辆、取证设备、信息化建设设备和现场快检设备等共 230 台件。

黔西南州各级卫生监督机构加强对与广大人民群众生活密切相关的食品卫生、饮食店卫生、餐具消毒、桶装饮用水等监督检查，通过新闻媒体曝光和查处相应的一些违法行为，为保障消费者健康作出了贡献。一是抓好食品卫生安全专项整治。根据全国食品安全整治及“产品质量和食品安全”专项整治的要求，出动卫生监督员 7464 人次，检查餐饮单位 6746 户次，查处案件 241 起，罚款 6.27 万元，取缔无证经营户 2l 户、吊销卫生许可证 10 户。二是积极推行食品卫生量化分级管理。积极推行食品卫生量化分级管理工作，分别在黔山酒店和职业技术学院医药系召开餐饮业、学校食堂食品卫生监督量化分级管理现场会，推动各县市食品卫生量化分级管理工作。全州县城以上学校食堂 175 家，实施量化管理 128 家，量化管理率为 73.14%；全州餐饮业有 100 座以上就餐的餐饮单位 148 家，实施量化管理 116 家，量化分级管理率为 78.38%。三是加大食品卫生监督力度。2007 年全州食品卫生共监督 7479 户，监督覆盖率为 100%；监督 42 697 户次，合格 37 168 户次，监督合格率为 87.05%，平均每年户监督频率为 5.59 户次。食品卫生行政处罚 782 户次，其中，责令改正 253 户、警告 143 户、取缔和吊销卫生许可证 7 户次、罚款 376 户次、罚款金额达 12.8 万元，与未组建卫生监督机构的 2001 年数据（处罚 787 户、取缔和吊销卫生许可证 3 户、没收违法所得及罚款 55 户次、金额 0.55 万元）比较呈明显上升趋势。在加强食品卫生、饮水卫生监督的同时，加强公共场所卫生、职业卫生、放射卫生的监督管理。在公共场所卫生监督中，黔西南州监督 1354 户，监督覆盖率 98.12%。发放卫生许可证 1318 户，监督频率为户均 2 次以上。围

① 参见《黔东南苗族侗族自治州概括》编写组：《黔东南苗族侗族自治州概括》，北京：民族出版社，2008 年版，第 174～178 页。

绕“保护劳动者健康职业权益，构建和谐社会”等主题，宣传《职业病防治法》，加强企业开展职业健康监护工作的监督检查。

此外，黔西南州卫生行业监督管理工作也得到加强。黔西南州各级卫生监督机构在卫生行政部门领导下，有步骤、有计划地加强卫生行业监督管理工作。一是积极开展传染病防治监督。二是制定政策推行综合执法。出台了《黔西南州关于全面实施卫生监督综合执法的意见（草案）》，加强医疗服务行业的监督管理。三是强力开展打击非法行医工作。2005 年 7 月以来，各级卫生监督机构共出动卫生监督员 2935 人次、车辆 1813 台次，检查各级各类医疗机构 2435 家（次），依法取缔 251 家、吊销卫生行政许可 3 家、罚款 143 家、罚款金额达 42.8 万元。四是加强血液监督，保障采供血安全，努力促进采供血工作和采浆站工作的规范化[①]。

第五节　爱国卫生工作

党的十一届三中全会后，贵州省民族自治州各级爱卫会及其办事机构逐渐得以恢复，在各级党委、政府的领导下积极开展爱国卫生工作，经过 30 多年的努力，取得了一定的成绩，改善了城乡卫生状况。

黔西南州按照《贵州省爱国卫生工作条例》赋予的工作职责，积极组织开展爱国卫生工作，创卫工作广泛开展。1993 年，该州各县、市和开发区，按照全国爱卫会省的统一部署和评比检查标准，在全州范围内广泛开展以创建卫生城市为主的“五创”（创建卫生城市、卫生县城、卫生乡镇、卫生村寨、卫生单位）活动，为招商引资、改善投资环境打下了基础。2002 年经省爱卫会验收合格，黔西南州的安龙县被贵州省人民政府命名为“省级卫生县城”。二是农村改水改厕使农民受益，改善了城乡卫生状况，提高了人民群众的卫生素质，促进了社会主义精神文明和物质文明。

1991 年，黔西南州的兴仁、贞丰两县列入省改水项目，作为该州第一批改水项目县。1992 年投资 195.66 万元，建设兴仁县 4 个水厂（交乐、回龙、百德、新元）和贞丰县挽澜水厂，受益人口达 20 340 人，牲畜 6929 头。与饮水有关的地方病区，日本援助项目对兴仁县交乐砷中毒区再投入 62.34 万元，对兴仁县铊中毒区投入 22.15 万元改良饮水设施。省爱卫会投入 30 万元为安龙县海子乡和兴义市白碗窑镇的砷中毒区改良饮用水设施。截至 2007 年，黔西南州共投入改水资金 19 705.48 万元，其中州县政府 7560.25 万元，爱卫会 258.23 万元，共建自来水厂、简易供水站点 3239 个，修水窖 36843 个，受益人口达 204.64 万人，其中自来水受益 121.28 万人，占 44.32%。1991 年，全州农村开始改厕试点工作，通过宣传、指导、推广，村民自出劳力、材料和资金改厕建厕，截至 2007 年，共改、建厕 22.36 万户，其中沼气式 2.23 万户、双瓮漏斗式 0.02 万户、三格式 0.59 万户。农村卫生厕所普及率为 30.99%。农村改水、改厕的大力开展，为黔西南州新农村建设奠定了一定基础[②]。

---

① 参见向立富、王忠荣、王富强、舒显荣、农文明：《黔西南布依族苗族自治州卫生事业发展情况》（未刊稿）。

② 参见向立富、王忠荣、王富强、舒显荣、农文明：《黔西南布依族苗族自治州卫生事业发展情况》（未刊稿）。

黔东南州的医疗卫生事业经过60年的发展，不仅取得了辉煌成就，而且60年的发展过程也是不断探索的过程，特别是党的十一届三中全会以后，逐步找到了适合自己的发展道路，不断有了新的发展。从1952年起，黔东南州各级党委和政府积极响应党中央的号召，广泛开展了以除害灭病、讲究卫生为主要内容的爱国卫生运动，在农村反复宣传卫生防病知识，抓“两管五改”（管水、管粪、改厕、改水井、改炉灶、改牲畜圈棚、改室内外环境）工作，使农村面貌有了很大改善。此后，爱国卫生运动作为各级人民政府密切联系人民群众以及卫生工作社会化的一种有效形势保持下来，长期开展活动。20世纪80年代，随着《中华人民共和国食品卫生法》等法律法规的制定和相继出台，爱国卫生运动及时适应卫生工作的需要，积极开展卫生法律法规的宣传活动，提高人民群众的法律意识，促进了卫生工作的开展。20世纪90年代以后，爱国卫生运动不仅继续在广大农村进行除害灭病、改水改厕和健康教育等活动，而且进一步与新时期卫生工作相结合，积极开展创建卫生村寨、卫生县城和卫生城市的活动。到2005年年底，黔东南州有96个村达到州级卫生村寨的标准，占全州行政村总数的2.8%，有13个县获得了省级卫生县城的称号，占全州16个县市的81.3%。“创卫”活动，既改善了城乡面貌，促进黔东南旅游业的发展，活跃了城乡经济，又宣传了卫生知识，提高了城乡居民的健康素质，促进了卫生工作的发展。

1989年黔东南州红十字会成立后，在州委、州政府的领导下，在中国红十字总会和省红十字会的指导下，积极开展备灾救灾、初级救护培训、推动社区卫生服务和无偿献血宣传等工作。到2004年年底，全州共有红十字基层组织和团体会员401个，会员26 080人。医疗卫生事业的发展是与科技进步和卫生教育密不可分的。为解决卫生人才紧缺的状况，黔东南州先后成立了自治州卫生学校和各县卫生技术职业学校，培养了大量的初级卫生技术人员。近年来，为提高卫生人员业务素质和技术水平，自治州又积极开展远程教育在职卫生人员培训工作。

农村医疗卫生是卫生工作的重点，也是黔东南州医疗卫生事业发展的薄弱环节。21世纪以来，自治州积极实施“世界银行贷款中国结核病控制项目”，加强结核病控制工作，积极开展新型农村合作医疗试点工作，探讨解决农民“看病贵、看病难”的问题等各种措施，加强农村卫生工作，使黔东南州的医疗卫生事业有了长足的进步[①]。

20世纪80年代以来，黔南州群众性爱国卫生运动和农村改水均有明显发展。城镇卫生达标竞赛年年坚持，1987年达标率为83.6%，比1985年上升30%。大面积灭鼠活动，有效地降低了鼠害。农村改水保证了每年有四五万人口饮到清洁卫生水。防病灭病也取得了明显效果。1984年考核确认，黔南州已基本消灭了丝虫病和基本控制了地甲病、克汀病。1985年经考核验收，州内都匀、贵定、龙里、瓮安、福泉5县已基本消灭疟疾。该州其他各县业已由高中疟区降低为中低疟区。疟疾年发病率由建州时的5.086%，降至0.0025‰以下。传染病总发病率比建州时也下降了90.07%。儿童计划免疫，已有9县（市）四苗接种率达到85%，连续5年被评为全省先进地区[②]。

---

① 参见《黔东南苗族侗族自治州概况》编写组：《黔东南苗族侗族自治州概况》，北京：民族出版社，2008年版，第174～178页。

② 参见黔南布依族苗族自治州地方志编纂委员会：《黔南布依族苗族自治州志第七卷·卫生志》，贵阳：贵州人民出版社，1994年版，第1～7页。

黔南州在历史上曾被称为“瘴疠之地”，劳动人民缺医少药，受疟疾、天花、麻疹、回归热、伤寒等各种瘟疫的危害十分严重。民间曾流传：“八月谷子黄，摆子鬼上床，十有九人病，无人送药汤”，就是当时的真实写照。新中国成立前夕，黔南州仅有九处简陋、残破的卫生院，49 张病床，专业医护人员 75 名。新中国成立后，党和人民政府十分重视人民健康，提出了以预防为主的方针，并广泛发动群众开展了以除害灭病为中心的爱国卫生运动。黔南州各级政府卫生部门带领广大卫生防疫人员长期深入农村，积极开展防病灭病工作，同时采取多种形式，向各族人民宣传卫生知识，许多布依族、苗族聚居的村寨，改变了过去“人无厕所畜无厩”的状况，逐步形成了讲卫生、爱清洁的良好习惯。到 1956 年，黔南州已基本消灭天花、霍乱，1958 年又消灭了回归热，并控制了疟疾、麻疹、白喉、百日咳等多种传染病的发病与流行。随着卫生防疫工作的进展，黔南州的西医医疗、中医医疗事业也得到相应发展。1959 年，全州已有州、县（市）医院和乡、镇卫生院（所）356 个，病床 873 张，专业卫生人员 1198 人，已初步形成州、县（市）、乡镇医疗网，农村缺医少药状况得到有效改善。[①]

① 参见《黔南布依族苗族自治州概况》编写组：《黔南布依族苗族自治州概况》，北京：民族出版社，2007 年版，第 174～178 页。

第三章　贵州民族自治县医药卫生发展历程

新中国成立 60 多年来，在中国共产党的民族政策的光照下，贵州省各民族自治县在民族医药卫生服务工作、疾病预防控制工作、妇幼保健工作、医药卫生管理监督工作、爱国卫生工作和民族医药等方面都取得了不同程度的令人瞩目的发展与进步。

第一节　医疗服务体系

1949 年以后，贵州省 11 个民族自治县在医疗服务体系方面取得了长足的进步。

1949 年前，关岭县交通闭塞、地僻人穷、瘴疠流行、温疫肆虐，天花、鼠疫、霍乱、疟疾、伤寒、麻疹等传染病流行猖獗。由于医疗卫生技术十分落后，夺走了无数人民群众的生命。1949 年后，人民政府接管了卫生院，成立了关岭县人民政府卫生院。1953 年，正式建立关岭县人民医院、县防疫站和县妇幼保健站，并分别充实了一批医务人员。1950 年末，基本消灭了天花，一些传染病得到相应控制，县妇幼保健站在各乡、镇妇联的积极配合下，广泛宣传妇幼保健知识，培训乡村不脱产接生员，推广新法接生，逐步纠正了农村中落后的接生方法。1960 年，新法接生已普及全县，降低了新生儿破伤风发病率，提高了婴儿的成活率。1984～2004 年的 20 年间，关岭县医疗卫生工作迅猛发展，特别是 1995 年以后，政府加大了经费投入，中国西南扶贫世界银行贷款项目卫生项目、卫生 IV 项目、卫生 VII 项目和卫生 VIII 项目等相继在全县实施，加快了乡镇卫生院和部分村级卫生室基础设施建设，添置了一批先进医疗设备对县、乡、村人员培训，提高了医务人员技术水平。全县乡镇卫生院和总汇分村级卫生室已初具规模，县、乡、村 3 级防保网基本形成[①]。

关岭县共有县级医疗卫生机构 4 个（县人民医院、县疾病预防控制中心、县卫生监督所、县妇幼保健站），乡镇卫生院 14 个，村级卫生室 128 个，私营诊所 88 个，各级各类卫生技术人员 507 人，病床 380 多张[②]。在乡镇卫生院和村卫生室建设方面，1952 年 8 月，首办猫营区民族卫生所。1953 年相继建立猴场、羊场、火花、座马河、白石岩等区、乡卫生所，各卫生所都有国家医务人员二三人。1958 年各公社卫生所先后建立或自办。对于经济困难、边远落后的民族聚居区的社办卫生所，国家适当给予补贴。1965 年，在苗族聚居的宗地乡新建农村医院，尔后，大营、纳容农村医院相继建立。1969 年，随着农村合作医疗的兴起，县内 105 个大队办起了卫生室。到 1979 年，大队合作医疗发展到 179 个，占全县大队总数

① 参见《关岭布依族苗族自治县概况》编写组：《关岭布依族苗族自治县概况》，北京：民族出版社，2008 年版，第 239～243 页。

② 参见《关岭布依族苗族自治县概况》编写组：《关岭布依族苗族自治县概况》，北京：民族出版社，2008 年版，第 239～243 页。

的80.6%，共有农村中、西医218人，卫生员735人，接生员520人。1984年3月，大队卫生室更名为村卫生室。1985年，村卫生室实行看病收费，独立核算，搞防疫和其他工作时，由国家给予报酬或补助。

1991年“建并撤”后，关岭县38个乡镇卫生院组建成现今12个乡镇卫生院，至2005年乡镇卫生院有了较大发展，办得较好的有猫营、松山卫生院。1995年卫生工作以深化改革为主导，以农村医疗、防疫、妇幼保健为重点，西南扶贫项目等共投入575万元，改善了原部分乡镇卫生院，增强了服务功能，加强了地方病、传染病的防治。加强了卫生合作项目，其项目经卫生部组织的省专家检查验收，获得专家们的好评。2005年，农村医疗卫生条件逐步得到改善，村级卫生室覆盖率达62%。

新中国成立前，玉屏县县城仅有1家11人的小医院和4家私立中药店，广大农村缺医少药的现象极为严重。在那“黄金有价药无价”的年代，劳苦大众遇到疾病，“一是拖，二是磨，三是请巫婆，还有一条生路，就是见阎罗”，遭遇十分悲惨。新中国成立后，玉屏县委、县政府为彻底改变这一落后状况和提高人民群众的健康水平，在医疗卫生机构、设备和技术力量等方面采取了一系列措施，使全县防病治病能力和人民的健康水平有了显著提高。据统计，1984年，人口死亡率下降8.2‰，人口期望寿命提高至63.5岁。2005年，人口死亡率为7.61‰，玉屏县卫生事业发展迅速。至2005年，玉屏县医院在技术开展上增加了脑血管造影、颅内血肿清除术、溶栓治疗心肌梗塞、股骨头置换术、切口胆囊切除术等近20项。

1983年，玉屏县有爱国卫生运动委员会、防疫站、县医院、妇幼保健站、县中医院、药品监督管理局，各乡镇设有卫生院，村村有卫生室。有卫生人员24人，有农村医生105人，农村接生员115人，基本上形成了县、乡、村三级医疗卫生网络。20年来，随着改革的深入进行，在继续发展全民医疗卫生机构的同时，积极发展集体医疗卫生机构与村个体开业行医，出现了国家、集体和个人三种形式办医的局面。1992～1995年，玉屏撤乡并镇，乡镇卫生院进行了体制改革。2003年，为增强中心乡镇卫生院的枢纽功能和竞争能力，提高农村卫生综合服务水平，撤销乡镇政府所在地卫生院，组建8个防保站，分别从属于大龙、田坪、朱家场3个中心卫生院和平溪镇重点卫生院。1996年，县卫生职校建成。1998年，爱婴医院建立。至此，玉屏卫生事业已初具规模。至2005年，全县已有医疗卫生机构119个，其中县直单位6个，乡（镇）卫生院6个，社区服务所1个，村卫生室76个，集体诊所17个，企事业单位医疗室（所）13个。在医疗设备上，共投资76.8万元，加上部门筹资，共建房51幢，建筑面积14 040平方米，增添了不少辅助诊断仪器和大量医疗器械。为了进一步提高医疗诊断水平，从1991～2005年，全县先后投资1800万元，兴建和改造了县防疫站、田坪卫生院、大龙卫生院、朱家场卫生院、县医院和卫生局办公大楼，改造危旧房2300平方米，改扩建5775.6平方米，使卫生业务用房由1990年的9285平方米增加到2005年的31 000平方米，进一步缓解了医疗卫生用房的紧张，大大改善了玉屏医疗卫生工作条件，投入近700万元为县医院购置彩色超声波多普勒、胃镜、心电图机、颅多普勒和CT医用设备，并建立污水处理站1座。同时还为基层卫生院配置了心电图机、人工呼吸机、牙科治疗机、激光治疗机、双目显微镜、200MAX光机、B超、综合产床、九孔无影灯以及其他常用器械。

医疗卫生设施进一步完善，使玉屏全县医疗卫生工作登上一个新台阶[①]。

新中国成立之初，省组织民族医药队到紫云县，免费为各族人民治病。从1952年起，财税部门对公私营诊所、医院普遍实行免收各项税金。1953—1957年，国家共拨给医疗卫生事业费97.36万元，年均19.47万元。1979—1985年为283.4万元，年均40.48万元。1986—2005年国家拨给医疗卫生事业费4418万元。1950年11月将紫云县医务所改名为紫云县人民卫生院。到1955年，开始分设内儿科、外科、妇产科、五官科、中医室、手术室、检验室、X光室等。1963年国家投入6万元、新增住院部1000平方米，病床增至40张，医务人员增到52人。1981年，医院增设心电图、超声波诊断室，装备心电图、超声波、B超等医疗设备。1985年，县医院设有内科、外科、妇产科、小儿科、传染病科、五官科、放射科、药剂科（西药房）、住院部药房、中药房（调剂室）、心电图、超声波、B超诊断室、手术室、治疗室等，有医务人员97人，病床83张，新增救护车一辆。1998年购置了胃镜显像系统一套，500毫安X光机一台，无痛分娩仪一台等十多种设备，县医院能成功地开展开颅、肺叶切除术、脊椎手术等。1999年中央拨款20万元，县医院贷款50万元，在原药品库房的基础上新建一栋1200平方米手术综合楼。2000年中央财政又拨款120万元，又修一幢综合门诊楼和用于改建、扩建、新建住院部、门诊部的室内装修。2003年，中央财政又拨款96万元，又修建功能齐全的传染病房989平方米。2005年，紫云县有医疗卫生机构17个，其中县属医疗卫生单位5个（即县人民医院、县疾病控制中心、县妇幼保健站、县卫生监督所、县单采血浆站）；乡镇卫生院12个，其中有4个中心卫生院（即猫营、板当、宗地、猴场）。全县卫生人员731人，其中专业技术人员572人（高级职称3人，中级职称44人，初级388人，无技术职称137人），乡村卫生员159人。2005年，紫云县医院业务用房增至4600平方米，有床位100余张，医务人员98人[②]。

镇宁县1949年全县有卫生院1所，职工7人，由于设备简陋，药费昂贵，广大人民群众难以就医，巫婆、魔公乘机作祟，每当瘟疫流行，穷苦百姓只能坐以待毙。当时，回归热、伤寒、麻疹、疟疾、天花、百日咳、新生儿破伤风等疾病的流行连年不断，人口死亡率高。新中国建立后，镇宁县人民医院于1951年建立。镇宁县于1956年相继建立了县、区、乡三级卫生机构网，医疗条件逐步得到了改善，人民健康水平不断提高。1956年根据省卫生厅指示，镇宁县人民医院由医疗、预防、卫生行政事务等全面性机构改为以医疗为中心的综合性医院。据1990年人口普查资料，镇宁县人口平均期望寿命从1949年不到40岁上升到66.62岁。2000年人口普查资料表明，镇宁人口平均期望寿命又从1990年的66.62岁上升到69.18岁。截至1991年，全县有医疗卫生机构58个；卫生技术人员474人，其中医生182人，平均每千人拥有卫生技术人员从1950年的0.05人发展到1.89人，为1950年的38倍；有病床226张，每千人拥有床位0.75张，配备有X光机、B超机、诊断仪、万能手术床等较先进的医疗设备。卫生事业经费从1951年的2.19万元上升到1991年的151.15万元，分别占当

① 参见《玉屏侗族自治县自治县概况》编写组：《玉屏侗族自治县自治县概况》，北京：民族出版社，2008年版，第174～178页。

② 参见《紫云苗族布依族自治县概况》编写组：《紫云苗族布依族自治县概况》，北京：民族出版社，2007年版，第236～243页。

年财政支出的6.36%和8.40%。20世纪90年代以来，医疗卫生事业提速增效，不论是网络，还是设施设备和医疗水平，都有新的突破。到2004年，突发公共卫生事件应急处理体系进一步健全，疾病预防控制体系进一步完善，医疗救治体系得到完善。镇宁县级传染病区、县人民医院综合大楼、县防控中心、中心乡镇卫生院等医疗卫生基础设施建设项目相继竣工投入使用。至1990年，镇宁县人民医院有职工145人，其中卫生技术人员124人，卫生技术人员中有副主任医师3人，主治医师23人，医师52人。有病床94张，设有内科、外科、妇产科、检验科、药剂科、五官科、眼科、放射科等医疗科室。治疗技术从腹部手术发展到目前已能进行开颅探查、截肢、骨髓炎开窗引流、肾取石、子宫全切、阴道前后壁修补等高难度手术；设备方面从少量医疗器械逐步发展到拥有X光机、显微镜、电动吸引器、氧气麻醉机等30多种先进的医疗器械。该院的各科室中，眼科的眼疾治疗知名度较高，全国各地均有患者前来求医就诊。1980年以来，到眼科就医的眼疾病患者，年均达3.5万人（次），可进行白内障、青光眼等80多种眼科手术。采用中西医结合治疗，使白内障直视环拨术、针刺疗法治疗视网膜炎及挫伤性弱视等高难度手术试验成功，填补了白内障病人因患心脏病、气管炎、动脉硬化、高血压等病症不能手术的空白。仅1984年就诊断3万人次，手术500人次，其中白内障154例，成功率达99.4%。1987～1991年年间，白内障复明手术719例，无一例感染。该院眼科多次受到中央、省地嘉奖。20世纪90年代后半期至21世纪初，眼科进入快速发展期，利用新法诊治各种眼疾病，特别是开展人工晶体植入术以来，受到广大患者及其家属的青睐。在这期间，眼科配合国家医疗队实施"视觉行动，中国第一"项目两次，独立承担实施"视觉行动，中国第一"项目两次，受到国家卫生部、国家残联嘉奖。同时，镇宁县连续6年获得国家残联及有关部委嘉奖和省、地表彰，被省残联命名为"扶残助残中心"。

镇宁县卫生防疫站于1957年成立，前身为卫生防疫队。现设有办公室、防疫、卫生、地方病防治、检验等科室，拥有高倍显微镜、电热水温箱、恒温干燥箱、万分之一天秤、光电及沈度比色计、200毫安X光机、计划免疫冷链等设备，配有救护车、计划免疫车各1辆[①]。基本能够供开展现代化卫生防疫工作使用。该县妇幼保健站建于1959年，前称为"妇幼保健院"，1961年改院为站。2000年，在青岛对口帮扶项目的资助下，综合大楼建成投入使用。主要负责妇保、儿保、遗传咨询、围产期保健等工作。设备有多功能检查床、五孔无影灯，儿童、孕妇体检器、显微镜、50毫安X光机等。县麻风医院1956年始建于镇宁县募役区马厂乡菜籽冲，原名麻风村。1959年迁址赵岩，现为赵岩麻风医院，有职工4人，人员统一由卫生部门调配，行政及经费为县民政部门拨给。1956～1988年，通过线索调查动员麻风病人入村治疗，共收入村（院）治疗278例，治愈190例，治愈率为68.35%。

镇宁县中医院建于1982年8月。到1988年，该院拥有DC—治疗仪、DB—治疗仪、红外气功治疗仪、刨片机等15种医疗设备。设有中医内科、外科、妇科、儿科、针灸科、肛肠科、西医外科、西医内科等10个诊疗科室。日门诊量达176人次，成为初具规模的中医门诊部。1989年中医住院部建成投入使用后，中医院快速步入规范化、持续发展轨道，至

① 参见《镇宁布依族苗族自治县概况》编写组：《镇宁布依族苗族自治县概况》，北京：民族出版社，2007年版，第203页。

2004年，已形成功能齐全的综合医疗单位。[①]

历史上，镇宁私人诊所主要以中医诊所为主。据1949年统计，全县有私人中医诊所9个，西医诊所1个。1989年，全县个体开业诊所有30多个。其中，中医诊所8个，西医诊所16个，中西医诊所7个。至2004年，全县私人诊所46个，其中，中医9个，西医35个[②]。

1950年10月，沿河县卫生院经整顿后，兼管全县卫生行政事务工作。1952年6月，建立卫生科，负责全县卫生行政管理工作。机构几经变更，先后与文教科、民政科合并又分开，1981年10月改为县卫生局至今，下设办公室、纪检组、业务股、财会室等。如今，沿河县有医院28个，其中，县级医院1个，中医院1个，妇保站1个，疾控中心1个，卫生监督所1个，卫校1个，乡镇卫生院22个，病床365张（其中乡镇170张）；医务人员690人，其中，乡镇293人（专业人员268人）。村卫生员834人（其中村医445人，接生389人）。在医务人员中，有主任医师4人、副主任医师9人、主治工程师163人、主管药师8人、主管护师30人、药剂师6人、超声波师3人[③]。

松桃县已有各级各类医疗卫生机构477所，其中县级8所，乡卫生院28所（含中心卫生院7所），村卫生室441个。村卫生室是直接服务于人民群众的基层医疗机构。2004年获得甲级资质的村卫生室有160个。全县医疗卫生单位重视自身建设，已拥有业务用房面积24148平方米，医疗教学设备2203台（套），病床417张，全县每千人达到0.63张。各级各类卫生技术人员发展到697人，村级卫生人员916人，其中乡村医生315人，接生员403人。在县级医疗单位工作的卫生科技人员中，大专学历以上为38.7%；在乡镇医疗单位工作的卫生科技人员，大专学历以上的占14.3%。全县现有的卫生科技人员中，有高级职称7人，中级职称125人。该县县人民医院是全县医疗卫生工作的龙头单位，发展建设比其他单位明显快得多。1950年，只有5名职工，年门诊量不到7000人次。当时只有一具听诊器、几把剪子、几支注射器。到1985年，医院业务用房及职工宿舍楼建筑总面积达9040平方米，年门诊总量达60000多人次。1989年，发展成初具规模的县内大医院，占地23 100平方米，有不同结构的大小房屋25栋492间。除不动产外，固定资产达95.51万元。2001年，组织资金940万元，购置CT、彩超等一批大型医疗设备，对住院治疗大楼进行全面改造，增加手术室面积420平方米，种草植树4600平方米，新建门诊综合大楼3200平方米，将医院环境改造得如同公园。截至2004年底，有卫生技术人员208人，其中职业医生64人，职业护士77人，达到编制标准的64%。业务用房面积4825平方米，病床175张，医疗技术水平不断提高，不仅能处治心血管系统、神经系统、泌尿系统、消化系统的常见或疑难病症，还可熟练进行中、上腹的胃、胆、胰、脾外科手术和子宫全切除以及宫颈癌手术，并成功开展了脾外伤修补术和软脑膜下血清除术。尤其是采用腹腔镜技术为病人解除肝胆内结石所造成的

---

① 参见《镇宁布依族苗族自治县概况》编写组：《镇宁布依族苗族自治县概况》，北京：民族出版社，2007年版，第200～207页。

② 参见《镇宁布依族苗族自治县概况》编写组：《镇宁布依族苗族自治县概况》，北京：民族出版社，2008年版，第200～207页。

③ 参见《沿河土家族自治县概况》编写组：《沿河土家族自治县概况》，北京：民族出版社，2007年版，第207～213页。

病痛，深受广大患者的好评。[①]

20 世纪五六十年代，印江县各医院医疗设备相当简陋，仅靠老“三件”，（体温表、血压计、听诊器）和简单的手术设备诊治病人。“文革”使印江原有的卫生管理体制和一些卫生机构遭到破坏，卫生人才培养一度停顿，卫生装备条件和服务能力下降，卫生服务的供需矛盾日趋突出，广大群众“看病难、住院难、手术难”的问题长期得不到解决，严重困扰了卫生事业的发展。党的十一届三中全会以后，印江县卫生工作在新形势的推动下，卫生医疗服务体系逐步形成，医疗服务条件明显改善，服务水平显著提高。卫生法制不断加强，爱国卫生运动深入开展，部分严重危害人民健康的疾病得到控制或基本消灭，人民健康水平显著提高，人们的平均寿命从解放初期的 40 多岁提高到现在的 69 岁。印江县的卫生服务体系已基本形成，国家医疗机构遍布城乡。截至 2005 年底，全县 90%的乡（镇）卫生院都装备了 X 光机、B 超、心电图机、显微镜、手术床，具备下腹部手术的医疗器械。以医疗技术为中心的县人民医院、县民族中医院拥有大型医疗设备，如：螺旋 CT、腹腔镜、远程医疗会诊系统、日本产 1700 型彩超、500MAX 光机、脑电图机、胃镜、心电图机、多功能麻醉机、肝病脑病治疗仪、血疗仪、牙科综合治疗机，膀胱机、人工呼吸机、尿十项检查分析仪等；其他配套设施有：细菌培养室、锅炉房、急救中心大楼、手术室、分娩室等。五六十年代，只能开展简单的下腹部手术、疝气修补术、创伤清创术等，现在可以开展较大的手术有：脑部开颅减压、胸部肺叶修补术、全骨科手术、全烧伤术、良性肿瘤摘除术、白内障摘除术及子宫切除术、卵巢肿瘤摘除术等[②]。

至 2005 年，印江县共有各类医疗卫生机构 71 个，其中县直医疗卫生机构 7 个（县医院、中医院、卫生监督所、疾病预防控制中心、妇幼保健站、单采血浆站），乡镇卫生院 17 个，集体所有制卫生所 48 个。国家医疗机构有各类卫生技术人员 566 人，其中副高级职称 14 人，中级职称 106 人，初级职称 415 人，其他人员 31 人。乡镇卫生院有大专、本科生 19 人。全县拥有病床 440 张，平均每千人拥有病床 1.04 张，拥有卫技人员 1.33 人。全县共有卫生员、接生员 614 人，90%的行政村建立了卫生室，其中，30%的卫生室达到甲级村卫生室标准。

1950 年 9 月道真县解放后，立即着手建设县卫生院，设置农村卫生机构。1952 年 12 月，县人民政府设卫生科（1970 年 3 月改科称局），负责领导和管理全县医疗卫生工作。1953 年新建县卫生院竣工，建筑面积 697 平方米，内设门诊、化验室、手术室和病房，人员 18 人，1956 年 4 月更名为道真县人民医院。同时，各区、公社医疗卫生机构相继设置，后建立大队卫生室，形成县、区、乡、村四级医疗卫生防保网络。1980 年，先后设立县防疫站、县卫生学校、县妇幼保健站、县药检所和县医药药材公司。1987 年，全县有县、区、乡医疗卫生单位 59 个，建筑面积 33 187 平方米，病床 300 张，医务员工 445 人；村医疗服务站（点）277 个，有医师、卫生员、保健员、接生员 600 人；厂场、站和学校有医务室 9 个，

① 参见《松桃苗族自治县自治县概况》编写组：《松桃苗族自治县自治县概况》，北京：民族出版社，2007 年版，第 229～239 页。

② 参见《印江土家族苗族自治县概况》编写组：《印江土家族苗族自治县概况》，北京：民族出版社，2007 年版，第 187 页。

医务人员10人。1990年1月建成县中医院，1994年设立县卫生监督所。卫生工作坚持“预防为主，面向农村，中西医并举，全社会参与，人人享有卫生保健”的方针。进一步深化改革，完善管理机制，2004年底，全县有全民医疗卫生单位16个，其中县级综合医院1个，县级中医院1个、中心乡镇卫生院3个、一般乡镇卫生院11个；医疗卫生人员510人，其中卫生专业技术人员457人；房屋面积3.5万平方米；床位314张，其中县人民医院130张、县中医院30张、县计划生育妇幼保健中心10张、村卫生室144张；村卫生室179个，乡村医生335人；执业许可证的个体诊所44个。县人民医院建筑面积达7899平方米，内设中西医门诊部、住院部和相应科室共19个，日均门诊300余人次，年均住院3132人次。外科可做胆囊摘除、胃大部切除等手术。置有纤维胃镜、脑电图检查仪、B超、500mAX光机、血流变学检查仪、救护车等大型设备，能开展腹部、脑部检查及手术，还开展疝气聚丙烯网片修复术等新技术。到2004年，县人民医院开始创建二级乙等医院，其整体搬迁工程有序推进，传染病区建设主体工程完工；县计划生育妇幼保健中心大楼投入使用，县疾控中心大楼全部完工，县中医院引资改造工程正在实施。实施卫生“三项建设”项目，投入建设乡镇21个卫生院业务用房。结合实施妇幼人力发展项目和VII项目，中心乡镇卫生院配备有X光机、B超、化验等设备，一般乡镇卫生院配备有轻便产床、手术床、氧气瓶、消毒柜、冰箱冰柜，村卫生室配备有冷藏包、手提式消毒锅、血压计、听诊器、接生包等，乡村医疗卫生服务水平明显提高[①]。

新中国成立后，三都县的医疗卫生工作坚持“预防为主，面向人民，团结中西医”的方针，除了抓好医疗工作之外，还通过各种渠道向人民群众宣传卫生防病知识，动员群众，破除迷信，讲究卫生，减少疾病，提高健康水平。同时，政府还培养了大批医疗技术人员，拨出专款建立各级医疗机构和购置医疗器械。经过努力，消灭了天花、霍乱、斑疹伤寒和回归热，基本消灭了丝虫病、脊髓灰质炎和麻风病，有效地控制了疟疾发病率，使常见病、多发病大都得到了有效的治疗。同时还集中免费治疗妇女的尿瘘、子宫脱垂等疾病。充分利用国家“降消”项目对农村的贫困孕产妇实行住院分娩补助，限价接生，有效降低了孕产妇死亡率和婴儿死亡率。2005年全县有医疗单位45个，医务人员415人（其中有高级职称的3人，有中级职称的97人；医生256人，护理人员66人，放射人员5人，药剂人员19人，检验人员13人，助产人员3人）。现在，县、乡（镇）、村三级医疗卫生服务网络得到进一步铺开，基本解决了群众缺医少药和看病难、看病贵的状况，各族人民的健康条件有了较大的改善。

1950年，三都县建立了县人民医院，添置了大批的医疗器械。为了解决边远山区人民群众看病难的问题，省人民政府于1951年拨款建立都江民族卫生所。在党和人民政府的亲切关怀下，医疗队和防疫队不辞辛劳，深入农村免费种牛痘，免费治疗霍乱、斑疹伤寒和回归热等传染病和地方病。经过努力，于1953年消灭了天花、霍乱、斑疹伤寒和回归热等疾病。长期以来被这类病魔折腾的人们情不自禁地欢歌：“旧社会垮了病魔走，新社会来了幸福来。水乡苗寨布依村，人人欢笑乐开怀”[②]。

---

① 参见《道真仡佬族苗族自治县概况》编写组：《道真仡佬族苗族自治县概况》，北京：民族出版社，2007年版，第204～211页。

② 参见《三都水族自治县概况》编写组：《三都水族自治县概况》，北京：民族出版社，2007年版，第218～227页。

第二节 疾病预防控制体系

新中国成立前，紫云县内流行的传染病有天花、白喉、流行性脑髓膜炎、百日咳、麻疹、流行性感冒、痢疾、伤寒、副伤寒、病毒性肝炎、脊髓灰质炎、流行性乙型脑炎、疟疾、斑疹伤寒、回归热、钩端螺旋体、炭瘟病、结核病、狂犬病、麻风病、地方性甲状腺肿、克汀病和丝虫病等。新中国成立初期，省卫生厅抽调整一批专业人员，组织卫生防疫队伍，到紫云县疟疾流行地区设点观察，采取措施，防治疟疾的流行和蔓延。1957 年发病率降到 1.49%人。次年，全县有无疟村 1920 个，占村总数的 94.4%，为黔南州第一个基本无疟疾县。1979 年，易引起暴发流行的恶性疟原虫消失。1984 年，紫云全县疟疾发病率仅为 0.15‰人。

1957 年，紫云县发现一种俗称“粗腿病”、“粗脚杆”的丝虫病。1958 年，对丝虫病流行地区调查，发现与疟疾的流行和分布并存。主要分布在火烘、克混等地，阳性率高达 8.75%。1962 年后，坚持群防群治，发病率明显下降。1984 年全县涂片检查 4140 人，仅查出阳性 2 人，占 0.048%，达卫生部基本消灭丝虫病指标，进入净化阶段。

紫云县境内有人患甲状腺肿（简称地甲病）和地方性克汀病（简称克汀病）。地甲病体征多为患者两颈前双侧或单侧腺体肿大，表面光滑、质软，久病未治则大如拳头且硬，群众称之为“大脖子”。然而，“克汀病”体征表现为呆、小、聋、哑、瘫、声嘶、傻笑、额短、眼距宽、塌鼻梁、舌大。民国年间地甲病为散在发病。1960 年后发病率上升，患者多为 11～20 岁。1979～1980 年全县调查 24.46 万人（次），患地甲病 5.63 万人，患病率为 23.02%，肿大率占 48.6%，克汀病患者 3927 人，占 1.61%，分布在县内 30 个乡（镇）；其中，大营、克座等地患病率高达 58%。1980 年重病乡开始供 1/5 万加碘食盐，患病率显著下降。1985 年，基本实现控制疟疾等寄生虫病，全力加强碘缺乏病防治，进行碘盐监测，并免费提供药物治疗，地方病得到有效控制。

2003 年，紫云县新建传染病区业务用房一栋，改修县疾病预防控制中心实验楼，防疫站、皮防站撤并组建，改名为县疾病预防控制中心和卫生监督所。县控制中心狠抓了计划免疫，四苗（卡介苗、糖丸、百白破、麻苗）全程接种率达 85%。同时，强化了传染病的监测管理，加大对伤寒、流感、麻疹、肝炎等重点疫情的监测力度，及时扑灭了伤寒、麻疹、流感、肝炎等传染病。

2003 年抗击“非典”时期，建立监测网络，紫云县无一例非典型肺炎传播。2004 年全国 14 个省发生高致病性禽流感 50 例，全县医务工作者积极采取了一系列措施，有效控制了疫情的蔓延。健全三级预防保健网，有 80 名专业防保人员，保证工作的落实，全县未发现重大传染病暴发流行。2003 年，开始实施麻疹控制，每年 9 月对入学儿童进行查验补种。2004 年通过项目实施麻疹发病控制在 0.01‰。乙肝项目目标人群接种及时率达 7.4%，住院分娩接种率达 95%。全县普遍实行碘盐监测，免费提供药物治疗，地方病得到有效控制。结核病防治工作取得新成效，免费提供药物治疗。2004 年全县共免费治疗农村患者 221 人，治愈率达85%。2005年，全县结核发病率已降到1.56‰。[①]

至1982年，玉屏县防疫工作已开始用先进的方法进行科学管理。特别是1983年，列为全国43号疾病监测点之后，玉屏县的防疫工作迈入了全国先进行列，为贵州省填补了这一科研项目的空白。现在，玉屏县防疫站已能够对疾病的发生和发展、分布动态和频率以及采用各项防治措施的效果，进行监督、监测和评价。此项工作的开展，有利于掌握传染病信息，以便及时发现和处理，不致造成扩大和蔓延；有利于准确掌握传染病的发展情况，提供防治对策；有利于掌握准确的人口变动资料，计算出人口的期望寿命，测定全县人民的健康水平，为防治工作逐步走向正规化、现代化、科学化奠定了良好的基础。为了提高人民健康水平，保证生物制品的效果，1984年，省卫生厅以玉屏为试点，从县到乡村装备冷链器械，使全县计划免疫工作进入新的发展阶段。由于防疫工作措施得力，计划免疫工作开展得好，一些严重危害人民健康的天花、霍乱、疟疾、回归热已基本消灭，白喉、百日咳、小儿麻痹等小儿常见传染病已基本得到控制，其他传染病的发病率也大幅下降[②].

2003年5月，经关岭县人民政府批准，撤销了县防疫站，组建关岭布依族苗族自治县疾病预防控制中心和关岭布依族苗族自治县卫生监督所，全县医疗、疾病预防控制，卫生监督功能更加完善和合理。"非典"疫情后，加强了突发公共卫生事件处置建设，组建了卫生系统应急队伍，提高了应对突发公共卫生事件和重大疫情的处置能力；加强了疾病预防控制体系建设，国债项目投资90万元，新建县疾控中心大楼，计划免疫工作持续发展，"四苗"接种率以乡为单位达85%以上；2002年乙肝疫苗纳入计划免疫后，儿童接种人数稳步上升，2002年接种277人，2003年接种1874人，2004年接种2247人，有效阻断了乙肝的传播。2003年，全县实施了麻诊控制项目，到2004年止全县共接种麻诊疫苗77 866人。据统计，2003年全县麻诊发病614人，发病率为1.9745‰，2004年全县麻诊发病243人，发病率为0.7814‰，麻诊发病率大幅下降，保障了儿童的身体健康。2000年起在全县实施结核病控制项目，截至2005年，全县共初诊2104人，确诊1777人，治愈486人，死亡16人，通过项目实施，免费治疗，解决了大部分患者就医，降低了死亡率，推动了全县经济发展。开展了艾滋病宣传教育，加强了高危人群艾滋病监测、干预工作，有效防止经采供血途径传播艾滋病。2000～2004年期间，全县共监测碘盐、居民用盐2994份，合格率达98.2%，盐库798份，合格率为100%，有效保证了居民食用合格的碘盐，消除了碘缺乏病。加强医疗救治体系建设，利用国债项目投资新建县人民医院住院大楼总投资500万元，建筑面积4010平方米，投资96万元，建筑面积1031.78平方米的传染病区。开展食品卫生监督、公共场所卫生监督、职业卫生监督、传染病防治监督等工作，有力打击了各类假冒伪劣食品和非法行医，净化了医疗市场，保障了人民群众的身体健康和生命安全。14个乡镇卫生院基础设施得到进一步改善。到2005年，全县已建成128个村级卫生室，农民就医难问题得到了缓解。妇幼卫生工作取得了进展，通过"降消"项目的实施，全县孕产妇死亡率大幅下降，新生儿破

① 参见《紫云苗族布依族自治县概况》编写组:《紫云苗族布依族自治县概况》，北京：民族出版社，2007年版，第236～243页。

② 参见《玉屏侗族自治县自治县概况》编写组:《玉屏侗族自治县自治县概况》，北京：民族出版社，2008年版，第174～178页。

伤风发病率明显下降，住院分娩逐步上升，保护了广大妇女儿童身心健康，提高了人口素质。[①]

镇宁县1950年开始普种牛痘，1953年消灭了天花，1960年后，预防接种疫苗不断增加。1977年逐年进行麻疹、脊灰疫苗、百白破三联铂剂、卡介苗的计划免疫，预防麻疹、脊灰、百日咳、白喉、破伤风、结核等六种疾病。截至1988年，全县先后接种疫苗15种，接种人数近200万。

中华人民共和国成立后，人民政府非常重视对传染病的防治，相继成立了专门机构、建立疫情报告制度和县、区、乡3级疫情报告网，对传染病及时发现、及时报告、及时处理，大大减少了发病率、死亡率。天花、回归热分别于1952、1953年绝迹。各种传染病率大多数年份为1%～3%。死亡率较高的炭疽、狂犬病，经过预防注射、菌种接种、处理和扑灭病源等措施，逐年降低了发病率。疟疾，当地称为“摆子”。主要以蚊为媒介进行传播，是危害性较大的传染病。1949年以前，镇宁县以南的13个乡历来恶性疟疾猖獗，当时流传“八月谷子黄，摆子鬼上床，十有九人病，无人送药汤”的民谚。如 1930 年坝草的坝平寨 16户、70多人全部死于疟疾。1949年后，经过对疟疾发病普查，划定片区、重点防治、预防服药及药物灭蚊，大大降低了发病率。1959年6月，经省卫生厅核查批准为“无疟县”。慢性传染病沙眼在镇宁北部区流行，扁担山一带是高发区，沙眼病暴发的1950年，扁担山槽的坡桑、布以郎、红运三个村患沙眼病人数占人口的60%左右，其中85人因久病而倒睫刺眼变盲。1951年，镇宁县人民政府派眼科医疗队赴重病区为当地群众治病，变盲者有28人重见光明。1982年县设眼科门诊，将此作为医疗攻关重点。截至1990年，手术万例无一感染。

1960～1962年为三病（浮肿、闭经、宫脱）发病期，发病21 133人，其中浮肿11 219人（死亡850人），闭经3832人，宫脱3644人。为加强三病防治，镇宁县成立专项防病治疗机构，深入重病区开展治疗，仅1962年就治愈3029人，占发病的69%，死亡率比前一年的221人减少了84%。

镇宁县地方病主要有地甲病、克汀病和丝虫病等。20世纪50年代末60年代初，地甲病、克汀病多发生在县中、南部区的偏僻山村，为严重的缺碘及近亲婚姻所致。1981年通过定点普查，地甲病患病人数为13360人；1982年抽查6个村2751人，患克汀病者35人，患病率为1.27%。其中，重度16人，占45.71%；中度9人，占25.71%；轻度10人，占28.57%；患病年龄大多为1～20岁。1982年后，全县统一供应加碘食盐，开展两病的全民预防，并运用碘油胶丸、预防治疗等办法进行就地治疗。1985～1988年，通过4年的预防治疗，克汀病患病率大为下降，地甲病基本得到控制。丝虫病俗称橡皮腿，1958年前在镇宁县流行。1958～1960 年，通过查证属马来丝虫病，主要以蚊为载体进行传播，患者带微丝蚴阳性，分布于镇宁县南部的斗糯、甲闹、沙子、乐纪、板乐、板阳、坝草、乐运、喜妹等9个乡村，平均感染率为1.82%～1.91%，个别村寨高达25%。通过结合爱国卫生运动，开展灭蚊、预防服药、根治病源后，至1988年，全县普查、抽查、复查、监测累计血检54 173人，阳性

① 参见《关岭布依族苗族自治县概况》编写组：《关岭布依族苗族自治县概况》，北京：民族出版社，2008年版，第239～243页。

543例，平均阳性率下降到1%，达到控制标准。经省、地有关部门考核，确认镇宁已基本消灭丝虫病。

按照国家统一部署，1977年镇宁全县开展1973～1975年以肿瘤为主的56种疾病死因回顾调查。调查资料：疾病死亡人数为7545人。其中，传染病死亡1433人，消化系统病死亡830人，肺心病死亡781人，肺炎死亡713人，新生儿破伤风死亡692人，意外死亡406人，脑血管病死亡271人，肺结核病死亡260人，慢性支气管炎死亡252人，诊断不明死亡237人，其他新生儿病死亡175人，其他病死亡172人，内分泌营养缺乏及代谢病死亡162人，肾炎死亡156人，其他呼吸系统病死亡142人，风湿性心脏病死亡127人，恶性肿瘤类死亡112人，其他38种疾病死亡624人。其中，恶性肿瘤死亡112例，占死亡总数的1.48%，死亡排序分别为贵州82个县（市）和安顺地区11个县（市）的第78位和11位。

进入21世纪以来，镇宁县始终坚持“预防为主”的方针，以提高计划免疫接种率为目标，以降低传染病发病率为目的。2004年，伤寒、副伤寒发病106例，其中伤寒44例，发病率为0.1364‰，副伤寒62例，发病率为0.1922‰。全县报告传染病17种，1436例，发病率为4.4512‰，死亡3例，死亡率为0.0093‰，病死率0.25%。AFP监测报告急性弛缓性麻痹病例。麻疹发病率为0.806%。肺结核441例，发病率为1.3670‰。完成四热病人血片1936张，疟疾发病1例，发病率为0.003l%。麻风现症病人10例，其中新发10例。妇女儿童保健服务质量有所提高，2004年，全县共出生3135人，产前检查率73.46%，产后访视率72.44%，住院分娩率为0.9569‰，新法接生率为0.8676%，婴儿死亡率为52.3‰，新生儿死亡率为34.1%，5岁以下儿童死亡率67.62‰，孕产妇死亡率为0.9569‰，新生儿破伤风发病率0.64‰，基本达到两纲的目标要求[①].

沿河县疾病预防控制中心于2002年4月在松桃县卫生防疫站、县皮肤性病防治所、县结核病防治所基础上组建而成，设办公室、计划财务科、流行病科、慢性病科、监督检验科、健康教育科，有职工56人；其中，高级职称1人，中级职称11人，初级职称33人。疾控中心坚持“以防为主，防治结合，以块为主，条块结合，以专为主，群专结合，应急为主，平战结合”的方针。2004年10月，世界卫生组织官员中国代表Lisa（李丽莎）女士、卫生部官员倪大新带领国家卫生部计划免疫综合评审组来县开展计划免疫综合评审活动，抽查了除后坪乡外21个乡镇30个行政村，对2001年1月至2004年6月计划免疫接种工作建卡率、接种率以及共630名儿童的卡痕进行了评审调查[②]。

净化环境卫生、控制疾病发生是松桃县委、县政府历来主张并高度重视的一项工作。因此，成立了县爱国卫生运动委员会，其办公室确定为正科级单位，与卫生局合署办公。在农村主要开展了改水、改厕项目建设。到2004年底，农村改厕累计1.99万户，卫生厕所普及率达到14.45%；改水累计受益人口33.95万人。全县第一期初保工作于2003年基本达标。全县以乡镇为单位的“四苗”接种达85%以上，相应传染病大幅度下降，连续10年未发现脊髓灰质炎野毒株病例。传染病、营养不良性疾病死亡率大幅度下降，甲类传染病基本根除，

① 参见《镇宁布依族苗族自治县概况》编写组：《镇宁布依族苗族自治县概况》，北京：民族出版社，2008年版，第200～207页。

② 参见《沿河土家族自治县概况》编写组：《沿河土家族自治县概况》，北京：民族出版社，2007年版，第207～213页。

乙类法定传染病报告发病率比2000年的2.8372‰下降了0.59‰。肺结核、伤寒、肝炎、痢疾、乙脑等疾病得到基本控制，基本消灭了麻风病。全县防疫队伍得到加强，乡镇卫生院配置防保队，防保技术人员147人。县卫生防疫站升级为县疾控中心，人员由初设时的10人增加到43人。2002年，利用国债资金100万元新建了疾控中心综合大楼，业务用房面积达到1000平方米。自1963年以来，卫生防疫站充分发挥职能作用，认真组织预防人员业务培训，内设防疫、卫生、地方病、检验等业务科室，结合实际，加强各科疾病的预防与控制，使流行多年的副霍乱、天花、白喉、流行硅脑脊髓膜炎、百日咳、猩红热、麻疹、流行性感冒、痢疾、伤寒、副伤寒、病毒性肝炎、脊髓灰质炎、流行性乙型脑炎、疟疾、斑疹伤寒、出血热、钩端螺旋体、狂犬病、炭疽病20种传染病，于20世纪80年代就得到有效控制，并基本消灭了丝虫病，从前流传的“八月谷子黄，摆子鬼上床，十有九人病，无人送药汤”的民谣成为历史，成为松桃县人民渐渐远去的记忆[①].

新中国成立后，印江县相继成立了县、区、乡三级防治管理机构，组织专业队伍进行普查，根治现症病人，实行全民预防服药及灭蚊等措施，使全县的疟疾发病率由原来的23.2272‰万降至1987年的0.0208‰，达到基本消灭疟疾的部颁标准。特别在疾病天花、丝虫病、疟疾、麻风病、“五苗”接种和其他传染病防治方面，印江县做了大量而有效的工作。

天花是威胁人类的甲类传染病之一。1952 年印江县实行全民普种牛痘苗，接种人数为195645人，1953年经上级考核验收，达到了基本消灭天花标准。至今，该县也没有天花病例发生。丝虫病是印江县常见的传染病之一，发病率较高。1977年4月至1978年11月，印江县开展了全民丝虫病普查普治工作，通过广大防疫人员的共同努力，摸清了丝虫病的流行规律，实行全民服“海群生盐”6个月，微阳率由防治前的8.3%降至防治后的0.22%，达到国家基本消灭丝虫病的指标。1979年10月，卫生部组织专家对全县的丝虫病防治工作进行考核验收，获丝虫病防治达标县；1984年12月，荣获贵州省人民政府颁发的“基本消灭丝虫病的实验研究和贵州省大面积消灭丝虫病的方法”省级科技二等奖，并荣获省卫生厅颁发的“省医药卫生科技成果二等奖”。1985年装备冷链运转以来，印江县每年都对7岁以下儿童实施“五苗”接种（麻苗、脊灰苗、百白破三联疫苗、乙肝苗），接种率达到了县、乡双85%普及儿童免疫目标。白喉、脊髓灰质炎、百日咳、麻疹均控制在卫生部颁布的指标以内，其他法定传染病正在逐步下降。1986年，贵州省麻防办统一部署进行调查，调查结果：印江县内新发现病人6例，复发病人2例，4例正接受治疗，累计现症病人12例，患病率为0.04‰，按国内流行区划分标准划为低流行区。1987年至1997年每年都进行一次现症病人检查、临愈病人复查、病人家属检查、疫点调查及高发区 14 岁以下小学生调查，累计10 955人，未发现麻风新病例和复发病人。1990年和1997年先后两次进行基本消灭麻风病自查验收，患病率为0.000027‰，近10年平均发病率为零。1997年12月经省地有关专家组织验收，印江自治县的麻风病防治已达到卫生部颁布的基本消灭麻风病标准[②]。

---

① 参见《松桃苗族自治县自治县概况》编写组：《松桃苗族自治县自治县概况》，北京：民族出版社，2007年版，第229～239页。

② 参见《印江土家族苗族自治县概况》编写组：《印江土家族苗族自治县概况》，北京：民族出版社，2007年版，第186～191页。

道真县各级医疗卫生单位积极防治常见病、多发病，在防治传染病、地方病、寄生虫病方面也作出了突出贡献。从1951年起抓天花防治工作，培训一大批专业技术人员，组成以接种疫苗预防天花为主的农村防疫队，深入区乡，走村串寨，登门为儿童和未患过天花的易感人群接种牛痘。截至1958年，共种痘339 214人次，完全控制天花流行，此后无病例。疟疾是危害最广的常见病和多发病。据1957年统计，当年疟疾病人13 688人。县组织抗疟队，在各区、乡举办训练班，实行分片包干，送药上门，落实灭蚊措施，消灭传染源，阻断传播途径和媒介，到1966年发病率降至0.38%，疟疾基本灭绝。1971年对血丝虫病开始大面积防治，采血镜检608 146人次，治疗病人34 099人次，服药201 295人。1976年，经省、地考核，微阳率由防治前9.16%下降到0.42%，达到中央要求基本消灭丝虫病指标，成为全省第二个消除丝虫病的县，获大面积消灭丝虫病科技成果三等奖，受到省政府表彰。1985年微阳率为0.03%，1992年全部转阴，1993年经省、地考核，达到卫生部颁布的标准，宣告道真彻底消灭丝虫病。2003年，全国上下同非典型肺炎作斗争，县内于4月17日启动防治工作，成立县领导小组，下设"非典"办公室、7个工作小组和5个督查组，同时指定县中医院为发热病人留观医院，县人民医院为"非典"治疗定点医院，有关部门通力合作，沉着应对，严防死堵，全县没有发现"非典"疑似病例和临床诊断病例。此外，对流脑、乙脑、钩体病、伤寒、肝炎、痢疾等采取防治措施，有效控制疫情流行。计划免疫方面，每年定点接种卡介苗、百白破苗、小儿麻痹症疫苗、脊灰苗、乙肝苗、流脑苗、乙脑苗、白破二联苗等疫苗。贯彻执行《传染病防治法》，坚持以预防为主的方针，卫生疫情监督管理、监测和疾病预防控制知识培训等工作得到了加强。2000～2004年，县内分别发生传染病14种589例、11种539例、11种593例、14种759例和13种982例[①]。

1952年7月，务川县成立了卫生防疫站，附属于县卫生院。1953年，遵义专区卫生科的领导，率领医务人员，携带医疗设备，来务川县调查疟疾流行情况，县医疗卫生单位密切配合，获得了流行病学资料。查明务川县流行的疟疾，是以间日疟为主、恶性疟次之的混合型感染的高疟区。从脾肿程度反映出疟疾流行十分严重，据蕉坝、乐居、长脚等地调查，该年疟疾病患者高达1800人，占总人口的75%以上。从1953年起，疟疾流行严重的蕉坝、乐居、长脚、红丝、甘禾等地，采取派卫生工作队，划片包干，蹲点防治。治疟开始，房前屋后喷洒"六六六"粉和滴滴涕治虫治蚊，政府无偿配发了1600床蚊帐，平均每户1床，人口多的2床。医务人员送医送药、上门看病、巡回治疗，服抗疟疾药物做到"送药到手，看服到口，吞下才走"，并采取"全面兼顾，重点突破，打歼灭战"的策略。由于措施得力，防治到位，大大控制了疟疾病的暴发流行，降低了发病率。抗疟工作由点到面，扩大到全县。首先抢救垂危病人，解决绝大多数群众患疟疾的痛苦，先治标再治本。在全县范围开展除害灭病的爱国卫生运动，大面积喷洒药物灭蚊，处理蚊蝇孳生地，及时处理病灶，改造农村卫生厕所、水源，逐步改善农村的卫生条件，预防传染病的发生。采取培训骨干，依靠群众，依靠基层，普及抗疟知识，群防群治，消灭疟疾。1958年，全县疟疾普查16万多人，预防服药18 895人；1959年对疟疾流行严重的乐居、蕉坝、长脚、上台、红丝5个小乡的调查，

① 参见《道真仡佬族苗族自治县概况》编写组：《道真仡佬族苗族自治县概况》，北京：民族出版社，2007年版，第204～211页。

疟疾发病率由1952年的75.4%降到0.07%，达到消灭疟疾的要求。又经过6年的努力，1965年，务川全县疟疾发病率在万分之一以下，实现了消灭疟疾的目标。

务川县在全面开展消灭疟疾为中心的防病治病工作中，1968年，开展丝虫普查114621人，检出患微丝蚴感染者951人。1964年和1969年先后在新田、官学两地开展试点，随着全县开展丝虫病的普查普治，经过十多年的努力，消灭了危害群众健康的又一大传染病。1984年，国家卫生部检查团到务川考核验收后确认务川县基本消灭丝虫病。1996年，经国家卫生部验收，务川县达到消灭丝虫病目标。

民国以来，务川不断有霍乱、伤寒麻疹疫情暴发。新中国成立后政府不断加强环境、食品、生活饮用水的监管，保障卫生安全。卫生部门曾多次组织伤寒疫苗注射接种开展重点预防。1980年，开始冷链运转，计划免疫工作进入规范化、程序化管理，结核、麻疹、伤寒、脊髓灰质炎、百白破、肝炎等传染病防治疫苗逐步纳入计划免疫或开展重点控制工作。自1994年以来，在各医疗机构开设肠道门诊，加强传染病报告和疫病监测，采取多种措施有效地防治了传染病的发生、流行，持续保持务川无脊髓灰质炎状态。2005年，传染病发病率下降到3.2620‰万，计划免疫接种率、建卡率达到95%。

随着卫生事业的发展，1956年务川县建立了县妇幼保健站和防疫队，同时建立了大河、普安、水龙3个区级卫生所。全县医疗单位增加到7个，医务人员40人。农业合作化期间各医疗单位先后为每个农业合作社培训了保健员。同时在大河、交梨、马场、三合、普安等地建立了联合接生站。随着县、区医疗网点的建立，人民的健康条件逐步得到改善。1957年建立自治县，由荔波县拨来了周覃、九阡2个区卫生所。1964年又恢复建立城关区卫生所。县的医疗机构发展到10个，医务人员104名，正规病床40张，简易病床92张。1991年，建镇撤区并乡后，乡（镇）卫生院增设为21所，村卫生室增设为149个。其中，成为全县医疗中心的县医院已具相当规模。从此，县、乡、村三级医疗卫生网初步形成。面对2003年的非典、2004年的禽流感疫情，务川县委、县政府科学决策，各级各部门认真落实一系列预防控制方案，迅速组建了全县抗击非典的四线三级网络（政府、卫生、教育、计生四线，县、乡、村三级），设立了7个防非典检查站（新田、庙坝、后坪、鹿池、当阳、泥高、云丰），并在县医院改造出非典隔离病房，开设县、乡二级发热门诊，对全县医务人员、防疫人员、相关干部及工作人员进行了多次防非典知识、禽流感防治等知识的培训及考试，及时购进口罩、体温计、急救药品、急救医疗设备，如床边X光机，配置和储备隔离衣、消毒剂、呼吸机、多参数监护仪等防控、消杀、救治、防护物资。累计培训医务人员3086人次，累计发放宣传资料1.8万份，张贴标语42幅，全县发热门诊共接诊、筛查发热病人330人，消毒车辆1953台，排查5837辆，排查外出返乡人员32 777人次[①]。

① 参见《务川仡佬族苗族自治县概况》编写组：《务川仡佬族苗族自治县概况》，北京：民族出版社，2007年版，第243～255页。

第三节　妇幼保健体系

新中国成立前，玉屏县妇幼保健工作完全是一个空白。新中国成立后，1956 年成立妇幼保健机构，专门从事妇女儿童的保健工作，设有妇幼门诊和计划生育、优生优育咨询门诊。对严重危害妇女健康的“子脱”、“尿瘘”等妇科病坚持普查普治；普及了新法接生，对幼儿园和散居儿童进行免费检查和健康管理。乡有专职干部，村有接生员，上下结合，层层抓。计划内新法接生率达到 80.2%，破伤风发病率下降到 41%，孕产妇死亡率已控制在规定指标之内，计划生育工作取得了显著成效。从 1976 年以来，经过 10 年的努力，人口自然增长率控制在 6.16‰。从而有效地保障了妇女的健康，增强了幼儿的身体素质。从 1990 年起，开展卫生保健工作。1995 年，经地区、省、中央验收，县初保工作全面达标。1984 年，玉屏县承担了冷链试点工作。1992 年，协同中国预防医疗科学院在玉屏开展了吸烟以及相关流行病学研究课题，同时完成了 WFP-5181 子项目课题的研究和项目的实施，有力地推动了玉屏医疗卫生事业的发展[①]。

新中国成立前务川县的妇幼保健没有开展，1949 年后才予以重视。1952 年，土改卫生队便在农村培训接生员，推广新法接生。1954 年，务川县保健站建立，继续培训农村不脱产接生员。至 1986 年，先后培训 1000 多名。新法接生在务川日渐普及，普及率从新中国成立前的 0 上升到 1995 年的 78.3%，直至 2005 年的 92%。新生儿破伤风、产褥热降到 1995 年的 1.5%。1977 年，开展对妇女“两病”（子宫垂脱、尿瘘）的普查普治，组织工作队深入农村治病，至 1984 年，共普查病人 1753 人（其中尿瘘 11 人），手术治疗 316 例（其中尿瘘 11 例），非手术治疗 1437 例，治愈率达到 79.5%。改革开放以来，全县妇幼保健水平逐步提高。2002 年，实施“降低新生儿破伤风、降低孕产妇死亡率”妇幼项目，从 2002 年开始在卫Ⅷ项目中实施孕产妇住院分娩费用减免政策，大力提倡住院分娩。2002 年，县人民医院、县妇幼保健站被卫生部评为县级爱婴医院。同年，孕产妇急救中心在县人民医院成立。2005 年，12 所乡镇卫生院完成产房改造和产科质量建设，濯水、丰乐镇卫生院成功创建爱婴乡镇卫生院。2004 年，县妇幼保健站与县计划生育服务指导中心合并为县计划生育服务与妇幼保健中心，隶属县人口与计生局。2005 年，孕产妇、5 岁以下儿童系统管理率分别提高到 66%、64%，孕产妇死亡率、婴儿死亡率下降到 0.2878‰、22.59‰，住院分娩率提高到 52%[②]。

为保护妇女和儿童身体健康，沿河县 1956 年成立妇幼保健站，任命熟悉妇幼卫生工作的站长一名，配备与业务相适应的高素质医务人员开展工作。积极培训农村妇幼卫生员，建立乡镇妇幼保健网，对危害妇女健康的“尿瘘”、“子宫脱垂”等妇科病，坚持常年普查诊治，大大降低了两病率；贯彻落实妇女“四期”（经期、孕期、产期、哺乳期）劳动保护；大力推行新法接生，控制新生儿破伤风。认真加强了计划生育门诊管理，开展计划生育各种手术，

---

① 参见《玉屏侗族自治县自治县概况》编写组：《玉屏侗族自治县自治县概况》，北京：民族出版社，2008 年版，第 174～178 页。

② 参见《务川仡佬族苗族自治县概况》编写组：《务川仡佬族苗族自治县概况》，北京：民族出版社，2007 年版，第 243～255 页。

宣传少生优育知识，严格对孕妇的系统管理，坚持每年对儿童体格检查。全县妇女儿童体质明显增强[①]。

改革开放以来，印江县妇幼保健工作，按照“以保健为中心，保健与临床相结合，面向群体，面向基层”的新时期妇幼卫生工作方针，大力提倡和推行新法接生，实行孕产妇系统管理、产前检查、产后访视，对产前检查出的高危产妇进行高危妊娠管理，及时有效地治疗危产期各种严重并发症，降低孕产妇死亡率。据统计：孕产妇死亡率从1979年的36.502‰下降到2005年的1.47‰，新法接生率从1979年的26.6%，提高到2005年的90%以上；5岁以下儿童死亡率从1979年的113.7‰降至2005年的7.8‰。自1989年开展婚前健康体检工作以来，在全县范围内开展了育检咨询活动，对患有遗传病不宜结婚和不生育人群，进行宣传教育，从而降低了遗传病例的发病率，提高了人口的整体素质。

为了提高妇女儿童的健康素质，有效地降低孕产妇死亡率和幼儿死亡率。印江县积极响应世界卫生组织及联合国儿童基金会倡导的母乳喂养，体现儿童优先、母亲安全。县人民医院、县妇幼保健站开展了创建爱婴医院工作，并顺利通过验收[②]。

1951年起在农村推广无病分娩法，道真县区多次举办接生员训练班，培训了一批接生员。利用会议、幻灯等形式，广泛宣传新法接生。1953年，建乡镇接生站13个。接生员深入村寨，反复宣传，新法接生逐步得到推行。到1964年，全县有大队接生员377人，全年出生婴儿10028人，新法接生4037人，接生率达40.26%。1986年新法接生率达78%。新生儿破伤风死亡率由新中国成立初期的20%下降到0.1%。为保护儿童健康，对儿童进行计划免疫，儿童发病率得到有效控制。近20年来，对7岁以下儿童开展健康检查和系统保健管理，同时开展5万人群死因监测。1990年实施妇幼卫生合作项目，随机抽查112 317人，经省、地验收达到合格标准。1995年再次验收，道真县被列为妇幼卫生项目继续合作县。[③]

三都县抓好妇幼保健工作，保障妇女和儿童的健康，是党和人民政府十分关切的问题。过去由于缺乏卫生知识和医药用品，加上沿用旧法接生，幼婴常见病得不到及时的医治，死婴率很高。人们常常悲叹：“只见怀胎大肚，不见娃儿走路。”破伤风、产褥热、尿瘘、子宫脱垂等疾病，严重威胁妇女生命，真是“生儿好比爬刀山，满月才过鬼门关。”随着医疗卫生事业的发展，成立了妇幼保健站，为妇女儿童治病提供了更为有利的条件。为了推广新法接生，减轻产妇痛苦，保障母子健康，20世纪50年代培训了大批农村接生员，建立了联合接生站，不仅方便了产妇，而且防治了初生婴儿破伤风和妇产产褥热，使母子的健康水平不断提高。2004年至2005年，婴儿死亡率从51‰下降到22.75‰，孕产妇死亡率从1.93‰下降到1.44‰。在妇幼保健工作中，三都县还普查了育龄妇女，并重点医治。1980年，对全县已婚生育的21 086名妇女进行了体质调查，对尿瘘和Ⅱ度以上子宫脱垂患者，分别安排

① 参见《沿河土家族自治县概况》编写组：《沿河土家族自治县概况》，北京：民族出版社，2007年版，第207～213页。

② 参见《印江土家族苗族自治县概况》编写组：《印江土家族苗族自治县概况》，北京：民族出版社，2007年版，第186～191页。

③ 参见《道真仡佬族苗族自治县概况》编写组：《道真仡佬族苗族自治县概况》，北京：民族出版社，2007年版，第204～211页。

治疗。1981年，又免费将12名严重尿瘘患者送省人民医院治疗，使11名患者残疾得到根治。接着，又集中184名子宫脱垂患者到县城进行免费治疗。1982年，又有计划地将155名子宫脱垂、尿瘘患者集中统一治疗，并且从省人民医院和黔南州一医请来主任医师和妇产科，主治医师主持治疗。三都县民委、县民政局对这一项目进行资助，不仅给患者治疗，而且还发给生活费和营养费。妇女们流着激动的热泪说："党和人民政府免费请我们来医治，医了我们的疾病救了我们的生命。"抓好妇幼保健工作，不仅促进了母子身心健康，而且也推动了计划生育工作的开展。因此，保健站每年对幼儿园定期进行体格检查，做到勤查病、早治病。在1963年、1979年和1981年，还为12岁以下的少年儿童免费驱除蛔虫和健康检查。1982年，又在烂土幼儿班和县幼儿园进行了常见病、多发病、佝偻病的普查，并对龋齿罹患做了认真调查，提出预防措施[①]。

妇幼保健工作是医疗卫生工作不可缺少的一个部分。据1982年人口普查统计：威宁县女性公民364 166人，占总人口的47.8%，4周岁以下的婴幼儿95 966人，占总人口的12.6%，妇幼保健工作显得十分重要。1953年，威宁县建立了妇幼保健站，建站后首先在农村培训接生员，普及新法接生，改变不科学的接生法。新中国成立前，由于用旧接生法接生，婴儿多因患脐风、破伤风等死亡，产妇也多因感染和产褥热等丧生。新中国建立后，普及了新法接生，大大降低了婴儿、产妇死亡率。多年来，妇幼保健站除了抓好门诊和住院工作外，还组织医务人员到农村，配合各医疗卫生机构宣传妇幼保健、晚婚及计划生育知识，传授技术和孕妇产前产后的检查和访视、建卡服务。1980—2004年，对城乡儿童身体健康检查30 725人，协助农村医疗卫生工作的开展。[②]

新中国成立后，国家非常重视妇幼保健工作，人民政府制定了一系列有利于妇女身心健康的保护措施，紫云县成立妇幼保健站，对妇女的多发病和常见病积极进行预防和治疗，特别是"三病"的防治。1951年，免费为儿童接种牛痘疫苗。此后，国家又为儿童提供伤寒疫苗、卡介苗、小儿糖丸、百白破三联制剂、乙脑疫苗以及防治丝虫、钩体、疟疾、蛔虫等多种疾病的药物。同时向幼教老师和家长进行营养卫生指导，各校开展保健操锻炼，校医给予及时治疗，以保障儿童健康成长。[③]

第四节　卫生管理监督体系

新中国成立60年来，贵州省各民族自治县在医药卫生管理监督工作方面也有了比较大的发展。

玉屏县药检所自1979年以来，逐步加强自身建设，目前，已能开展部分中西药品的化

① 参见《三都水族自治县概况》编写组：《三都水族自治县概况》，北京：民族出版社，2007年版，第218～227页。

② 参见《威宁彝族回族苗族自治县概况》编写组：《威宁彝族回族苗族自治县概况》，北京：民族出版社，2008年版，第216～222页。

③ 参见《紫云苗族布依族自治县概况》编写组：《紫云苗族布依族自治县概况》，北京：民族出版社，2007年版，第236～243页。

学鉴定、真伪鉴别和含量分析；对各医疗单位的药库房和毒、限、剧、麻药品加强了监督管理，药品质量不断提高，外观合格率由1979年的77.18%上升到1984年的95.47%。县药品监督管理局成立后，药品监督覆盖率达100%，共查处各类违法违规药品器械案件200多起，销毁假劣药品及不合格医疗器械350种。为有效地对药品进行监督管理，药品监督部门加强了农村药品配送供应网建设，一方面扶持涉药单位或群体成立药品配送中心；另一方面发展配送网点，建立相关机制，保证人民群众用上安全、有效、经济的优质药品。同时，组织全县90%以上的涉药单位成立药品质量协会，进一步强化了药品监督管理工作①。

沿河县1978年10月成立县"药品检验所"，贯彻实施药品管理法，开展了对各级医药单位药品质量的检查、验收、发证工作，对重点场镇开业的药摊、药店强化管理，查禁了一批假劣药和过期失效药，取缔了无证游医，有效地保证了人民群众的用药安全②。

为加强对假冒、伪劣药品的整治，归口行业管理，于1986年成立了三都水族自治县药品检验所，加强对全县各用药和售药机构进行监督检查。2000年国家卫生监督体制改革，药检所从卫生局分离出去，提升为三都县食品药品监督管理局，隶属于贵州省食品药品监督管理局③。

血液管理方面。贯彻执行无偿献血制度，道真县按照血源管理"三统一"原则，严格筛查献血人员和执行献血标准，2001-2004年，无偿献血分别为28人次、216人次、167人次和283人次。卫生监督方面。坚持有法必依、执法必严、违法必究，强化依法行政，加强日常卫生监督执法，重点加大食品市场和医疗市场的监督处罚力度，维护医疗正常秩序，确保食品卫生安全。④

2002年2月，务川县药品检验所改建为县药品监督管理局，隶属遵义市药监局，负责对务川药品市场的监管。2003年，于县人民医院建县中心血库，开始了无偿献血工作，到2005年底累计采血22万毫升，使全县的临床用血全部来自无偿献血。2004年，县卫生防疫站分为县疾病预防控制中心和县卫生监督所。基础设施建设和医疗设备投入逐年加大，利用卫生三项建设、Ⅳ、Ⅶ、Ⅷ、降消、国债等项目新建县人民医院门诊大楼4429平方米、县疾病预防控制中心新办公楼1210平方米、县传染病区1075平方米。改、扩建乡镇卫生院业务用房9970平方米。诊疗设备从老三样（听诊器、血压计、体温计）发展到CT、腹腔镜、X光机、生化分析仪、电脑等医疗办公设备780多件，总价值达860万元。全县现有医务人员448人（医师296人、护士96人、医技和其他56人），开放床位354张（县级230张、乡级124张）。诊疗水平从低到高，从下腹部的阑尾手术发展到心脏、脑部手术。县、乡、

① 参见《玉屏侗族自治县自治县概况》编写组：《玉屏侗族自治县自治县概况》，北京：民族出版社，2008年版，第174～178页。

② 参见《沿河土家族自治县概况》编写组：《沿河土家族自治县概况》，北京：民族出版社，2007年版，第207～213页。

③ 参见《三都水族自治县概况》编写组：《三都水族自治县概况》，北京：民族出版社，2007年版，第218～227页。

④ 参见《道真仡佬族苗族自治县概况》编写组：《道真仡佬族苗族自治县概况》，北京：民族出版社，2007年版，第204～211页。

村卫生保健三级网络基本建立，初级卫生保健服务能力、技术水平及覆盖率稳步提高。1994年底，务川农村初级卫生保健工作获地区卫生局评比三等奖。1997年11月，遵义地区行署对务川农村初级卫生保健工作进行了考核验收，经省卫生厅复核，确认达到基本合格要求。①

第五节 爱国卫生工作

1949 年以后，玉屏县始终遵循“卫生工作与群众运动相结合”的方针，全县城乡坚持开展以除“四害”、讲卫生、预防疾病为中心的群众性爱国卫生运动。20 世纪 50 年代，完成了大面积的抗疟任务。20 世纪 60 年代初期，针对当时严重危害群众健康的伤寒、麻疹的流行，开展了对重点地区疾病防治和重点人群的预防接种工作。20 世纪 70 年代中期以后，着手城乡卫生基本建设，普及管水、管粪，改良水井、厕所、畜圈和住宅环境的卫生工作。特别是 1982 年，党中央把搞好清洁卫生作为治理脏、乱、差的突破口以后，有力地推动了爱国卫生运动的开展，在城镇健全了卫生组织和设施，有清洁工 11 人，配备了垃圾车和洒水车，街道设有垃圾箱。2005 年，为了搞好县城卫生工作，保障人民身体健康，设立城市管理局，配备职工 114 人，增加环卫站的工人近 200 人；配置洒水车 2 台，垃圾专用车 2 台，街道两旁设置了近 150 个垃圾箱。从 2004 年起，发动全县各单位的广大干部群众广泛开展清洁卫生运动，争创省卫生县。由于责任明确，检查督促有力，街道清洁，空气清新，2005 年经省检查验收，达省文明卫生县标准②。

三都县在爱国卫生运动方面，经常开展群众性的爱国卫生运动，是减少疾病、提高人民健康水平、建设精神文明的重要措施。新中国成立初期的爱国卫生工作，主要深入宣传喝开水、勤洗澡、灭蚊蝇、灭虱、清扫垃圾和人畜隔离的重大意义，发动群众注意个人卫生和讲究环境卫生。在农村，发动群众管好水源，管好粪便；抓好水井、厕所、畜圈、锅灶和环境卫生面貌五个方面的改良。随着社会的全面发展，爱国卫生工作逐渐细化，向深度和广度方向发展，工作重心转移到农村改水、改厕和创建文明卫生城（镇）、卫生村（寨），以达到彻底改变农村脏、乱、差的现象，确保农村广大群众的身体健康。到 2005 年完成了交梨王家寨、杨勇关，周覃拉近、板料、三院等村寨的标准式农村改厕。为抓好城镇创卫工作，县委、县人民政府于 1997 年决定成立了县创卫办，并从公安、运管、工商、卫生、广电、防疫、城建、环保及三合镇等部门抽派人员到办公室具体抓工作，对全县的脏、乱、差进行彻底的整治。通过 3 年的努力，2000 年顺利通过了省、州专家对自治县创卫工作的评审验收，2001 年 8 月贵州省人民政府授予三都水族自治县“省级卫生县城”称号③。

---

① 参见《务川仡佬族苗族自治县概况》编写组：《务川仡佬族苗族自治县概况》，北京：民族出版社，2007 年版，第 243～255 页。

② 参见《玉屏侗族自治县自治县概况》编写组：《玉屏侗族自治县自治县概况》，北京：民族出版社，2008 年版，第 174～178 页。

③ 参见《三都水族自治县概况》编写组：《三都水族自治县概况》，北京：民族出版社，2007 年版，第 218～227 页。

道真县爱国卫生委员会于 1952 年 7 月成立后，积极贯彻“防重于治”的方针，大力推进以除害灭病为中心的爱国卫生运动，在普及广大群众卫生知识、改善环境卫生面貌等方面做了大量工作。1958 年经省地考核，道真被评为卫生先进县。党的十一届三中全会以来，爱国卫生运动有了新的发展。1979～1981 年在全县范围内开展管水改井的群众运动，改井 7307 处，占应改水井 8727 处的 83.7%，获国家、省有关部门授予农村饮水改良研究科技成果奖。1982 年在全县开展以环境卫生为重点、综合治理“脏乱差”为中心的文明礼貌月活动，经检查评选出 64 个卫生先进单位，当年在遵义地区评比中获“文明礼貌先进县”。之后，爱国卫生运动步入科学化、制度化和规范化轨道，已成为全县社会主义精神文明建设的重要内容。每年在开展创卫、改水、改厕、除“四害”工作的同时，利用防治结核病日、爱耳日、计划免疫宣传日、无烟日、艾滋病防治宣传日和中小学健康教育课，广泛开展健康教育，传播卫生知识，广大群众已形成良好卫生习惯[①]。

印江县在改善卫生基础设施的同时，深入开展爱国卫生运动，大力治理脏、乱、差，加快城镇绿化、美化步伐，增强了群众的文明卫生意识，提高了城市现代化管理水平，连年被评为卫生城市达标县[②]。

---

① 参见《道真仡佬族苗族自治县概况》编写组：《道真仡佬族苗族自治县概况》，北京：民族出版社，2007 年版，第 204～211 页。

② 参见《印江土家族苗族自治县概况》编写组：《印江土家族苗族自治县概况》，北京：民族出版社，2007 年版，第 186～191 页。

第四章 贵州世居民族医药概述

贵州有苗族、布依族、侗族、土家族、彝族、仡佬族、水族、回族、白族、瑶族、壮族、畲族、毛南族、蒙古族、仫佬族、满族、羌族等17个少数民族。由于本研究的篇幅所限，因此，在这里仅对人口占比较多的苗族、布依族、侗族、土家族、彝族、仡佬族、水族、回族等8个世居少数民族的医药情况进行专题阐述。应该说，这8个民族的医药在贵州民族地区中具有一定的代表性。

第一节 苗族医药

苗族医药包括医、药学理论两部分。苗族医学将疾病分为"症"和"疾"两类，"症"即症候，"疾"即疾病。在辨症分类上有"两纲"、"五经"、"三十六症"、"七十二疾"。"两纲"即冷病和热病纲。苗族医学把所有的疾病分为冷病纲和热病两纲，由寒气引起的病症称为"冷纲病"。"冷纲病"有儿科和外科两类，"热纲病"也有内科热病和外科热病两类。"五经"即"冷经"、"热经"快经"、"慢经"、"半边经"。苗医医学的"五经"临床应用比较广泛，任何疾病都要按"五经"进行分经辨症，然后对症下药。除了"两纲"、"五经"外，在辨病立症上，苗医又分为消化、呼吸、神经、生殖、内分泌、外分泌等十大系统，疾病分科上分为内科、外科、妇科、儿科、皮肤科、骨科、五官科、传染科、神经科等九科。苗族医学的病理学说具有自己独特的理论和特色，如感冒之症，苗医病理学说认为主要是由体内热寒之气失调引起，由于寒气侵入体内太多，而不得宣泄以致引起经脉不通，寒气排不出来引起的，治疗感冒主要是用按摩、推拿、点穴、刮背等方式"表寒"，引寒气宣泄，同时用热性药物增加热气，使体内热寒二气调和等方式解决。①

黔东南苗族侗族自治州传统苗医对疾病的诊断也有"四诊"，即"望、问、闻、触"四法。有的苗医由于接触外界较多，也常采用中医的切脉手法诊断病情。随着社会的发展和时代的进步，许多苗医出于对苗医事业的负责，通过自己的"望、问、闻、触"传统方式大致诊断出患者患何疾病后请患者到西医医院通过化验、透视、B超、核磁共振等科技手段进行确诊，在西医确诊的基础上再对症下药，这种诊断手法往往取得了事半功倍的效果。

在疾病认识方面，苗族医师把疾病分为"两纲"、"五经"、"三十六症"和"七十二疾"。把所有疾病分为冷病和热病，称之为"两纲"，然后按冷病用热药，热病用冷药的原则诊治。如咳嗽，夜咳为肺之疾，属寒症，昼咳为肺之火，属热症。五经分为冷经、热经、半边经、哑经和快经。三十六症包括内科、妇科、儿科、五官科、传染科、精神科等疾病。经调查，

① 参见邓星煌，萧成纹，刘逢吉，罗康隆主编：《湖南世居少数民族医药宝典》，北京：光明日报出版社，2005年版，第94～105页。

到目前为止，只发现十三症，即鱼鳅症、黄鳝症、耗子症、发痧症、蛤蟆症、老蛇症、蜘蛛症、蚕丝症、烂蛇症、锁喉症、霍乱症、乌鸦症。七十二疾多数为外科、皮肤科疾病以及各种杂病，如疔、癀、花、疮、惊、疔疮走黄、飞疔、水疔、乌疔等病[①]。

在病因学方面，苗族医师认为人体之所以患病，与不良的自然环境、不当的饮食和气候有很密切的关系，他们认为日、月、寒、暑、霜、雨、露、雾都可以酿制风毒、气毒、水毒、寒毒、火毒等毒气侵犯人体而致病；另外，意外伤害、劳累过度、房事过度、情志所伤、先天禀赋异常等也是导致各种疾病发生的重要原因。

在疾病命名方面，对“症”的命名，苗族多用动物名称命名。比如：“蛤蟆症”（肠梗阻）、“老鼠症”（霍乱）、“鲤鱼症”（泌尿系统结石）、“泥鳅症”（因风寒所引起的腹部剧烈疼痛）等，这些病患大都与所命名的动物有某一种相似之处。对“疾”的命名，苗医取其意而用之。如“见花羞”和“见花谢”，这两种疾病都是指性病中的阳痿。“羞”与“谢”是程度上的差异。所谓“羞”即在性交中阴茎不坚或过早射精；所谓“谢”即阴茎不能举起，已经枯萎凋谢了。所谓“花”是指女阴部。这样，“见花羞”或“见花谢”既形象生动，又文明易解。根据病名，治疗也就容易了。苗医“见花羞”和“见花谢”，多以“淫羊霍”、“常春藤”、“枸杞”等。对于这些药物，也是取意而用之，效果甚佳。

在疾病诊断方面，苗医除了具有中医学上的望诊、闻诊、问诊、切诊外，还擅长其本民族的六诊断和三考察方法。六诊断主要包括：血诊，即从病人的手面、手背、手指（男左女右）的血脉流通状况（简称血色），来诊断病症；应诊，即苗医师根据手指在病人的手面、手背、手指（男左女右）的具体部位中所感应出病人的脉象来判断病情，按照苗族医药理论，人的任何一个部位都反映出全身状况。物症，即通过一些物品来探测病人病情的诊断方法。苗医中的“物症”所使用的有蛋、鱼、树叶及其他一些物品。摸诊，即主要指摸脉或触摸病人体表的有关部位。弹诊，即苗医者用五指提弹患者腋前、肩背、脊旁、肘窝、咽窝等处大筋或皮肤，若紧束不知疼痛或随着提弹有色块隆起，或提弹处皮肤迅速乌黑色淤点或淤斑，并伴有剧烈头疼或胸腹痛，面色苍白，指尖逆冷，恶心欲吐或吐泻等，多为“翻”病以及测症。三考察主要包括：一是考察病人的功能状况，即精神活动，心、肺、肠、肚等脏器功能，体温高低，反射强弱等。二是考察病变的物质因素，如血色、体液、大小便等，以及细菌、病毒之类的病原体等。三是考察体内外的结构变化情况，如病灶在眼、鼻、口、舌等窟窍的反映，某些病的特定反应区情况等。通过这三方面的考察，目的在于掌握病情、查出病因和明确病机。等把这些情况都搞清楚了，就可以做出准确的诊断，也可以预测疾病的转归。这就是苗医看病学三考察的主要内容[②]。

在疾病治疗方面，苗医在长期医事活动中，积累了丰富的临床经验，并且将一切疾病纳入“冷病”和“热病”两大范畴，从而制定出“冷病热治”、“热病冷治”两大法则，即内治法和外治法。内治法主要通过口服药物、食品等治疗疾病。外治法有多种，主要包括放血疗法、刮痧法、暴灯火疗法、气角疗法、滚蛋疗法、发泡疗法、佩带疗法、熏蒸疗法、火针疗

---

① 参见《黔东南苗族侗族自治州概况》编写组、《黔东南苗族侗族自治州概况》修订本编写组编：《黔东南苗族侗族自治州概况》，北京：民族出版社，2008 年版，第 174～178 页。

② 参见邓星煌，萧成纹，刘逢吉，罗康隆主编：《湖南世居少数民族医药宝典》，北京：光明日报出版社，2005 年版，第 103～105 页。

法、抹酒火疗法、烧药火疗法、针挑疗法、纸媒筒疗法、刮筋扯腿疗法、拍击疗法、外敷疗法、外洗疗法、热烫疗法、药针疗法和化水疗法等[①]。

黔东南苗医在长期的历史发展进程中经过少数民族的摸索和总结，创造了一套具有鲜明民族特色的经济、简便、速效的治疗方法。在药物治疗方面，有内服、外敷和内服外敷相结合三种基本方式。对于内科疾病，多用内服之法；对于外科病，多用内服外敷之法；对于跌打损伤，主要采用外敷内服之法。在苗族的药物治疗中，常用的药引有酒、鸡蛋、童便等几种[②]。

在千百年的实践中，苗族民间医师总结了多种苗药的性能、作用，并由此形成了具有苗族特色的独特复合药方。雷山县大塘乡掌坡村的已故苗医陆老者能准确地辨认360多种草药并能辨认出这些草药的形状、性质、作用以及配伍、忌伍等。在苗乡行医的一般苗医，绝大多数都能辨认200多种苗药的形状、药性、作用及配伍、忌伍，能开出五六十张各种单方和复合药方。紫云的民间医师共300多人，绝大多数是苗族和布依族。有的祖传秘方有特大疗效。如猴场镇路马苗族村民杨通书，其接骨药材之奇效，有“接骨大仙杨神医”之称，除了本省以外，云南省亦有来向其求医的；民间验方可治细菌性痢疾、传染性黄疸型肝炎、胃炎、驱蛔虫、高血压、盗汗、闭合性损伤（包括跌打损伤）、慢性支气管炎、枪伤、子宫出血等。该县民间验方较多，已引起有关部门重视。

苗药药物命名一般以药物的形状、器官、功能、气味、色相为依据对药物进行命名。有三种方式，其一是词头“加（苗语，意即药）+功能”命名法，如“七叶莲”，苗语称为“加弄”，“加”即药，“弄”即蛇，苗语药名意为“专治蛇伤的药”；其二是“药+类别+种名”命名法，如“大蓟”苗语称为“加窝不巴”，“加”即苗语的“药”，“窝”在苗语里是“菜”的意思，“不巴”是药的类别，“窝不巴”的具体含义是“猪萝卜菜”的意思，属于药的种类；其三是“药+使用部位+种名”命名法，如“含笑”，苗语称为“加榜沙略”，这里“加”仍然是“药”，“榜”在苗语里是“花”的意思，指的是用药的部位，指明用药的部位是花，“沙略”苗语为“哄鼓”，是药材的一种，由“加+用药部位+名种”构成苗药的全名；再如“葛根”，“葛根”苗语称为“加干迥菲”，“加”即药，“干迥”即根，也是用药部位，“菲”是种名，是由“加+用药部位（根）+种名”构成的[③]。

苗医用药一般分为内服和外用两大类，且多用鲜药，故药物炮制方法也很讲究。一般来说，内服药大多使用干药，通常炮制方法有酒泡、水煮两种主要方法。对于跌打损伤类和风湿类关节痛等疾病，多采用酒泡法，将药的根、茎、叶、花等放入酒中浸泡，待药性浴入酒中后饮用；对于肝炎、肺结核、胆结石、尿道结石等病症，多采用水煮法泡制；外敷药大多用鲜药，鲜药的泡制方式大多数是将药物捣烂敷于患处，不必费大劲来对药物进行泡制，对于治疗淋巴结、无名肿痛等病症，苗医有时也用经过酒浸泡的药酒擦洗。

苗医用药有春夏秋冬之分，同一药物春用叶、夏用花、秋用皮、冬用根，符合植物生理学。苗医民间用药剂量多用“随手抓”，对于无毒药物没有严格的剂量要求，对于有毒药物

① 参见汪毅主编：《中国苗族药物色彩图集》，贵阳：贵州科技出版社，2002年版，第744～746页。

② 参见《黔东南苗族侗族自治州概况》编写组、《黔东南苗族侗族自治州概况》修订本编写组编：《黔东南苗族侗族自治州概况》，北京：民族出版社，2008年版，第174～178页。

③ 参见李锦平：《苗族语言与文化》，贵阳：贵州民族出版社，2002年版，第118～139页。

或剧毒药物，有严格的控制方法，例如马氏梨芦（岩棕），用根时候将根须绕患者小指指尖一圈等方式[①]。

苗医除了药物治疗之外，还有手术治疗、按摩治疗、推倒治疗、体育治疗、气功治疗等多种治疗方法。对于外科脓疮、脓肿等疾病，主要用“打火针疗法”，将针或瓦针等物用明火高温消毒以后刺穿脓肿部位，切开引脓；对于外伤治疗，除了药物治疗外，还有“桐油点烧法”等治疗手段，用布条在桐油内浸湿，点燃，然后在伤口上烧炙，既可消毒，又可止痒，还能促进损伤组织速溃，促进新生组织生长；对于感冒等流行病，除了药物治疗外，还采取推倒、按摩和“水表”、“油表”等法进行治疗。“水表”即在患者的背筋、手腕等部位用盐水拍打，然后用铜钱、银币或手指等刮擦，使其发红，引导寒气宣泄达到治疗的目的；对治疗感冒等小病还常用“木炭灰水熏疗法”、“药浴疗法”等疗法。“木炭灰水熏蒸疗法”是将燃烧着的木炭灰倒进温开水内，让患者把脚放进盛有木炭灰水的木桶内，用油布将患者包住，让木炭灰水汽对患者进行熏蒸，使其主细血管尽量扩张，达到溢泄寒气的目的；“药浴疗法”是将“表寒”药物放到锅里煮沸出药汁，倒进浴缸，让患者浸泡在药液内进行治疗；对于肠梗阻（苗医称“鱼鳅症”）等疾病，通常是采用推拿手法将患者血逼到手指尖处，用布条等物绑紧，用消过毒的瓦针或针等尖锐物刺穿指尖，挤出乌黑的血液流出体外，达到溢泄的目的，称为“针刺疗法”。“拔火罐法”是治疗关节炎、骨伤筋损疼痛常用的疗法，实际上是将患处用“瓦针”刺破皮肤，将牛角、竹筒等加热后覆盖患处，运用空气压力的原理引导体内寒气宣泄以达到治疗目的。

黔东南苗族侗族自治州苗医的最高成就是伤科和骨科，伤科多用鲜药，采用药敷之法，一般伤口经药物治疗后5～7天愈合，10～15天功能全部恢复。苗医骨科特别有名，苗族俗称为“神松”，意为接骨，接骨原则一般是保命第一，恢复功能第二，整肢第三。接骨之法简便，疗效奇特，一般先将骨折处复位，称为“正骨”，“正骨”后用药物敷在伤处，外用嫩杉皮当夹板固定，一般两三天为限，敷药超时会引起骨折处增生新骨形成“骨节”，造成副作用，苗医接骨治疗一般20～30天即可痊愈，粉碎性骨折一般两个月即可完全恢复功能[②]。

苗医所用药物达数千种之多，含植物、动物、矿物等，以植物药最多。常用药大约400种。代表药物主要有大血藤、小血藤、毛青杠、八爪金龙、腊梅根、见血飞、海桐皮、小冬瓜根皮、钩藤根、接骨木、白龙须、骨碎补、香樟根、一支箭、铁筷子、八角莲、大（小）马蹄金、马鞭草、杠板归、抱石莲、三角枫、鱼怪、蚯蚓粪、老鹳嘴裸等。

第二节 布依族医药

在疾病认识方面，由于布依族居住环境跟汉族接触比较多，因而其生活习惯与医药卫生受汉族影响比较深。在长期的医疗实践中，布依族吸收了中医和其他民族医药的知识，形成

① 参见《黔东南苗族侗族自治州概况》编写组、《黔东南苗族侗族自治州概况》修订本编写组编：《黔东南苗族侗族自治州概况》，北京：民族出版社，2008年版，第174～178页。

② 参见《黔东南苗族侗族自治州概况》编写组、《黔东南苗族侗族自治州概况》修订本编写组编：《黔东南苗族侗族自治州概况》，北京：民族出版社，2008年版，第174～178页。

了自己独特的民族医药。如对疾病的归类，有阴阳冷热之说，致病机因也有冷热快慢之分。阴冷与阳热即为“两纲”，冷热快慢即为“四经”。如腹泻、夜间大便次数多，遇冷加重，喜热为冷经；腹泻为白天次数多，喜冷怕热为热经；中风，发病突然昏倒，不省人事，牙关紧闭为快经；发病缓，静卧不烦，面白唇暗，四肢不温为慢经。每经下又分若干经，如麻脚经、转筋经、迷鬼经、红痧绞肠症、烂脚症、哑口症、水臌症、脱节癞症、绞肠痧、镇喉症、乌鸦症、血崩症（功能性出血、中医崩漏）、抽筋症、月家症、小月症、不产症、男子不精症、女子不红症等。

在病因学方面，布依族医师认为，人类生活在自然界，人与自然是息息相通的。四时气候正常，环境清爽，饮食调匀，劳逸结合，精神愉快，就能够趋利避害，人自然得以健康长寿。如果气候反常，环境幽暗潮湿，食不果腹，房事不节，劳累过度，或先天禀赋不足，或突遭意外惊吓、伤害等，都会导致人体患病。治病用药不当会导致病情的加重和复杂化。

在疾病命名方面，布依族医师在长期与疾病做斗争的过程中逐渐认识、了解和掌握了多种疾病的临床表现和鉴别特征，并且给一些疾病赋予了具有民族特色的名称，如布依族医师中就流行着“病分一百单八症”，“疮有六疔六癀”。也有“七十二惊风，三十六癀”合称“一百单八症”之说，但他们对每一种疾病进行具体分类时有疔、癀、风、痧、寒、蛾和症等名称。所谓一百单八症如今只是一个数字上的模糊概念。对疾病的取名主要根据疾病发生的原因、出现的症状，疾病过程中表现出来的特征，采取比类取象等来命名。布依族医师还善于吸收中医、西医和其他民族的医药知识，常常借用中西医病名为自己所用。总之，布依族医师以生动形象、易于领会、易于掌握为特色的取名原则，体现了朴素的唯物主义思想。如：母猪风（野猪风），兼有癫狂，有类似猪的叫声。歪嘴风，即口眼歪斜，流口水，讲话、吞咽困难。

在疾病诊断方面，布依族医师认为，人体是一个有机的整体，局部的病变可以影响全身。内脏的病变也可以从五官、形体及肌表等各个方面表现出来。布依族医师常常通过眼瞧、问病、号脉、手摸等手段搜集资料，即把疾病显现于各个方面的症状和体症集中起来，从而了解疾病的原因，明确疾病的性质，判断其病变部位以及病变的内在联系，最后做出结论。眼瞧是通过视觉来观察病人全身或局部的神色形态及排出物的变化；问病是通过询问病人及其家属以详细了解疾病的发生和发展经过、现状与有关情况等；号脉是切病人各部位的脉搏，以了解病人脉象的情况；手摸是应用手指的触觉来触按病人的脘腹、手足以及其他有关部位，包括手足的冷暖、脘腹部有无包块及压痛等变化。除这些诊法外，布依族医师认为这几种诊断方法各有其应用范围和目的，各有其独特的作用，不能相互取代，更不能以一诊代替其他几种诊法。在运用这些方法时，应当结合起来，要把收集到的资料进行综合分析，才能较全面系统地了解病情，有助于准确地识别病症，最终对疾病做出正确的判断。因为应用多种诊断方法综合判断疾病，在长期的医疗实践中，经过反复的检验总结而逐渐形成和发展起来的，是具有民族特色的宝贵遗产，决不能随易丢弃，应该很好地继承下来并发扬光大，要对其整理研究，使之提高到一个崭新的水平。

在疾病治疗方面，布依族医师常用的治疗方法除药物内服和外敷外，还有非药物治疗方法，即推拿按摩、针灸、拔火罐以及其他一些特色疗法，简便易行，疗效可靠。既可单用，也可几种方法同时并用。总之，按病情需要而决定治法，以尽快恢复患者健康为治疗目的。药物内服法主要有水煎法、酒煎服、水酒同煎、药物泡酒、药物研究粉、药物制丸、药物取汁、药物烧灰、药物与鸡肉或鸡内脏同炖、药物与猪肉或猪内脏同蒸、药物与糯米煮粥等。药物外敷包括药物水煎外洗、药物取汁涂搽和药物外敷。非药物治疗方法主要有兜肚疗法、灸烤疗法、刮治法、拔火罐疗法、打灯火疗法、熨法、推拿疗法、滚蛋疗法、滚橘疗法、筒熏疗法、放血疗法、打瓦针疗法、打油针疗法和滚烫疗法等[①]。

布依族药物药物资源约有1000余种，常用药约200余种，代表药物有石斛、岩豇豆、果上叶、苦楝子、马槟榔、芭蕉心、地棕根、五香血藤、半边莲、鸭脚板、万丈深、万年粑、白龙须根、水辣蓼根、接骨木、美人蕉根、散血草、野花椒根、竹根七等。

第三节 侗族医药

在疾病认识方面，侗族医师对于麻疹病有比较高的认识：这种病不仅能够传染人，而且儿童只要出过一次麻疹后，就能够终身产生免疫能力，以后不再患此病。为了防止在成年期患这种病，造成不会“下树”（即病毒排不出）的严重后果，也就是“老来做油麻，不死也要垮”；因而特意将健康孩童带到麻疹患者家，使其接触感染发病，从而产生终身免疫。还认为“天上生人是股气，地下养人是水、土”；“气多气少人遭病，人死断气转化水”之说，还认为“人的生存没多久，依赖有气和有水”。研究侗族医药的专家总结，侗族具有天、地、气、水、人五位一体的传统医药理论[②]。

在病因学方面，侗族民间歌谣中说：“谁吃谷米不生病，生病的人都是着了凉，受了热，湿了水，淋了雨，受了风，过饱、过饿、发瘟疫、蛇毒、虎伤、虫咬、草害以及天地鬼神降罪于人”。这是侗族先民们在长期劳动生产生活实际中，逐步形成的感性认识和形象思维。

在疾病命名方面，侗医有其独特的命名和分类，多以疾病形象命名，归纳起来可分为风、症、惊、痢、疮、痧、痛、伤寒、霍乱、妇人病、小儿病、外科（含五官、皮肤）病、内科病及其他杂症等十二门，各门又分为若干种。如“风”有72种，“症”有24种，“痢”有10种，“疮”有28种，“痛”有28种，“伤寒”有12种，“霍乱”有6种，“妇人病”有48种，“小儿病”有68种，“外科（含五官、皮肤）病”有72种，内科病及其他杂症有152种，总计共有各种病症568种。如：翻白风、锁喉症、鲫鱼惊、热痢、大粪疮、泥鳅痧、偏头痛、伤寒入骨、痧症霍乱、下阴肿、小儿惊风半边风、小儿发烧、无名肿毒、伤风感冒等[③]。

在疾病诊断方面，西医物理诊断强调视、触、叩、听，中医看病主张望、闻、问、切，而侗医对疾病的诊断方式却颇有特色，采用看、摸、算、划辨证。看，即凭医者之肉眼观察病人皮肤色泽，如面色的青、赤、黄、白、黑五色，分别应验到内脏的肝、心、脾、肺、肾等五脏疾患。摸，即指医者用手触摸病人某部位辨证。算，即以阴阳分辨推算疾病客观存在

① 参见潘炉台、赵俊华、张景梅主编，杜江副主编：《布依族医药》，贵阳：贵州民族出版社，2003年版，第20～45页。

② 参见邓星煌，萧成纹，刘逢吉，罗康隆主编：《湖南世居少数民族医药宝典》，北京：光明日报出版社，2005年版，第121页。

③ 参见邓星煌，萧成纹，刘逢吉，罗康隆主编：《湖南世居少数民族医药宝典》，北京：光明日报出版社，2005年版，第122～123页。

之法则，是一种朴素的辨证方法，即利用阴阳五行、时辰八卦、山川地理、医术本草、风角星算的哲理，对疾病的来源、发生、发展、转归、预后做出判断的方法。划，即在病人胸前划“井”或“十”字，来确定“飞蛾症”、“蜘蛛症”之病情。小儿高热惊厥时，人们常在儿童额前印堂穴处用木炭划一“十”字以“祛邪”，此举带迷信色彩，亦属心理治疗之范畴。

总之，侗医的看、摸、算、划四诊技法，确有其独特之处，对疾病之诊断基础，亦遵循“五行归类原则”。

在疾病治疗方面，代代侗医在长期的医疗实践中，总结了一套简朴易行、行之有效、独具特色的治疗方法，概括起来，有推捏法、爆灸法、熨烫法、拔罐法、针刺法、刮疗法、熏蒸法、烘烤法、扯筋法、清洗法、化水法、敷药法、吹沫法、吮吸法、冷麻法、热烙法、复位法、服药法等18种。经验丰富的侗医，真可谓“手到病除，妙手回春”[①]。

在临床治疗情况方面，侗医也有很多。这里仅举出几个例子。1977年，天柱县远口区卫生院应用现代制药技术和设备，用水杨梅采取——乙醇提取法制成水杨梅针剂，以浸膏过程制成片剂或糖衣片，经20个合作社医疗站临床治疗急性肠炎、痢疾，疗效显著，曾经获1978年贵州省科技成果奖。八阳乡合作社医疗站将黄汉藤制成针剂，用于治疗肺炎等感染性疾病疗效很好。1959～1970年，黎平县卫生部门从民间搜集汇编成册，介绍有内、妇、儿、外科验方545个。1985年剑河县卫生局组织人员对该县著名侗族医生姜彦儒编写的经方医著《本草医方》整理抄印，提供给全县中医人员交流学习应用，产生了很好的社会效果[②]。

侗族药用动植物资源丰富，其所居住的环境有“天然药库”之称。光绪《黎平府志》记载：“黎平治男妇大小病，山中所采叶，俗名草药，亦颇效。”据黎平县1987年普查统计，全县野生中草药材（含动植物）共320种。1987年的普查，天柱县中草药材分布面积达310万亩，总藏量约637.5万公担，其中家种药材面积2万余亩，总产量为313.3万公担；共有菌类药、蕨类药、裸子植物药、动物类药、矿物类药、珍稀名贵药材、大宗药材、新发现品种民间草药共496种。长期以来，人们就地取材，绝大部分使用鲜品，药效比较好。侗药药名大多数分植物名和药用名；植物名系参照植物部位命名，药用名以药用功能、性味、色相命名，有“六性六味”之分。主要药物有千里光、一枝黄花、八角枫、七叶一枝花、半边莲、大血藤、马尾松、水杨梅、毛血藤、金樱子、木姜子、白花蛇舌草、土党参、茯苓、蛇莓等。贵州省从江县占里（又称“鉴村”）侗族村寨人口半个世纪以来长期保持在160户700人以内的规模，即人口长期处于恒定数。其个中原由主要在于占里人朴素的“人生多了就要翻船”的人口与环境维持平衡的生态理念，以及占里人发现了一些能够避孕节育的药物，这些药物主要有棕树、茜草、月季花、紫茄花、柿蒂、油菜子、生地、白芍、当归、黑木耳等[③]。

---

① 参见邓星煌，萧成纹，刘逢吉，罗康隆主编：《湖南世居少数民族医药宝典》，北京：光明日报出版社，2008年版，第121～127页。

② 参见贵州省地方志编纂委员会编，翁家烈主编，陈国安副主编：《贵州省志• 民族志》，贵阳：贵州民族出版社，2002年版，第327页。

③ 参见石开忠：《鉴村侗族计划生育的社会机制及方法》，香港：华夏文艺出版社，2001年版，第140～147页。

第四节　土家族医药

土家族人民在漫长的历史发展进程中，与各种疾病做斗争，不断认识，不断地总结经验、教训，形成了自己的中草药医疗技术。土家族民间医生由祖传、向人讨教自学等构成。他们在实践中，积累了丰富的行之有效的医疗技术，主要有以本地中草药、祖传秘方、验方进行治疗，不少人具有治疗疾病的专长，并世代相承[①]。

在疾病认识方面，土家族在漫长艰难的生活岁月中，在生产活动中“尝草识药”，“治验疾病”，防病治病的医药知识开始了萌芽，在医疗活动中积累了一些简单的防病治病的知识，医药文化逐步在土家族居民中形成。这种医药文化，是一种地域医药文化；这种医药文化，包括人文医药、巫医及药物、疗法等。

在病因学方面，土家族认为疾病的来源主要有三方面：一是由自然界的风、寒、湿、火；二是人们在生产和生活中遭遇的伤疾原因，如劳伤、运动、动物咬伤、饮食伤（伤食），交通伤害等引起的疾病；三是由心神原因引起的疾病。

在疾病命名方面，土家族在长期的医疗实践中根据疾病的发展规律，总结出命名方法。一是根据发病部位命名，如疱疮长在耳后的为耳背，长在虎口处的为手叉。二是按临床表现命名，如妇女月经，血来如潮叫血崩山，突然昏倒、不省人事叫扑地惊，腹肿胀如鼓的叫水鼓症等。三是以动物形象命名，如小儿惊风，在地下打滚，手足动弹的叫泥鳅惊，患者口张开叫乌鸦症等。四是按病因命名，如由寒湿侵入关节引起疼痛的叫冷骨风，由气邪致病的叫脐风、膝风。由火邪致病的叫火眼、火疔等。五是以发病季节命名，如春季树木开花时发病的有桃花症，夏天的芒种症，秋天的秋燥症，冬天的伤寒症。六是按疾病的性质命名，如小儿呆纳、干瘦的叫走胎，肚痛如刀绞的叫绞肠痧症，上吐下泻的叫霍乱症。

在诊断学方面，土家族诊断疾病的方法有“看、问、听、脉、摸”五种，土家族简称“五诊法”。其中看诊从神色、眼、舌、耳筋、鼻、口腔、毛发、皮肤、手指、背腹、二便等11个方面对病人进行观察，去察看患者的神色、舌苔和形体等变化的一种诊断方法。问诊主要问饮食、问二便、问筋骨、问空窍、问妇女的经带产等五个方面，详细了解病情，为诊断疾病提供第一手资料。听诊，不是指用现代听诊器来听心肺疾病，而是用耳朵直接听病人的咳咯声，肚子响声（肠鸣声）。另外，有的药匠用短竹筒来听骨折的“擦、擦”响声，以判断骨折的病情。脉诊是土家医诊断疾病的主要方法之一。土家医脉学丰富，脉种、脉象较多，流传土家族民间的脉种有30多种，各具其特色。脉学特点是脉象、脉形简练，循时号脉，多脉合诊，方法独特。通过“五诊法”来全面收集有关疾病发生的相关依据，为准确判断疾病的病因、病变部位、疾病的性质和疾病的程度提供依据。

在疾病治疗方面，土家医临床治疗学主要由治则、治方和治疗手段组成。土家医临床治疗一般分为两大类，一类是药物治疗，二类是非药物治疗，或分为内治法、外治法。在用药原则上，遵循寒则热之，热则冷之，亏则补之，实则泻之，阻则通之，肿则消之，惊则镇之，湿则祛之的八大原则。治疗治则采用汗法、泻法、赶法、止法、补法、温法、清法的七种方

① 参见阿土：《土家族的传统医药》，载于《贵州民族研究》，2006年第1期。

法。在治疗手段上，以药物内服为主，兼用传统外治法。外治法突出土家医“五术一体”的特点，将“刀、针、火、水、药”融为一体，以提高临床治疗效果。在“五术一体”外治法的基础上，经历代药匠不断的实践和经验总结，使外治法得以丰富和完善。发展到今天，土家医有20多种外治方法，大体分推拿疗法、封刀接骨、火攻疗法及其他外治疗法。[①]

在土家族药物方面，土家族有传统的民间医药。在梵净山区域和乌江流域地区有着丰富的药物资源，特别是梵净山自然保护区更是生长着许多贵重特殊的药材。根据印江县的普查，“境内中草药品种达4800多种，大部分产于梵净山区”。沿河县有中药材897种，其中，蕨类24科53种、菌类10科26种、种子类126科721种、动物类57科89种、矿物类8种。其中，产量多、疗效显著的有147种。土家医师主要以本地的中草药和祖传秘方、验方进行治疗，多数人具有治好某种疾病的专长。

土家族医药的基本特点是：（1）土家族医药理论是以三元学说为基本理论框架；（2）在病症的命名和分类上，多采用形象生动的形状分类和性质计数法；（3）治疗方法崇尚“刀、针、水、火、药”五术为一体的外治法；（4）按药物性质、作用和序数分类形成了土家族药物资源独特的理论体系；（5）医、药、护一体的医疗模式，是土家族医学人性化从医的集中体现。总结土家族医药的研究现状，一是资源调查与野生转家种，二是理论文献研究，三是临床应用与开发，四是研究中面临的问题，并针对现实提出了今后发展的思路[②]。

第五节 彝族医药

贵州彝族居住在黔西北地区，主要聚居在毕节地区威宁、大方、赫章、纳雍等县及六盘水市的水城、六枝、盘县等地[③]。他们有本民族的语言和文字，如今，贵州彝族大多可讲汉语和使用汉文。历史上经历了原始社会到奴隶社会到封建社会到社会主义社会的过程，其医学思想见于早期彝文稿中，但未将之系统化，主要为经验医学，现代整理研究始兴于20世纪80年代中期。有专门的彝族医药古文献，其医学思想散见于彝文文献，如《宇宙人文论》等书籍中，其方药文献发现于贵州的主要为《启谷署》等书。以经验医学见长，医理应用较少，但彝族医药对人体疾病与自然界的关系的认识较深，具有朴素的唯物主义特点。内、外治兼长，善用动物药与矿物药，用药喜鲜用，多小复方与单方。

在疾病认识和病因学方面，彝医在长期的医疗实践中，不仅认识到气血对人体的重要性，脏腑组织在生理和病理上存在着相互关联、相互影响的关系，还在一定程度上认识到了脏腑组织的生理功能及其作用。如《宇宙人文论》说：“耳主闻听声响，一听就辨析到声音；喉纳雾气，辨到香味；胆主口才，讲话凭胆子。”又说：“眼主心气，眼有所见，心有所知。”

---

① 参见邓星煌，萧成纹，刘逢吉，罗康隆主编：《湖南世居少数民族医药宝典》，北京：光明日报出版社，2008年版，第2～26页。

② 参见邓星煌，萧成纹，刘逢吉，罗康隆主编：《湖南世居少数民族医药宝典》，北京：光明日报出版社，2005年版，第24～29页。

③ 参见贵州省地方志编撰委员会编，翁家烈主编，陈国安副主编：《贵州省志·民族志》（上、下册），贵阳：贵州民族出版社，2002年版，第437页。

这不仅说明了眼的生理功能为观察事物，又揭示了眼与心气相通的生理关系。彝医还充分认识到人体是一个统一的整体，局部可影响整体，整体也可影响到局部①。在预防理论方面，强调无病早防、有病早治是彝医预防医学思想的中心内容。彝医重视疾病的治疗，更重视无病先防及既病防变②。

在疾病命名方面，彝医除了认识到邪气的致病作用外，还认识到体质在疾病发生发展过程中的重要性，并根据致病外因及病人体质容易患病症状对疾病进行分类和命名，疾病的种类主要有风症、箭症、毒症、邪气、毒气、蛊症、尔症、色老症、虚劳症、月劳症、闭症、崩症、霍乱症、麻脚症等。

在疾病诊断方面，彝族医师主要通过望、闻、问、切四诊，观察和检查患者的全面情况和疾病的本质，以掌握诊断必需的依据，然后对所获得的资料进行分析归纳，进一步了解疾病的一般规律和特殊变化，对疾病做出正确的判断。

在疾病治疗方面，彝族医师在望诊、问诊、触诊的前提下，进行处方治疗。在治疗上主要有外治和内治方法。内治法主要依靠口服，药物剂型有汤剂、丸剂、散剂、酊剂。外治法有外包、外敷、烧火、熏蒸、放血等。外治法主要用于外伤病和皮肤病，另外，某些内病也可以用外治的方法来达到目的。

彝族药物是彝族人民长期同疾病做斗争的经验总结和智慧结晶，是我国医药学宝库中的一个重要组成部分。彝族药物数目达千种，包括动物药、矿物药和植物药，其中，植物药和动物药运用比较广泛。根据《彝族医药学》的作者归纳和整理研究，初步总结出彝药共1189种。其中植物药871种，动物药262种，矿物、化学、自然土及水56种③。彝族常用药物约360种。代表药物如破天草、紫花地丁、龙胆草、大黑蛇骨、耗貂、小土狗、山麻雀、蟾蜍、黄鳝、泥鳅、蝌蚪、乌梢蛇、土蜂、石蚌、朱砂、琥珀、炉甘石、夜明砂、白花矮陀罗、鱼腥草、李子对根、橄榄尖、真金草根、良旺茶寄生、鸡屎藤、苦荞麦、牛膝草、龙牙草、川续断、射干、雄黄、石膏、海浮石、夏枯草、苦瓜、大花金钱豹、姜等。

彝族医药与中医药学有较深的渊源，这两种医药的理论相似可以求证此点。如彝医“清浊二气”与中医六经理论一脉相承，彝医五体（即肾属金、筋属木、血属水、肉属土、心属火）与中医五行（肺属金、肝属木、肾属水、脾属土、心属火）的相近或相同的说法等。

彝族植物药多以鲜品入药，并且使用单味药比较多，常见的用法有掏烂、揉烂、外敷、咀嚼、熬水内服和炖鸡内服。彝族地区名贵药已经有悠久的历史。彝族常常用酒于药中，也有悠久的历史。彝酒是用谷类和曲酿成。彝族用酒治病历史比较长，范围很广，数量比较多，方法各异。常见的有以酒泡药（药酒）；以酒（或甜白酒）为引煎药；以酒兑服药汁（或药粉）；以酒调药外敷或点火酒。这些都是彝族医药中的传统医疗方法，可见，酒在彝族丰富的药物资源中占有重要位置。

① 参见张建华主编：《彝族文化大观》，云南民族出版社，1999年9月版，第789页。

② 参见张建华主编：《彝族文化大观》，云南民族出版社，1999年9月版，第792页。

③ 参见张建华主编：《彝族文化大观》，云南民族出版社，1999年9月版，第783页。

第六节　仡佬族医药

全国仡佬族有50多万，而98%的仡佬族则聚居在贵州省境内。仡佬族先民在长期的生活和生产实践中，由于采食植物和狩猎，得以了解植物和动物对人体益处和危害，逐渐认识到某些动植物、矿物对疾病的治疗作用。随着时间的推移，用药知识与实践经验逐渐丰富，并且通过师徒口传心授，代代相传，于是，仡佬族的医药活动逐渐活跃起来。随着火的使用，陶器和青铜器的发现，特别是仡佬族的酿酒业的兴起，使仡佬族的医药发生了很大的变化：一方面，酒丰富了仡佬族的文化生活，用酒提神助兴，舒筋活血；另一方面以酒来泡制动植物药，如益肾酒、延寿酒、怡春酒、夜郎追风酒、黑糯养阴酒、跌打止痛酒、映山红止咳酒等，则可为仡佬族人民治疗风湿麻木、跌打损伤等多种疾病。于是，随着仡佬族人民的生产、生活和经济的发展，仡佬族医药也日益发展起来。

在病因学方面，仡佬族医药接受了中医学关于内因、外因和不内外因的病因分类方法，仡佬族医师认为，风、寒、湿环境对人体的侵袭是主要的致病外因；情绪低落、贫困、忧虑、社会纠纷是主要的致病内因，而饮食、劳倦、意外伤害则为不内外因。过去，在仡佬族民间有民谣曰：“八月谷子黄，摆子鬼进房。人人肚内长个包，上坡下坡痛断腰。”可见仡佬族过去的生态环境是非常糟糕的。

在诊断学方面，仡佬族医药也有所发展，由问病发药，发展到观察病人的神、色、形态来判断疾病的深浅和部位，特别是在脉诊方面，虽然没有中医学那样详尽和规范的脉学理论，但是在实践经验中也知道，脉诊可以判断疾病轻重缓急。如中医学认为“脉大为劳，脉极虚亦为劳。”仡佬医对脉的浮大中空，形如葱管，是疾病危急的现象也有认识，对脉微如绝、病人奄奄一息的表现是危候也能够认识。

在疾病治疗方面，仡佬医学由简单的推拿、疼痛部位的捶打，到接受中医的经络知识，形成自己特色的推拿手法，如仡佬医特色的小儿推拿，有“运水入土”、“运八卦、开虎口”、“上三交”、“打马过天河”、“开二扇门”、“摇头凤尾”等，融入了一些中医的经络理论①。

由此看来，仡佬族医药，由于诸多因素的制约，尽管没有形成比较系统的医药学理论体系，在历史的发展过程中，仡佬族医药形成了它自己的特色。

仡佬族医师普遍采用草药治病。常用药主要有：龙胆草、党参、小血滕、刺老包根皮、刺黄连、老虎刺根、续断、车前草、追风伞、马蹄根草、牛舌头根、三步跳、五倍子、天麻等。

第七节　水族医药

水族人民集中居住在苗岭山脉以南的都柳江沿岸和龙将上游的山乡水寨，水族自古就有

① 参见赵俊华、潘炉台、张景梅主编，杜江副主编：《仡佬族医药》，贵阳：贵州民族出版社，2003年版，第1～8页。

用草药治病的传统，村村寨寨都有草药医，多数人会用几种草药治病。其药源来自本草，因而水医也以本草医为基础。随本民族的生活习惯，逐步形成和发展，在长期的医疗实践中，水医吸收了中医和其他民族的医药知识，创造了自己独特的民族医药风格。对疾病的认识与分类也有“两纲”、“十六症”之说。“两纲”即冷病、热病纲。“十六症”包括发痧症、耗子症、老蛇症、霍乱症、绞肠症、哑喉症、胀臌症、蛇膨症、肚脐症、产后症、巴骨癀、蛇窜丹、蜘蛛症、偏七痛、偏头痛、癞壳症等。

在病因学方面，水族医师认为，环境卫生、气候、病从口入、过度劳累、房事不节以及意外伤害等六个方面均可致病①。

在疾病命名方面，水族医师认为，什么样的疾病叫什么样的病名，对他们来说并不重要，而对出现什么样的症状，应该用什么样的药才是最重要的。由此看来，按照疾病的症状给予疾病进行命名是水医的主要特点，如大便不下、白带多、产后抽筋、大勃颈病等。1949 年中华人民共和国成立后，水族地区出现了现代医学用语，以及借用中西医病名为自己所用，如毒蛇咬伤、水火烫伤、羊痫风、疔疮、小儿疳积等②。

在疾病诊断方面，水医主要凭借望诊和问诊来诊断病人的生病情况。望诊分为三望，一望五官舌头，了解病情轻重缓急；二望面色，辨别虚症实症；三望步态，了解病程长短，确定给药的份量。问诊主要指问病人的病情，特别是发病的时间、部位和疼痛的情况等，根据这些现象来判断病情严重与否，最后确定治疗方法。

在疾病治疗方面，水族医师主要有药物治疗和非药物治疗两大类。在用药物治疗时，不需要炮制，主要采用新鲜、单味药，无规格和系统的配方，但在药物剂量方面非常讲究，不同的年龄、体质和男女等都有特别的配给。采用水煨药剂和酒泡内服外搽，可治内外劳损。鲜药多用掏烂或口嚼成泥外敷，如水医姚福孔用 19 种中草药内服外敷治疗骨折，疗效显著。其接骨术经验祖传已经有七代，在当地水族中享有声誉。水族医师的非药物治疗主要有刮痧、拔火罐、推拿。水族医师常常用瓷碗、硬币和汤匙等棱角蘸取桐油或是菜油，从上到下或从左到右刮，直到看见皮肤出现紫红或见有细小出血点为止。或用口水吐于食中指，两指曲折反复掀起皮肤数十次不等，一直刮到皮肤上出现有痧为止。刮痧能够驱除风寒，止痛退热，主要治疗风寒感冒和周身酸痛等疾病。而水族医师的拔火罐就是采用牛角、竹筒，内燃纸片，扣拔痛处 30 分钟，皮肤红晕高突后取罐。根据病人的病痛情况，往往拔的部位都会不一样。拔火罐常常可以治疗祛淤、通络、止痛、躯风散寒并调节内脏功能等。水族医师采用硫黄母猪及肥猪肉片，治疗毒疮疡。具体操作为：将母猪片、肥猪肉片蘸一些硫黄粉末、花椒粉末和食盐，一起架在锅子上烤热，再用土布包缠好后，又在炭火上烤烫后，按压在疮毒肿痛的地方，立马可以起到止痛、拔毒和排浓。这一方法确系水族民间治疗疮疡肿毒的特殊方法。

在民间秘验方方面，为了丰富祖国的传统中医学，水族民间医师曾经在 1958、1959、1972 和 1974 年多次将他们所掌握的水族民间方子和药物献出来，共 1500 人次，药方 4000

① 参见王厚安主编，贵州省民族事务委员会文化教育处、贵州省中医管理局、贵州省中医研究所编：《水族医药》，贵阳：贵州民族出版社，1997 年版，第 15～17 页。

② 参见王厚安主编，贵州省民族事务委员会文化教育处、贵州省中医管理局、贵州省中医研究所编：《水族医药》，贵阳：贵州民族出版社，1997 年版，第 17～18 页。

多个[①]。

水族药物主要采用草药治疗病人，除此之外，还有一整套土疗法如刮痧、拔火罐、推拿按摩、针灸、口哑疗法等。常用药物200多种，代表药物有双肾草、山螺狮、棕榈嫩尖、芙蓉根、反背红、仙桃草、甲鱼血、秤杆菜根、血当归、茶树根、水冬瓜根皮、野葡萄根、水蛭、杉树皮、细叶泽兰、韭菜根、螃蟹、散血飞根皮、岩五加、青杠子等。

第八节 回族医药[②]

新中国成立后，回族医药业受到重视，获得进一步发展。1957年3月，贵州省第一届中医代表会议召开，有回族中医出席[③]，如铜仁名中医王明庵就出席了这次大会。1954年左玉周在中山西路开设“左玉周镶牙诊所”，公私合营时并入联合诊所（位于中华中路157号），后又改称中中联合诊所。其子左孝黔，1974年高中毕业，继承祖业在贵阳中山西路医疗服务社从事牙医工作。后在中东办事处医务室、中德卫生院从事牙医。1981年开设个体诊所。2001年，投资8万余元在黄金路合资开设“左孝黔口腔专科门诊”。威宁自治县小山中医马理刚，行医数十年，专治关节脱位和骨折，治疗时，先复位，再用药物包扎，疗效很好；草海镇城关办事处的虎尊贤，自学中医骨科，专治人体骨折和脱位，内服外用中草药药酒，成功医治骨折、脱位患者300余例[④]。威宁斗古乡马武伞诊所、威宁黑石头乡刘友群诊所等乡镇个体诊所，为当地回族和其他民族群众提供了许多方便。威宁欣欣药店、宏医药店、张医生诊所等，均为回族群众经营。黔西县海万义、海贵父子刻苦钻研医学知识，从事医学临床多年，成为黔西县医疗系统中内科、儿科的执业医师，他们所开的诊所每日门诊人数在百人以上[⑤]。近年来，由省内外医学院校毕业的回族学生逐年增加，不少人成为医疗卫生及医学教育的骨干。例如，广州中医药大学毕业生马武开博士，现任贵阳中医学院教授；华西医科大学毕业生阮婧华（女）博士，现为中国科学院天然产物化学重点实验室研究人员；贵阳医学院医药系毕业生马玉赛，为威宁自治县人民医院主治医师。回族医学的医学理论来源于伊斯兰教义和医学实践，经数百年发展，积累了丰富的经验，形成了一套独特的理论。

回族医学理论体系以人天浑同的“真一”理论为核心，以“元气”、“阴阳七行”学说为基础。历史上回族医学著作不多，但不少伊斯兰教学者对医学均有一定研究。中国清代伊斯兰教学者刘智，以伊斯兰教的宗教哲学为基础，融合伊斯兰教的传统教义与苏菲派哲学、宋儒的“天人性命”之学、阿拉伯与西方的自然科学知识，将自然界的生成演化情况与人自身

---

① 参见贵州省地方志编纂委员会编，翁家烈主编，陈国安副主编：《贵州省志·民族志》（上、下册），贵阳：贵州民族出版社，2002年版，第528页。

② 参见纳光舜主编：《贵州回族文化大观》，贵阳：贵州民族出版社，2010年版。

③ 参见贵州省地方志编纂委员会编《贵州省志·科学技术志》，贵阳：贵州人民出版社1992年版，第584页。

④ 参见威宁彝族回族苗族自治县民族事务委员会编《威宁彝族回族苗族自治县民族志》，贵阳：贵州民族出版社，1997年版，第184页。

⑤ 参见刘砺：《毕节回族文化》，昆明：云南民族出版社，2007年版，第191页。

的生理机制划分为“大世界”（自然界或物质世界）和小世界（意识或精神世界），就其产生和发展以及“分合之妙理，浑化之精义”加以阐释，提出认识人体的“阴阳七行”之说。

回族医学还吸收古希腊医学理论的“四体液”（血液、粘液、胆液、忧郁液）说，提出“四液”（黑液、红液、黄液、白液）说，并将其纳入“元气”、“四象”理论中加以运用。刘智认为，人体胚胎初化，一分为二，成为“清”、“浊”不同的形态，清者为阳、浊者为阴；随后分成了四个层次，即“四体液”。

回族医学很早就注意到，疾病不单纯是细菌、病毒等所引起，还有其他社会、环境、心理、饮食结构、体育锻炼、生活习惯等许多复杂因素。回族由伊斯兰教沿袭下来的许多饮食习惯，例如不食自死物、凶禽猛兽肉、动物血液，不吸烟、饮酒，提倡少食、节约，都是有益健康的做法；治疗疾病强调综合考虑各种因素，进行整体治疗。

回族医学对疾病治疗，注重辨证施治。主要诊法有望诊、问诊、触诊等。望诊是回医诊断学的一个重要内容。回族医学认为，人的形态、神色等，能反映人的身体健康状况，通过观察人的面容、形体、神态、眼球、毛发、口、耳、鼻以及指纹、指甲、手掌、二便等，可为疾病诊断提供依据。问诊是通过询问病人及其家属，了解患者的病因、病史、以往治疗情况等，对疾病做出诊断。回族医的问诊除源于伊斯兰教相关的内容外，其余与中医大致相同。包括个人病史、症状、家族病史等，其中，主要是询问症状，内容有寒、热、汗、头身、胸胁、胃脘、腰腹、饮食、睡眠、大小便情况等。触诊是对病人肌肤、四肢、胸腹等病变部位进行触摸按压，以推断疾病的部位和性质。譬如触摸皮肤，可辨别温凉、润燥及肿胀；触摸脊柱，通过骨节的不同状况判断疾病等。

回族医药疗法有外治法和内治法。外治法有放血疗法、烙灸疗法、醋熏疗法及药熏疗法、针灸、按摩、外敷、拔罐法、特殊疗法等。民间主要以单方、验方治病较为普遍，不少回族家庭均掌握一些简易的治疗方法。贵州回族有不少“药食同疗”、“寓医于食”的民间偏方、验方，对一些常见病、多发病，效果明显。回族医学认为，人体健康与饮食、环境、生活劳作等有直接关系，因此很重视卫生保健，在环境卫生、居家卫生、个人卫生和饮食卫生等方面，总结了一些有益的经验和做法。回族习惯依水而居，农村回族村落在选址和构筑时，大都选在用水方便，宜农宜牧的地方。回族十分注意家庭卫生，凡是条件允许，都要尽量搞好家庭的卫生。除此之外，现代医学证明，人的许多疾病的发病、病程和预防都与心理因素有很大的关系。注重心理卫生，有助于增进人的身心健康，对疾病预防和治疗十分重要。回民能以伊斯兰教律审视自己的心理和行为，遵从正直无私、诚实守信、助人为乐、说真话、办实事、讲信誉原则；反对顺从私欲、弄虚作假、言行不一、造谣诬陷。生活态度乐观、从容、自信、镇定，事业成功，不得意忘形；遇到挫折，不灰心丧气。摒除焦虑、烦躁、愤怒、悔恨、忧愁、绝望等不良心情，使心理平衡，灵魂净化，使内心平静。思想没有负担，心胸宽广，心态平和。保持个性的完整和谐，建立良好的人际关系。大多数回族能正确对待疾病，对于疾病，既不恐惧，也不回避。在积极治疗的前提下，把自己的健康托付给真主，不胡思乱想。

第九节 贵州民族医药的特点

贵州民族医药源远流长，各族人民在长期同疾病做斗争的过程中，积累了丰富的医疗经验，具有独特的民族风格和浓厚的乡土气息，是我国传统医学的主要组成部分。

贵州省自然环境的复杂性和多样性较为突出，气候温和湿润，地貌高差悬殊，生态因子奇特而复杂，动植物品种资源极为丰富，为贵州各民族医药在治疗一些常见病和多发病如骨折、跌打损伤、风湿病、皮肤病、妇科病及疔疮肿毒等方面提供了充实的物质基础。

通过对苗族、布依族、侗族、土家族、彝族、仡佬族、水族、回族等八个贵州世居少数民族的医药情况进行对比分析后，我们可以看出，自然环境的多样性和各民族相对聚居的独特性客观上造就了各民族相对独立的民族医药的独特性。而贵州各民族医药间相互影响、相互渗透的现象也确实存在，如布依医与苗医关于病症的分类相似及各民族医药关于疾病成因认识的观点基本相同可以证明，等等；同时，从各民族医药关于某些诊疗方法与治疗手段同中医药的相似可以看到，中医药学或多或少地影响了各民族医药的发展。但我们同时注意到，在用药与方剂方面，药物品种资源的地域性和某些药物使用方法的不同（如同为治妇科病的棕榈，布依医用其根，而水医用其嫩尖等），也说明各民族医药在发展中保留了许多独有的特色，分别对其研究、整理、提高是有必要的。

正因为这些民族的医药在民族间的文化交流中或多或少地产生了相互渗透的现象，所以，从各民族医药在病因认识、诊疗方法、方药应用上都可以看到这些相互影响和渗透的痕迹。

贵州少数民族医药与中医一样，也具有不可否认的科学性。关于民族医药的科学性问题，是医学界及其他有关学界较为炽热的问题，历史上对于医学起源有“神灵说”、“巫源说”、“宗教说”等。实际上医学的起源离不开人类物质生产活动。民族医药历史悠久是毋庸置疑的。中医学传入贵州少数民族地区是在明末清初“改土归流”以后，而西洋医学的传入则是在近代。“改土归流”使少数民族地区土司统治瓦解而代之以清政府派驻的“流官”，民族经济、民族文化交流得以发展。在这种历史背景下，中医药才逐渐传入贵州少数民族地区。在这以前的千百年漫长的历史长河中，民族子孙繁衍全赖自身的民族医药。众所周知，任何科学都得经过实践的检验。民族医药的科学性首先在于它的实践性。即便在现代医学和祖国医学发达昌盛的今天，民族医药由于它本身所固有的特点：简、便、廉及许多独到的诊疗方法，仍然为山区少数民族承担大量的医疗保健服务。在民族医药研究工作中我们发现，古代不少植物药、矿物药及动物药一直沿用至今；许多具有民族特色的民间疗法，代代相传，至今仍然以简便、凑效、实用取胜。民族医药中一些“天才的臆测”和被确定的事实，作为医学科学研究的有用资料，对医学发展起到并将继续起到推动作用。民族医药由于能治疗不少疑难怪症，因而也受到城镇人民的欢迎。关岭布依族苗族自治县被誉为民族传统医药之乡，民族医药是该县卫生事业的重要组成部分。该县民族医药有两个显著的特点：一是名目繁多，品种俱全的民间药材市场，药市遍及岗乌、花江、永宁、包包乡和北口乡诸镇，以花江镇为例，最多时可设摊千多处，占地长达800多米。二是当地少数民族外出行医卖药颇为盛行，民族医生足迹遍及大江南北，民族医声誉传遍长城内外[①]。

另外，任何科学都有其自身内在的规律性。在中医和现代医学尚未进入少数民族地区以前，贵州世居少数民族祖祖辈辈都依靠自身民族医药来与病魔做斗争。如果少数民族医药没有一定的科学性，那么这些民族就无法代代繁衍生存下去。因此，民族医药的科学性也有着本身内在的规律性。新中国成立 60 年来，经过我省民族医学工作者们的艰苦努力，在揭示民族医药内在规律性方面取得初步成果。黔东南地区苗医苗药存在“两纲、五经，三十六症，七十二疾”的辨症学说。从近来对苗药及关岭民族药的研究发现，苗药命名对木、草、花、果的认定有特殊的规律。

民族医药许多独特的诊法和治法，一经发掘，弄明机理，将促进医学进步。苗医可通过观察头发根、中、尖部细微变化诊治疾病，这在现代医学中已经得到证明。通过观察耳部“穿光腺”诊治疾病，而中医学里面就有耳壳的视诊，这值得深入研究。松桃自治县苗族医师，除用药物治疗外，普遍懂得用“化水”法治病。对于“化水”，不可否认有巫术的痕迹，亦有骗人的鬼师作祟，但是也不能一概否认民族医师用“化水”法治病的疗效。笔者认为一味视其为“迷信”、“骗术”的观点是片面的，是不客观的，也是不符合事实的。我们要抱着实事求是的科学的态度去努力发掘其奥秘与内涵，揭示其科学内核成分为广大群众服务才是我们最重要的任务。因此，加强对民族医药特殊疗法的研究是大有前途的，一但这些“黑箱”被披露，祖国医学宝库必将增辉！

民族医药的科学性问题，从它悠久的历史，千百年的实践，内在的规律性和延展性分析，民族医药的科学性是毋庸置疑的。另外，民族医药在发展过程的各个历史时期都难免受神灵、宗教、巫术、鬼魔的影响，因而带上许多封建迷信及讹诈的东西，我们不能因此就以为民族医药落后、低俗，是伪科学等而不屑一顾，不能因此加以全盘否定打入冷宫。“科学医学的任务，就是要从这些庞杂的资料里，挑选出其中的精华部分，经过细心的科学研究以后，将它们作为经过科学检验过的药物和疗法来运用。”

贵州民族医药与祖国其他地区许多民族医药一样，其医、药不分家，行医之人既行医又采药，这也是贵州民族医药的一大特点。侗族医药经过漫长的历史发展时期和药物知识的不断积累，由单方发展为复方，药物品类有酒药、膏药、丹药、散药等。侗族医、药不分家，行医之人既行医又采药。侗医所用药物多是自采、自制、自用，而且所用药物多为鲜品。侗药分为热药、冷药两大类。侗药在命名、用法、炮制、性味、功用、主治等方面，都形成了本民族的特点。侗药药名大多数分植物名与药用名。黔东南苗族侗族自治州内侗族地区现已鉴定出的药用物种有植物药、动物药、矿物药三类。其中矿物药 8 种，动物药有 71 个科 99 属的 104 种，植物药有 192 个科 699 属的 1372 种。在植物药中，低等植物药用物种少，高等植物药用物种多样性很丰富，其中植物 142 科 622 属 1250 种，占自治州侗族地区已鉴定出的植物药的 91.1%。可以说，黔东南州内侗族地区是天然的生态草药库。

我们在探讨贵州民族医药的科学性的同时，还不能忽视民族医药的特殊性。世界上发展中国家的民族区域性、经济发展的不平衡性使得疾病生态学所含有的自然生物和社会文化两种环境因素的影响更为突出。贵州是多民族聚居的省份，从医学地理学观点来看，由于各民族聚居的地域、环境、语言、社会习俗等方面具有明显的差别，因而给民族医药研究带来许

① 参见谢正富，万昌发：《略论民族医药的科学性和特殊性》，载于《贵州民族研究》1986 年第 3 期。

多族别论，可大体分为苗语、侗语等民族语言的特殊性。例如在语言方面，各民族语言千差万别，就是同一个民族在语言上差别也很大，比如贵州苗语言就分西部、东部和中部三大方言。而许多民族历史上根本没有与自己语言相适应的文字，民族医药的延续靠世代口传身授，这就给民族医药研究带来极大困难。加之民族居住环境的不同和历史变迁，民族宗教、文化经济发展状况的种种差异等，这就决定了民族医学的特殊性以及民族医药研究工作的艰巨性[①]。

除此之外，民族医药还具有"简、验、便、廉"四大特点。具体表现在：民族民间医生大多数采用新鲜草药经过祖传秘方或临床实践用于医治当地群众的各类常见病；民族医药疗效可靠，直接用新鲜草药植物，成本低廉，价格便宜，容易采集，费用又相对低；民族民间医生往往专一性强，方法简便，疗效快，治愈率高；民族医药是理想的环保医药，品种繁多，采药方便，加工简便，无污染、无副作用。

民族医药与中医药学有相互取长补短之处。中医药学发展早期就借鉴吸收了部分苗医药学的优点；反之，中医药学理论体系建立后也影响了苗医药的某些认识，从黔东北苗医将药物分酸、辛、苦、涩、甘五味及黔东南部分苗医按药物功效将之分为清、消、汗、吐、下、补六大类等例中可窥见一斑。彝族医药与中医药学渊源较深，这两种医药的理论相似可以求证此点。如彝医"清浊二气"与中医六经理论一脉相承，彝医五体（即肾属金、筋属木、血属水、肉属土、心属火）与中医五行（肺属金、肝属木、肾属水、脾属土、心属火）的相近或相同的说法等。据 2000 年全国人口统计，贵州水族人口 32 万余人，有本民族语言，水族有一种古老文字称为"水书"，现存约 200 余字，记载干支、五行、星相、方位、吉凶等，形式类似"河图"、"洛书"，从中可窥见水族文化与华夏文化的渊源，现水族文字为新中国成立后创制，水族与外界交往中多用汉语或其他兄弟民族语言。水族没有完整的民族医药理论体系，受古《水书》理论影响，早期重巫医，逐渐发展为经验医学，现代有关水族医药研究始于 20 世纪 80 年代中期。未见专门的医药文献，《水书》是与水医药有关的书籍，现代研究文献有《水族医药》。重医技，病症分型较简单，以望诊、问诊为主，擅治妇科病、骨折、风湿等，用药喜鲜用，少有炮制，方剂多单方或小复方。常用药物 200 多种，代表药物有双肾草、山螺狮、棕榈嫩尖、芙蓉根、反背红、仙桃草、甲鱼血、秤杆菜根、血当归、茶树根、水冬瓜根皮、野葡萄根、水蛭、杉树皮、细叶泽兰、韭菜根、螃蟹、散血飞根皮、岩五加、青杠子等。从古《水书》与华夏文化的渊源，可以看出水医朴素的病因理论与中医药学的相承关系和渊源。总之，中医药学对贵州各少数民族医药的发展产生了不可否认的影响。

① 参见谢正富，万昌发：《略论民族医药的科学性和特殊性》，载于《贵州民族研究》1986 年第 3 期。

第五章　贵州民族医药资源调查与研究

第一节　贵州民族医药资源调查

众所周知，贵州是一个自然资源丰富的省份，特殊的地理气候条件蕴育了丰富的自然资源；全省野生植物资源不少于7000多种，野生脊椎动物资源921种，人工栽培和各类作物近600种，饲养的主要畜禽30余种。贵州中药资源十分丰富，历来有“川广云贵，道地药材”，“夜郎无闲草，黔地多灵药”的美誉，是全国四大中药材产地之一，得益于贵州立体气候和多样生态类型，孕育了大量丰富的生物资源，尤其是中药材资源丰富。经50年代、60年代、80年代三次大型综合普查：贵州省境内著名的药材有天麻、杜仲、半夏、石斛、何首乌等数十种，被列入国家重点保护的药用植物有石斛、山慈菇、珠子参、天麻等28种，占国家保护品种的一半。已知的中药材品种共4290种，其中植物药3924种，动物药289种，矿物药77种；在全国列入重点普查的363个品种中，贵州省就有326种，占89.1%。经科学测算，全省中药材资源蕴藏总量约为6500万吨，其中植物药约为195万吨，动物药约为1520吨，矿物药约为6300万吨，被誉为“天然药库”。《中华人民共和国药典》收载的全国52种动物药材中，贵州产40种，占80%，矿物药资源80种。全国属中央管的30种二类药材中，贵州有18种，占总数的60%。这些中药资源绝大多数产在民族地区。在漫长的历史长河中，各族人民在这块土地上耕耘、生息的同时，为了生存和发展，在长期与疾病做斗争的过程中利用上述自然资源条件，并通过实践积累了十分丰富的医疗经验，形成各具特色的本民族医药，为各族人民的生息繁衍作出了贡献。在现代医药迅速发展的今天，仍是各族人民医疗保健的常用手段，为各民族的防病治病发挥着重要作用。各民族民间医生利用山区丰富的药物资源，为群众解除疾苦，深受各族人民的喜爱。

继承和发展民族医药是中国共产党和人民政府一贯重视的问题。20世纪50年代施行的《全国少数民族卫生工作方案》指出：“对于用草药土方治病之民族医，应尽量团结与提高。”党的十一届三中全会后，民族医药保护发展工作被提到议事日程上来。1982年颁布的《中华人民共和国宪法》第21条规定：“国家发展医疗卫生事业，发展现代医药和我国传统医药”。1984年5月31日通过的《中华人民共和国民族区域自治法》第40条规定：“民族自治地方的自治机关，自主地决定本地方的医疗卫生事业的发展规划，发展现代医药和民族传统医药。”卫生部、国家民委在1982年和1983年先后发出《关于调查民族医药的通知》和《关于继承和发扬民族医药学的意见》，把发展民族医药提高到“不仅是一个重要的学术问题，而且是执行国家大法的问题，是提高民族自尊心、继承发扬民族文化的重要内容，对促进民族团结，巩固边防都有积极的意义”的高度。卫生部、国家民族事务委员会曾三次召开全国民族医药工作会议，讨论、指导和规划民族医药的发展。1997年1月，中共中央、国务院在《关于卫生改革与发展的决定》中指出："各民族医药是中华民族传统医药的组成部分，要努力发掘、整理、总结、提高，充分发挥其保护各民族人民健康的作用。"2005年5月，国务院颁布《实施（中华人民共和国民族区域自治法）若干规定》第26条指出："各级人民政府加大对民族医药事业的投入，保护扶持和发展民族医药，提高各民族的健康水平。"而在2006年中共中央《关于构建社会主义和谐社会若干重大问题的决定》中均明确提出"扶持中医药和民族医药的发展"，民族医药作为单独内容提出，足见其在构建和谐社会中特殊的位置和意义。2011年3月国务院总理温家宝代表国务院在十一届全国人大四次会议作政府工作报告，提到要重视保障改善民生中，推进医药卫生事业改革发展时强调指出："大力发展中医药和民族医药事业，落实各项扶持政策。"民族医药作为中国传统医药的组成部分，在法律保护和政策扶持下，在发掘、整理、总结、提高的基础上，发挥了其保护各族人民健康的作用。发展民族医药文化是建设中华民族共有的精神家园的重要组成部分，我们必须按照科学发展观的要求，从大力构建社会主义和谐社会的高度去认识它，去发展它。

而民族医药调查是民族医药工作收集基础资料的重要方式，尤其是对于没有民族文字或没有历史医药文献的民族来说更是最主要的方式。这项工作不仅要有相当的面和量的要求，而且由于居住的边远性和分散性、民族习惯的差异性、语言交流的困难性和传统的保守性等诸多因素的影响，导致这一工作是困难而艰巨的工作。但是，对于抢救性地继承民族医药文化，挖掘、发展民族医药，造福患者、促进民族和谐及民族经济的发展具有重要意义[①]。

为了发展和继承民族传统医药学的宝贵遗产，贵州省积极贯彻1982年由国家卫生部、国家民族事务委员会联合发出的关于"调查搜集发掘民族医药的通知"精神，根据国家有关文件精神对处于恢复和发展阶段的贵州省民族医药进行调查，开展整理研究工作。1982年，由贵州省民族事务委员会、贵州省卫生厅、贵州科学院等联合在贵阳召开了"贵州民族传统医药调查研究工作座谈会"，并成立了"贵州省民族传统医药调查研究办公室"，会后组织调查组，配备显微镜、望远镜、照相机等器材，对以黔东南苗族侗族自治州的黄平、剑河，黔南布依族苗族自治州的荔波，安顺地区的镇宁、关岭，毕节地区的威宁等为重点县的民族医药进行调查工作，全省民族医药的调查工作也随之全面展开。3年多的时间，先后24次深入全省30多个县的民族聚居地区，走访民族民间医生138人，收集64个病种的3694个验方，采集制作药物标本，记录编纂了近百万字的第一手资料。其间，贵州省民族事务委员会、贵州省卫生厅、贵州省中医研究所联合对苗族医药进行了重点调查，组织人员深入全省苗族聚居的18个县市及下属区乡开展了调查，共收录药物340种，单验方247个。1985年以来贵州省中医研究所民族医药室专门立项，对贵州省苗族、布依族、水族等民族医药进行较全面、系统的调查工作。13年间，先后有专业队伍126人。在各地卫生局、民族事务委员会的支持下，在31个县市及部分乡调查访问民族医生308人，召开座谈会22次，收集单验方858个，整理药物505种。并对民族医药的有关史料、抄本、古歌等进行了搜集和考证，在摸清以上几个民族的医药基本情况的基础上，对其医药历史发展概况、医药基础理论、常用方药以及医药人员状况等进行了系统的整理研究。

中华人民共和国成立前，贵州省绝大多数少数民族没有与自己语言相适应的文字，其传统的民族医药文化是靠口传耳授、口耳相传的方式世代相传，作为一种口传文化在民间广泛

① 参见杜江：《民族医药调查的基本方法》，载于《中国民族医药杂志》，2008年第6期。

流传。然而，口传文化其传播范围的局限性和传播知识系统性的严重不足是阻碍民族医药发展的重要因素。长期以来，各民族医药为本地区、本民族以及其他民族的健康和繁衍做出了不可磨灭的贡献，至今，特别是在广大农村仍然是一种重要的治疗手段。但是，随着经济的发展和现代医学的强势冲击，从事这一行业的人员锐减，而每一位老医生的逝去，都意味着一些医药文化和医药经验的失传。因而，发展民族医药首先要继承，特别是在现正处于快速流失的情况下要采取抢救性的继承方式，这就需要进行广泛的大规模的深入的民族医药调查研究和文献整理工作。

民族药是贵州的一大优势，也是贵州省医药产业的特色之一，经过多年的调查、搜集、整理，基本摸清了贵州省民族药资源状况。随着改革开放的深入，加之对民族医药政策上的扶持，民族药物资源的开发利用工作，逐步开展起来，先后在丹寨、凯里、从江、威宁等县进行了民族药物栽培。1983 年在贵州省植物园建立了“民族传统药物标本园”和“民族传统医药标本室”，对民族中草药进行引种、驯化、繁殖。

为了使民族药管理规范化、标准化和科学化，提高传统药物质量，振兴和发展民族医药，1993 年在贵州省医药局、贵州省卫生厅的组织领导下，根据国家卫生部的要求，组织有关医药专家和部分从事民族医药研究人员，完成了 59 种药材和 135 个民族药方制剂地方标准的制定。对一些使用历史悠久、疗效显著的民族药材汇编成《贵州省药标准》，1995 年公开出版，作为从事民族药生产、 收购、供应和监督的法定依据，推动了民族医药产业的发展，数十种民族药已生产投放市场，一些民族药产品取得了较好的社会效益和经济效益。如贵州宏宇药业公司生产的金喉雾剂（苗族验方），批准生产，当年产值为 320 万元，次年上升为 1730 元，1998 年上升到 3000 万元。贵州特色药业有限公司生产的益肝草（布依族验方），1995 年批准生产，当年产值 800 万元，次年上升到 1200 万元，1997 年升到一亿元。贵州科晖制药有限公司生产的“咽特佳”含片，贵阳新天药业公司的“宁泌泰胶囊”等产品形成了一定的生产规模，有较强的市场竞争力。通过民族药地方标准的实施，对开发利用民族药资源，保障人民身体健康，促进贵州医药工业的健康发展和农村脱贫致富起到了积极作用。据对 56 个品种统计，投放市场当年产值达 12 027.6 万元，1997 年产值达 46 602.2 万元，1998 年产值已达 10 多亿元。批准生产的民族药，广大患者使用后，普遍反映效果较好，部分民族药已被一些城市列入公费医疗用药范围[①]。

早在党的十一届三中全会前夕，许多基础研究工作也还刚刚起步。因此，贵州省民族医药研究人员只有把家底基本摸清楚了，才能谈得上开发和利用民族医药资源，才能为后来民族医药的开发与利用打好基础。

而要发展贵州省内的民族医药，首先要做好民族医药的继承工作。进行民族医药调查不但要有专业队伍，同时，其他学科人员的参与也是很有必要的，比如，语言学、历史学和民族学等方面的科研人员的参与有助于民族医药展开深入而细致的调查。深入到少数民族地区与民族医药先生们进行交流，本身就是一个耐心做民族工作的过程，也是一个向民族医生们学习的过程。实施民族医药调查的目的是继承，其成果是通过文献整理的方式来实现的，是对于民族医药的系统介绍和总结，是实现民族医药从“口传”到“文传”的根本转变，使民族医药的医之灵、药之魂能够长期保存下来，为民族医药向纵深发展打下坚实的基础。事实

① 参见贵州省民族事务委员会编：《贵州民族工作五十年》，贵阳：贵州民族出版社，1999 年 9 月版。

上，各民族都有对本民族医药文化进行总结和整理的共同愿望，但鉴于此项工作的涉及面广、难度大，如果没有政府的重视、组织和支持是难以实现的。

1958年5月16日，黔东南苗族侗族自治州首次中医、民族民间医代表会议在镇远召开。会上代表献出秘方、验方和单方1212个，统计全州有中医和民族民间医生2242人。10月，为发掘和研究整理民间中草药医，自治州成立了卫生科学研究所，下设民族医收集组，草药医收集组和临床疗效观察组。镇远、榕江、凯里、剑河等县也相继成立中草医或中医研究所。1959年，州研究所组织10余名草药医生对雷公山原始森林进行近2个月的普查，采集药用植物300余个品种，制作标本1000余件。到1961年，州研究所成立两年多，收集秘、验方4000余个，筛选出2000余个编写成秘验方第一集分发到基层医疗单位用于临床。20世纪60年代，自治州在农村大量培养卫生员，部分苗、侗医生直接受到现代医学知识教育，在实践中吸取中、西医理论和知识，在坚持以本民族医药治病原则下，能逐步运用中、西医理论总结前辈的经验，成为既有本民族医药知识，又有一定中西医理论的新型民族医生。剑河县民族医院百岁侗族民族医主任医师吴定元，行医90余年，以侗医为基础，取百家之长，熔为一炉，对疾病有独特的理论认识和诊疗技巧，积累了丰富的临床经验，擅长妇、儿科，著有《草木春秋》一书，共15卷，约有40万字，两次被评为全国文明卫生先进工作者。

1982年，黔东南苗族侗族自治州州民委、州卫生局根据国家民委、卫生部的指示精神和贵州省民族医药调查会议要求，组织332人的调查组对剑河、天柱、锦屏、黄平、丹寨、施秉、台江、镇远、三穗、黎平、从江11个县56个区358个公社的苗族侗族医药进行调查。1983年，州卫生局组织157人的调查组再次对苗、侗族医药重点调查。调查历时一年，召开各种座谈会数百次，访问高龄苗、侗族医生百余人，整理近百万字技术资料，初步摸清苗族侗族医药的形成、发展及对疾病的认识的理论根据和各自的诊疗方法，撰写了《民族医药初探》、《苗族、侗族常见病症》等学术文章。1984年，为发掘、整理、研究民族医药，自治州建立民族医药研究所，剑河县成立民族医医院。到2004年底，全州有国有民族医药研究所1个，民营民族医药研究所8个，民族医院2所，设有民族医药特色专科6个，非国有民族医药精神病研究室1个。这些民族医药研究机构及专科的建设为挖掘整理、继承、开发和研究黔东南民族医药取得了丰硕的成果。先后编辑出版了《苗族药物集》、《侗族医学》和《侗医吴定元小儿推拿经验》等民族医药专著，发表民族医药论文60多篇。贵州民族医药研究所承担着国家中医药管理局下达的《侗族药物方剂学》、《仫佬族单验方集》的研究和编撰课题，同时正在编写《苗族医学》以及《苗族常用药物图鉴》、《侗族常用药物图鉴》、《黔东南中草药民族药物图鉴》等民族医药书籍。经过多年对全州中草药材资源的调查，贵州民族医药研究所基本掌握了黔东南州的中草药资源分布，并于2003年创建了全国首个苗族侗族药物标本库，共收藏各种药物标本2300多种，制作药物标本12 000多份，以实物标本、图表、文字等形式，展现多姿多彩的民族医药文化，受到了国内外及省内外专家学者的好评。[①]

新中国成立初期，随着农业互助合作运动的发展，黔南自治州各级卫生部门为生产队培训了大批"三员"（卫生员，接生员，保育员）。截至1952年，全州共培训"三员"7564人。

---

① 此资料主要依据笔者对黔东南苗族侗族自治州民族医药研究所前两任所长陆科闵、龙运光先生的访谈。

州卫校1958年建立，先后开设了医士、护士、检验、妇幼医士以及医疗大专班等专业。1958—1990共招生4371人，毕业3562人，占全州中级以上卫技人员的57.64%。其中少数民族毕业生1063人，占33.5%。州卫生职工中专1984年建立，先后开设了医士、护士、卫生医士等专业，共招生226人，毕业206人。黔南医专1985年建立，已开设医学、外科、妇科等专业，五年共招生510人，毕业156人。全州11所县级卫校每年平均轮训乡村卫生员300人（次）。此外，州和各县（市）每年还举办定期或不定期的短期学习班、培训班、学术交流以及"请进来、派出去"等方式，大力培养各类专业卫技人才。据州统计资料统计，1950～1990年全州各级各类医学院、校已培训出大专毕业生434人，中专毕业生4687人，初级卫技人员12892人。为加速培养少数民族卫技人才，黔南州卫校1981年开始举办民族班（分医士、妇幼医士、护士三个专业）。随后，黔南医专也开始举办民族大专定向班。黔南州卫校民族班定点到乡，1981～1990年共招生759人，已毕业356人，为解决民族地区缺医少药作出了贡献[①]。

贵州省中医研究所民族医药研究室以苗族医药为重点研究课题，在全省范围内对苗族医药作了数年的深入调查。一方面，初步掌握了全省苗族药物资源的分布和运用特点，为今后全省民族医药的开发利用提供了宝贵的资料；另一方面，对苗族医学的疾病概念和临床诊断特点做了理论上的研究，发现苗族医学存在病、经、筋、疾、翻、丹、毒、疔、癀、胎、箭、龟等疾病分类系统，并分别对各种疾病的症状、体征、性质特点、治疗原则、方药组成、饮食宜忌等进行了深入细致的研究、总结和分析，明确提出了"苗族医药学"的存在，勾画了"苗族医药学"的轮廓。为了加强对苗族医药的调查研究，沟通信息，在1984年全国民族医药工作会议期间，由卫生部中医司牵线，组成了"黔、湘、鄂民族医药调查研究协作片区"，并于1986年在贵阳召开了由黔、湘、鄂、川、桂、滇六省区参加的"黔、湘、鄂苗族医药学术研讨会"。这是国内首次苗族医药学术研讨会。代表们在苗族医药的调查研究方面交流了经验，对苗族医药的临床、培训、科研等方面进行了广泛的学术交流，会上发表了有关学术论文20多篇，展示了苗族医学研究的丰硕成果[②]。

改革开放30多年来，湖南、贵州、云南、湖北、四川、重庆等省市的民族医药工作者在有关专业期刊杂志上发表了苗族医药学术会议论文近100篇，参加各级专业学术会议交流苗族医药论文300多篇。目前苗族医药文献刊发最多的刊物为《中国民族民间医药杂志》和《中国民族医药杂志》，其他杂志有贵州、湖南、湖北、四川、重庆等省市的地方医药杂志或院校学报或社会科学等。

遵照国务院关于"对全国中药资源进行系统调查研究，制定规划"的指示，沿河县成立了"中草药资源普查办公室"，由朱国豪负责，经过两年的努力，基本查清境内的中草药，将所搜集的资源汇编成《沿河土家族自治县中草药资源名录》。印江县于1985年成立了"中药材普查办公室"，由7人组成，重点是高等药用植物。共计118科，282属，486种，采集标本2708份，其中还采集到特有种药用植物，如金丝猴、梵净山紫花、梵净山冠唇花、梵净山火绒草等，为继承和发扬土家族传统医药提供了良好的条件。1985年，贵州省人民

① 参见黔南布依族苗族自治州地方志编纂委员会：《黔南布依族苗族自治州志第七卷·卫生志》，贵阳：贵州人民出版社，1994年版，第6-7页。

② 参见于俊生：《黔湘鄂民族医药研究片区协作舍在筑召开》，载于《贵州民族研究》，1986年第4期。

政府办公厅以黔府办（1985）227 号文件要求，全省各地要认真做好中药资源系统的普查。三都县卫生局 1986 年 5 月折成县药品检验所周国光牵头组织落实普查工作，同时成立了中草药普查机构，其组成人员主要有：李国祥（三都县药品检验所）、吴德芳（三都县人民医院）、潘玉塔（三都县人民医院）、林启良（三都县医药公司）、吴文选（三都县医药公司）、蒙正可（三都县大河区卫生院）等人。他们深入山区历时一年多的时间于 1997 年 10 月结束。初步摸清了全县境内中草药计 5 个目，142 个科隶 323 个属（植物 415 个品种）。普查人员对采集回来的各个中草药品种按其来源、形态、生态，以“全国中草药汇编”、“中药辞典”、“高等植物图签”等籍为参考，反复观察、验正、书写签定。他们的付出得到了上级的充分肯定，于 1998 年贵州省人民政府给三都县颁发了“中药资源普查三等奖”。在这次中草药资源普查中，林启良、周国光两位中药师在九阡区板甲乡的大山深处首次发现了疑似“绞股兰”的原植物。他们把标本带回到三都后，召集了普查小组的李国祥、潘玉塔、蒙正可几位中医中药师对照“全国中草药汇编”、“中药辞典”、“高等植物图签”等进行了认真的对比、鉴别，初步认定为当时列入国家科委“星火计划”的名贵中药材“绞股兰”①。他们及时把标本送到了当时有权威性的南京植物研究所做了最终确认。他们的发现填补了三都县境内无原生“绞股兰”的空白，并经贵州省药检科技咨询公司对三都产“绞股兰”样本进行了测定，其总皂甙含量为 6.18%②。

20 世纪八九十年代，贵州民族研究所苗族研究学者杨昌文副研究员对贵州省的威宁县、普定县、福泉市、贵阳市乌当区等地的彝族、苗族和汉族地区调查搜集民族民间医药资料，并整理发表了《民族民间医药调查摘要》（之一）；对六盘水市、贞丰县、晴隆县、镇宁县、等地的苗族、布依族、彝族和汉族地区调查搜集民族民间医药资料，并整理发表了《民族民间医药调查摘要》（之二）和《民族民间医药调查摘要》（之三）；对从江县、贵定县毕节地区的侗族、彝族等地调查搜集整理出《民族民间医药调查摘要》（之四）；对望谟县布依族地区调查搜集整理出《民族民间医药调查摘要》（之五）；对金沙县、黔西县、织金县、纳雍县、毕节地区、大方县的苗族、彝族等地调查搜集整理出《民族民间医药调查摘要》（之六）；对沿河土家族自治县、印江土家族苗族自治县及邻县民族民间医药资料进行调查搜集整理出《民族民间医药调查摘要》（之七）；对雷山县、台江县、剑河县等地区民族民间医药资料进行调查搜集出《民族民间医药调查摘要》（之八）；对福泉市、榕江县民族地区调查搜集民族民间医药资料，整理出《民族民间医药调查摘要》（之九）；对黔南布依族苗族自治州和贵阳市等地民族地区调查搜集民族民间医药资料，整理出《民族民间医药调查摘要》（之十）；这 10 篇调查报告均发表在在由贵州民族研究所和贵州省民族研究学会共同编的《贵州民族调查》第 7～16 卷。

而林齐雄对荔波县的民族民间医药资料进行调查搜集，整理出的《荔波县布依族医药调查》和《荔波县民族医药调查》发表在在由贵州民族研究所和贵州省民族研究学会共同编的

① 绞股兰又名七叶胆、白母猪藤、七叶参、五爪龙，其与人参为同一类植物，而且总甙量高于人参，对人体既有营养滋补作用，增强人体免疫力和益寿、美容，又能防治多种疾病，如止咳祛痰、镇静催眠、心悸气短、高血压等，它具有人参的主要功效，而且又优于人参，因而有“第二人参”、“代人参”之誉，被称为神奇植物。

② 主要来源于三都水族自治县卫生局提供的资料。

《贵州民族调查》第1～2卷。

王贤武对大方县和惠水县的医药情况进行调查，整理出《贵州少数民族地区医疗情况调查》，发表在由贵州省布依学会安顺地区民委编，伍治国、吴志平主编的《布依学研究》（之四）（贵州民族出版社，1995 年）。范波对水城的彝族民间医药资料进行调查搜集，整理出《水城县玉舍乡彝族民间医药调查》，发表在《贵州民族调查》第 24 卷。游涛对六盘水市南开地区苗族民间医药资料进行调查搜集，并且整理出的《南开苗族医药调查》发表在《贵州民族调查》第 24 卷。杨泉对六盘水红岩乡布依族民间医药资料进行调查搜集，并整理出《红岩乡布依族民间医药调查》发表在《贵州民族调查》第 24 卷。黄娅对三都水族自治县的水族妇女孕妇产期进行调查，整理出《三都水族自治县水族妇女孕妇产期保健服务行为分析——国家、市场、社区、家庭在其中的角色和作用》和田振华、杜江和赵能武的《按苗医功效对苗药进行分类的探讨》，均发表在徐晓光主编的《贵州世居民族研究》（第 3 卷）（贵州民族出版社，2006 年 12 月版）。

通过以上多次对贵州省民族地区医药资源的调查整理，基本上摸清了贵州民族地区医药资源的分布情况，包括民族药的品种、野生资源蕴藏量、分布和生长环境等情况，以及各地民族医的用药特点，为贵州民族医药的研究、民族医药资源的合理开发利用、资源保护和制订长远规划等各项工作打下了坚实基础。

第二节 贵州民族医药研究的回顾

贵州省民族医药研究工作，主要包括贵州民族医药经典著作的收集和整理与出版、贵州民族医药研究论文的发表和贵州省内外民族医药学术活动的交流等方面。

一、贵州民族医药著作的整理与出版

在贵州民族民间医学中，历史悠久、典籍较多、诊治独特、自成理论体系的主要有苗医、布依医、侗医、土家医、彝医、仡佬医、水医等。特别是改革开放以后，贵州省首先加强了对古代医疗经典著作的整理和翻译，抓紧了对名医论著的选编和民间验方的搜集和整理。

贵州省的冉懋雄、陆科闵、邱德文、陈德媛、杜江、龙运光、王福荣、王荣辉、谭学林、文明昌、朱国豪、熊安富、杨济秋、杨经中、罗廷华、于俊生、杨济忠、晏朝辉、包骏、夏同珩、文经贵、吕世祥、王厚安、包骏、赵俊华、潘炉台、张景梅、孙济平、唐海华、胡成刚、袁涛忠、罗其林等专家学者和贵州省民族事务委员会文化教育处、贵州省卫生厅中医处、贵州省中医研究所、贵州省中医管理局、贵州省药品监督管理局、贵阳中医学院、贵阳省中医药研究院、贵州省民族研究所、贵阳省中药现代化科技产业协调领导小组办公室、黔东南苗族侗族自治州民族医药研究所、黔南苗族布依族自治州民族医药研究所、毕节地区彝文翻译组和仁怀市彝文翻译组等单位和部门先后搜集、整理、编写出版了贵州省境内有关苗族、布依族、侗族、土家族、彝族、仡佬族、水族和毛南族等民族的医药专著，这些著作的出版不仅对贵州民族医药学术思想作出了新的贡献，还是对贵州民族医学及理论体系研究的拓展和深入。据不完全统计，1949 年以来已出版的贵州民族医药著作主要有：

1958 年初版，1963、1978 年贵州科技出版社再版了杨济秋、杨经中编著的《贵州民间

方药集》，累计印次 6 次，印数达 7 万多册。1988 年 1 月贵州民族出版社出版了由贵州省黔东南苗族侗族自治州陆科闵编著的《苗族药物集》。该书是中国境内苗族医药的第一部专著，它结束了苗族医药过去单靠口传心授的历史。它的出版使得苗族医药成为继藏、蒙、维、傣、彝之后的第六个得到国家有关部门认可的民族医药体系。1990 年 7 月贵州民族出版社出版了贵州省民族事务委员会文化教育处编，罗廷华任主编，于俊生任副主编，杨济忠审定的《贵州少数民族药物集》（第一册）。1992 年 6 月贵州科技出版社出版了陆科闵著的《侗族医学》。该书的出版结束了侗族医药学无文字记载的历史。1992 年 10 月贵州民族出版社出版了由贵州省民委文教处、贵州省卫生厅中医处、贵州省中医研究所编，陈德媛、罗廷华、张厚权主编的《苗族医药学》，1992 年 8 月中国医药科技出版社出版了由贵州省中药资源普查办公室、贵州省中药研究所联合编写的《贵州中药资源》，是第一部系统而全面介绍贵州中药资源的专著，全书达 160 多万字。1993 年出版了由黔东南苗族侗族自治州民族医药研究所龙运光、陆一纯整理出版的《侗医吴定元小儿推拿验经》。

1993 年 10 月四川民族出版社出版了由王荣辉著，晏朝辉译的《贵州彝族民间传统医药》。1994 年 12 月出版了由文经贵主编、贵州省民族事务委员会古籍办编的《民族传统医药》。1997 年 7 月贵州民族出版社出版了由王厚安主编、贵州省民族事务委员会文化教育处、贵州省中医管理局、贵州省中医研究所编的《水族医药》。1999 年 8 月贵州科技出版社出版了由贵州省卫生厅药政处包骏、贵州省中医研究所冉懋雄主编的《贵州苗族医药研究与开发》。2000 年内蒙古出版社出版由陆科闵等参编的《中国少数民族医药大系（侗族医学篇）》。2002 年 11 月贵州科技出版社了由汪毅主编的《中国苗族药物彩色图集》。2003 年 1 月贵州民族出版社出版由赵俊华、潘炉台、张景梅主编，杜江副主编的《仡佬族医药》。2003 年 11 月贵州科技出版社出版了由贵州省药品监督管理局编的《贵州省中药材、民族药材质量标准（2003 年版）》。2003 年 7 月，贵州民族出版社出版了由潘炉台、赵俊华、张景梅主编，杜江副主编的《布依族医药》。2004 年内部出版了由文明昌主编的《黔南苗医药》和《黔南苗医药民间验方集锦》。2005 年 12 月贵州科技出版社出版了由贵阳中医学院、贵阳省中医药研究院、贵阳省中药现代化科技产业协调领导小组办公室编纂，贵阳中医学院邱德文、杜江主编的《中华本草·苗药卷》。2006 年 6 月中医古籍出版社出版了由贵阳中医学院邱德文、杜江、夏同珩主编的《中华本草·苗药卷·彩色图谱》。2006 年 5 月贵州民族出版社出版了孙济平主编，贵阳中医学院编的《毛南族医药》。2006 年 7 月贵州科技出版社出版了由陆科闵、王福荣主编的《苗族医学》（1400 千字）。正如中国民族医药学会会长、国家中医药管理局原副局长、主任医师、著名学者诸国本先生在该书序言中写的："中国近 20 年来，对民族医药的发掘、整理，形成了一个巨大的文化工程，这个文化工程在世界文化史上是罕见的。陆科闵、王福荣发掘、整理苗族侗族医学的成就，都应该属于这一伟大工程。"2006 年 11 月贵州民族出版社出版了由唐海华著的《苗族药物学》。2006 年 10 月中医古籍出版社出版了由朱国豪、杜江、张景梅主编的《土家族医药》。2007 年 2 月中医古籍出版社出版了由贵阳中医学院杜江、湘西苗族自治州民族医药研究所田华咏、贵阳中医学院张景梅主编的《苗族医药发展史》。2007 年 7 月中医古籍出版社出版了由杜江主编的《苗医基础》。2007 年 7 月中医古籍出版社出版了由贵阳中医学院胡成刚主编的《苗药资源学》。2008 年 3 月中医古籍出版社出版了由杜江等主编的《苗药学》。2008 年 8 月中医古籍出版社出版了由田咏华、杜江主编的《中国苗医史》。2009 年 7 月贵州出版集团、贵州科技出版社出版了由龙运光、袁涛忠主编的《侗族常用药物图鉴》。2009年7月贵州出版集团、贵州科技出版社出版了由陆科闵、王福荣主编的《苗药方剂学》。

1955年成立了贵州省毕节地区彝文翻译组，从此开始了有组织有领导的彝文古籍的搜集翻译工作。1955～1966年10年间共翻译了彝族文字古籍25部51卷，共有200余万字，其中就有一部医药学古籍书，名为《启嘎鲁索》（寻医找药）①。

20世纪80年代，贵州盘县彝文翻译组在民间搜集到彝族医药书籍《献药经》、《百解经》等。仁怀市彝文翻译组在民间搜集到彝族医药书籍，并且整理翻译出版数百种药方，“痛灵风”等方子经试制成功，投入生产，并远销到四川、云南等省，药效受到当地百姓的称赞，值得开发。目前，已经搜集得到的彝族医药书籍书目有：《投数》（祛污经）、《则投数》（学会种植和熟食，饮用清洁水）、《戏则诺则》（死根病根由来）、《赤陀确数》（寻医治病记）、《戏纪诺则》（死因病根）、《诺陡数》（禳解生病经）、《迷诺谷数》（给祖先治病）、《吉禄谷数》（医治不孕经）、《诺周直侯》（治病驱魔经）、《素武谷数》（医治风病经）、《籍谷数》（星医经）、《此索数》（寻药书）、《此逼数》（献药经）、《靡诺巧》（治疥疮）、《此载此夺》（用药服要）、《禄谷数》（治病书）②。

此外，贵州省、地（州）和各县（市）民族志、社会科学志、方志、卫生志等著作中也有关于贵州各地民族医药方面的记载。

总之，这些著述的出版，为深入研究贵州民族医药理论及民族医药文化提供了依据。

二、贵州民族医药研究论文的大量涌现

贵州是一个多民族省份，少数民族人口占全省总人口的37.8%，世居少数民族17个。千百年来贵州这片神奇美丽的土地孕育并保留了丰富多彩的民族文化，民族医药就是其中一颗灿烂明珠。1949年以来，特别是改革开放30多年来，贵州民族医药的研究开发取得了许多可喜的成绩，不仅出版了多部民族医药专著，还发表了很多研究论文，并且，民族医药开发已成为贵州经济新的增长点。通过对1949年以来贵州主要世居少数民族医药研究论文的文献计量学分析，发现贵州主要世居少数民族医药经历了复苏阶段、发展阶段和相对成熟阶段。

贵州民族医药研究领域60多年来有近300位作者通过期刊、学术会议、硕博论文、报纸等发表和交流论文1000多篇。这些文章大部分发表在《中国民族医药杂志》、《中国民族民间医药杂志》、《贵州医药》、《贵阳中医学院学报》、《亚太传统医药》、《世界科学技术——中医药现代化》、《西部医药市场》、《中华中医药杂志》、《西北药学杂志》、《贵州世居民族研究》、《贵州民族研究》、《云南中医学院学报》、《中国临床医生》、《医学文选》、《苗学研究》、《布依学研究》、《广西民族研究》、《贵州民族调查》、《黔南民族》、《全国第一届侗医药学术研讨会论文集》、《全国第二届侗医药学术研讨会论文集》和《全国第三届侗医药

① 参见贵州省少数民族语言文字办公室编，陈光明，李平凡主编：《贵州彝文古籍整理翻译研究》，贵州民族出版社，2008年版，第9～10页。

② 参见贵州省少数民族语言文字办公室编，陈光明，李平凡主编：《贵州彝文古籍整理翻译研究》，贵州民族出版社，2008年版，第15～43页。

学术研讨会论文集》等刊物上。

1949 年以来，贵州民族医药研究领域的论文代表作者主要有：万昌发、戴崇光、王又良、谢正富、蒙昭、于俊生、冉懋雄、陈德媛、陆科闵、顾崇国、邱德文、谭学林、张厚良、袁黔华、杜江、龙运光、田华咏、王厚安、杨本雷、戴斌、文明昌、朱国豪、袁涛忠、龙之荣、杨昌文、林齐雄、黄旭东、麻勇斌、黄才贵、杨敏、覃敏笑、吴家其、罗文华、周茜、马文骏、黄静、田振华、胡成刚、潘炉台、杨泉、张景梅、杨理明、孙济平、龙冬艳、韦正光、朱娜琳、赵能武、赵俊华、田振华、吴家其、郭珅珅、罗迎春、刘起贵、李明文、张兵锋等（排名不分先后），成为当代苗族医药、布依族医药、侗族医药、土家族医药、水族医药、彝族医药、瑶族医药、毛南族医药等民族医药研究领域的专家学者。

贵州民族医药研究领域的代表作者最多的是科研院所的科研人员，其次是高等院校教师和医疗单位的医务工作者，他们是贵州民族医药研究领域中的重要力量。

在 1000 多篇关于贵州民族医药的文章中，基金论文是令人关注的。因为各类基金资助的论文是衡量论文学术质量的重要指标。1994 年前贵州没有民族医药基金项目，从 1995 年开始产生基金项目，各级各类机构基金资助项目论文 48 篇[①]，占总文献的 9.25%，其中，国家级基金项目 29 篇，省部级基金项目 15 篇，地州级和院校级各两篇。据中国科技论文统计与分析报告指出，截至 1990 年，我国各类科学基金资助产生的期刊论文只占同期的 9.23%，而截至 2008 年贵州民族医药资助项目仅为 9.25%。因此，为提高贵州民族医药科研水平和质量，省、地州要大力扶持有关民族医药科研项目，各单位也应加大对民族医药的科研投入，并有所倾斜，以使我省民族医药研究走上良性循环的发展道路，为贵州民族地区的经济建设发挥更大的作用。

贵州民族医药研究范围涉及比较广泛，主要有这样一些方面：贵州各民族医药的历史、民族医药文献、民族医药基础理论、民族药学理论、民族医药教育、民族医药护理、民族预防医学、民族医药的临床应用、民族医对疾病的分类和诊疗方法、民族保健药物、民族医验方、民族医药文化研究、民族医药资源调查、民族药的比较研究、民族医药资源的保护与利用、知识产权保护、民族医药学科建设、民族医药教育、民族预防医学、民族医学护理、数据库开发、哲学、民族学人类学、民族医药产业化和民族医药发展思路，等等。

从 1949 年以来发表统计的数据来看，民族医药、民族药物的研究开发和临床研究是民族医药研究的一个重要领域，而民族药物的研究从 2007 年以来已从用药特点、发展状况、药用探析等发展到药的生药学、抗病毒活性、药效学实验等方面的研究。这类文献 2007～2008 年共检索到 9 篇，这说明民族药物研究已进入分子生物学的研究领域，这给进一步开发利用民族药物提供了强有力的科学保障。

30 多年来，贵州民族医药研究人员进行了大量卓有成效的研究，特别是高校和科研院所的一批专家教授，取得了许多科研成果。随着学科的发展和人们对民族医药认识的不断深入，民族医药的地位和作用将会得到进一步的确认。贵州拥有丰富的民族医药资源优势，有国家政策的扶持，有大量热心民族医药开发研究的科研人员的辛勤劳动，贵州民族医药研究

① 参见左方：《1980-2008 年贵州主要世居少数民族医药文献计量学分析》，载于《兰台世界》，2010 年 2 月下。

将会更深入社会、融入经济，充分发挥在贵州科技进步和经济社会发展中应用的作用[①]。

三、贵州民族医药学术交流日益加强

党的十一届三中全会以来，由于民族政策的正确贯彻，贵州民族医药学术交流活动比较活跃。迄今为止，在中国民族医药学会之下建立各民族医药专家委员会，在贵州已成立的有：中国民族医药学会苗医药专家委员会、中国民族医药学会土家族医药专家委员会、中国民族医药学会侗医药专家委员会、中国民族医药学会彝医药专家委员会等。1985 年 10 月 23 日第一次全国少数民族地区妇幼卫生工作会议在遵义召开。1986 年在贵阳召开了由黔、湘、鄂、川、桂、滇六省区参加的“黔、湘、鄂苗族医药学术研讨会”。这是国内首次苗族医药学术研讨会，参会代表们在苗族医药的调查研究方面交流了经验，对苗族医药的临床、培训、科研等方面进行了广泛的学术交流，会上发表了有关学术论文 22 篇，展示了苗族医学研究的丰硕成果。《人民日报》海外版、《健康报》、《贵州日报》和《中医报》等都做了专题报道。为团结广大民族医药人员，开展学术活动，交流医技，1986 年在贵州省科学技术协会、贵州省民族事务委员会、贵州省卫生厅的支持下，成立了“贵州省民族民间医药协会”，现有会员近 200 人，少数民族会员占 50%以上，高级技术人员占 40%以上。研究会成立 20 多年来，学会在组织民族医生义诊、开展学术交流。推荐新技术、新产品参加各类展示会等活动中起了积极作用，在推动贵州省民族民间医药事业方面做了不少有益的事情。如召开全省民族民间医药临床经验交流会；每年端午节在贵阳市街头，组织全省民族民间医生为群众开展义诊服务；在贵阳市举办首届“血道疗法”学习班，为全省边远地县培养了 18 名血道疗法骨干；开展全省性民族医药调查；等。

自 1997 年中国民族医药学会成立十多年来共召开了 4 次全国秘书长会议，其中，1999 年中国民族医药学会第一次全国秘书长会议在贵阳召开。2001 年 6 月 25～29 日在贵阳市举办首次民族医药企业生产与现代化管理高级研讨班，参加者 22 人。2003 年 11 月 8～10 日在贵阳市龙里县举行全国苗医药学术研讨会，此次会议主要由中国民族医药学会与贵阳中医学院、贵州省民族医药学会联合主办。

2008 年 10 月上旬，三都县科技局推荐的《中国水族医药宝典》科技成果鉴定会在都匀召开，填补了国内水族医药研究的空白，对解决民族地区缺医少药问题作出了积极贡献，也是黔南自治州民族医药发展过程中的一个里程碑。鉴定会由黔南自治州科技局赵日华主持，参加鉴定会的专家有：黔南州中医院副院长、主任医师文明昌，黔南医专副教授张勋、陈明，黔南自治州人民医院宋锡均，黔南自治州食品药品监督管理局主治医理兰国强，四一四医院主治医师袁德才，三都县鹏城民族医院副院长、主治医师韦宗元等 7 人。经专家评审鉴定，认为这本书收集了 1068 幅彩色图谱，探明了三都动（植）物及矿物药的分布情况，黔南自治州对贵州省的经济发展、民族医药、水族医药产业的发展有着积极的促进和推动作用。2009 年 9 月 18～20 日在天柱县举行全国第三届侗医药学术研讨会，参加会议人数达到 500 多人。

贵州素有“夜郎无闲草，黔地多灵芝”之美称，全省各种天然药用资源达 4290 多种，

① 参见左方：《1980—2008 年贵州主要世居少数民族医药文献计量学分析》，载于《兰台世界》，2010 年 2 月下。

总蕴藏量达到6500万吨。在《神农本草经》所载365种药材中，贵州产204种；《本草纲目》收载的药物中，贵州有300多种。丰富的中药材资源，为地处黔中腹地的贵阳药业创造了良好的发展条件。贵阳药业依托这一丰富的资源优势，通过近十年的发展，成为了贵阳市重要的支柱产业之一。目前，贵阳医药园区内已经聚集76家制药企业。同时，来自全省范围内的几十家制药企业也将总部设在贵阳，产业聚集初具规模。至2009年末，全市76家制药企业共完成工业产值100.1亿元，比上年同期增长29%；工业增加值完成42.2亿亿元，比上年同期增长26.6%。被列为重点扶持领域的贵阳制药产业，正以年均20%以上的速度发展，成为贵阳经济腾飞的重要增长项目。

近年来，在国家相关部委、国家一级行业协会和省直相关部门的大力支持下，贵阳市委、市政府高度重视和大力扶持贵阳制药业，制药产业实现了快速增长，形成了产业集群。目前，全市制药企业共建有胶囊剂、冻干粉针剂、颗粒剂等39种剂型243条生产线，形成了包括生物制品、中成药、化学药、卫生材料、中药饮片等多元化发展的产品结构体系，地方药材资源得到了充分的开发利用，资源优势向经济优势转变成效显著。目前已经逐步形成以企业为主体、以市场为导向、产学研相结合的技术创新体系，全市制药行业的国准药品也从2002年的857个增加到目前的1212个。

贵阳市政府拿出专项资金，对被评为“重点药业企业”和“药业品牌产品”的给予帮助，促进其做大做强。而获得扶持的药业企业则进一步加强自身建设，通过技术创新、市场拓展、科学管理等措施，全面提高企业的经营管理水平。贵阳市还将进一步加大对企业的政策、资金扶持力度，继续鼓励支持企业自主创新，科技研发，加大新药产品开发能力；鼓励和引进内联、兼并重组，培育现代制药企业集团，规范和完善工业园区建设；发展壮大医药流通企业等，促进贵阳药业向“大品牌、大企业”迈进，到“十二五”末，力争使贵阳药业产值达到1000亿元。

自2005年以来，贵阳市连续举办了五届贵阳药博会，极大地提升了贵阳药业在国内外的品牌知名度。早在2005年，贵阳市举办首届药博会时，只有以本土制药企业为主的百余家企业参展。贵阳市第四届医药博览会于2008年7月24～25日在贵州省国际经济技术贸易中心举行，同时举办了以研讨苗药发展为主题的中国民族医药（贵阳）论坛。此次参加展览的有贵州省内外医药企业300多家，其中，西藏自治区藏药厂、青海金诃藏药有限公司，新疆维吾尔制药厂、内蒙古蒙药集团等9个企业均为首次参加。贵州是一个多民族省，又是一个药材资源大省。贵州医药产业2007年产值达110亿人民币，其中1/2为苗药。这些企业大都集中在贵阳地区。从2005年至2007年，贵阳市向乡镇企业局举办了三届医药博览会，这是第四届。在中国民族医药（贵阳）论坛上，专家们就目前医药产业发展新形势、发展民族医药指导意见及国家加大药品监管力度带来的机遇与挑战等方面，进行了广泛深入的交流。中国民族医药学会会长诸国本先生在会上发言。

经过多年努力，2009年贵阳市举办的第五届贵阳药博会共吸引了236家国内外知名制药企业前来参展。

2010年7月27～30日在贵州国际经济技术贸易中心（贵州省展览馆）举行召开了“2010年中国• 贵阳第六届医药博览会，27日举行了“中国西部医药经济与民族医药发展论坛”、“促进传统医药产业国际化发展论坛”和“濒危中药资源保护利用论坛”三大论坛。中国民族医药学会会长诸国本先生、贵阳市副市长、本届“药博会”组委会主任翟彦先生、中国中药协会会长房书亭先生，以及藏药、维药、蒙药、傣药、彝药、苗药、壮药等民族医药界专家、学者参加论坛。论坛会上，与会专家、学者深入探讨、研究如何推动西部医药经济与民族医药事业发展、弘扬民族医药文化等问题；重点介绍药用濒危动植物物种管理现状，探讨如何保护和可持续利用药用野生动植物等问题。同时，相关专家、学者还介绍了中国传统医药在世界范围内的应用与推广情况，并为“贵阳造”药品如何走向国际市场提出意见与建议。

28 日举行开幕式，参加这次博览会开幕式的国家相关部位、市领导、专家、特邀嘉宾有原国家医药管理局局长齐谋先生，贵阳市委副书记李涛先生，中国民族医药学会会长诸国本先生，贵阳市副市长、本届“药博会”组委会主任翟彦先生，中国中药协会会长房书亭先生、贵州省民族研究学会会长、贵州省民族事物委员会副主任徐飞先生，贵州省民族医药研究所冉懋雄研究员，贵阳中医学院药学系系主任、民族医药研究所所长，硕士研究生导师杜江教授，此外，还有于明德、刘志明、毛中殷、陈星宇、张庆安、孔黔筑、秦水介、斯萍、刘建军、陈鲁西、费静美、孙亚丽、孟智斌、王瑛、张明、罗祥斌、蒋晓箐、罗大林等。开幕式由中央人民广播电台主持人邹蕾主持。

2010 年第六届贵阳药博会采取与国内知名专业会展公司联办的形式，有 449 家（其中省内 67 家）省内外医药生产企业、万余名专业经销商前来参会，同时还邀请了北京、西藏、青海、内蒙、新疆、云南等地藏药、维药、蒙药、傣药、彝药、苗药、壮药界医药企业家和经济领域的专家及部分外交部刚回国主管经济和科技的外交官齐聚贵阳，共同探讨和研究推动中国西部医药事业的发展态势及战略。通过这次药博会，极大提高了贵阳药业及产品的影响力、知名度与美誉度，为本土药企创造出更多的发展机遇。

“药博会”期间，除了举行“中国西部医药经济与民族医药发展论坛”、“促进传统医药产业国际化发展论坛”和“濒危中药资源保护利用论坛”三大论坛外，还举行了经贸项目签约，首日签 12 亿大单，并且开展了医药产品演示、医药生产与药品流通商洽会、医药企业新产品发布会、“贵阳药业网站”启动仪式等活动。

以上这些会议在贵州的举办，不仅反应了贵州省委、省政府对贵州民族医药卫生事业的重视，还造就了一批热心于民族医药卫生事业工作者，同时，也促进了贵州民族医药事业的不断向前发展。

第六章　贵州民族医学教育

新中国成立前，贵州省民族地区医疗卫生人员不但少，而且素质不高，仅有初级卫生人员201人。据资料记载，贵州省医学教育的萌芽是1920年，由当时省立医院创办的产科讲习班，直至1938年贵阳医学院成立，贵州省才有了正规的医学院校。但自该院成立起，从第一届至第十四届共毕业学生207人，贵州籍毕业生仅4人。第一所正规的中级卫校是1941年成立的贵阳高级医学职业学校，主要培养护理人员[①]。

第一节　新中国贵州民族医学教育发展历程

1951年5月，中央民族访问团在凯里办了少数民族卫生人员训练班，学员57人；卫生学校、医专及派往省外学习公共卫生人员48人。《贵州省1952年下半年民族卫生工作实施办法》确定，贵州省成立民族医药队20个，共64人；培养高级卫生干部12人，中级80名；7个专区，每个专区训练少数民族初级卫生人员（包括卫生员、接生员）60名，共计420名，训练3个月；训练种痘员2 150人，以作今后区以下卫生基层骨干。同年，贵阳医学院培训了初级卫生员及卫生小组长329人，新法接生员32人。仅1954年卫生学校招收少数民族学生101人，加上各级各类学校的进修学习，全省培养中级民族卫生干部211人，高级6人，初级4 212人。从中华人民共和国成立到1954年，在民族地区共培训了全脱产的初级卫生人员3 400余人，并有在职民族卫生干部537人。1950年～1955年，中级卫生学校共招收少数民族学员483人，毕业216人。贵阳医学院也招收少数民族学生25人，毕业14人，大都分配在民族地区卫生工作。有的在医院里做临床工作，有的在中级卫校做助教。“文革”期间，培养少数民族卫生干部工作被迫中断。

党的十一届三中全会以后，经过拨乱反正，少数民族医学教育受到重视，各级卫生部门把造就一支本地区少数民族为主的卫生技术队伍放在工作首位。各级卫生部门和医学院校采取多渠道、多种形式、多种措施培养民族地区卫生人才。高等医学院开办了民族班，对民族地区考生降低1～2个分数段录取，毕业后全部分配到县以下卫生机构工作，实行定向招生、定向分配，为民族地区培养留得住、用得上、分得去的高等卫生技术人才。各自治州中等卫校均开办了民族乡村医生班、民族医士、民族助产士班，实行定向招生、定点录取、定点分配的办法。黔南布依族苗族自治州还投资200万元开办了民族医学专科学校，黔东南苗族侗族自治州卫生学校还与遵义医学院联办了大专班，毕节地区卫生学校采取单独录取、自行划

① 参见钱允中：《近七十年来贵州的医药卫生事业》，载于中国人民政治协商会议贵州省委员会文史资料研究委员会编：《贵州文史资料选辑》（第十二辑），贵阳：贵州人民出版社，1982年11月版，第1～29页。

定录取分数线的办法[①]。

新中国成立初期，随着农业互助合作运动的发展，黔南布依族苗族自治州各级卫生部门为生产队培训了大批“三员”（卫生员，接生员，保育员）。截至1952年，全州共培训“三员”7564人。黔南州卫校1958年建立，先后开设了医士、护士、检验、妇幼医士以及医疗大专班等专业。1958—1990 共招生 4371 人，毕业 3562 人，占全州中级以上卫技人员的57.64%。其中少数民族毕业生1063人，占33.5%。黔南州州卫生职工中专学校于1984年建立，先后开设了医士、护士、卫生医士等专业，共招生226人，毕业206人。黔南医专1985年建立，已开设医学、外科、妇科等专业，五年共招生510人，毕业156人。全州11所县级卫校每年平均轮训乡村卫生员300人（次）。此外，州和各县（市）每年还举办定期或不定期的短期学习班、培训班、学术交流以及“请进来、派出去”等方式，大力培养各类专业卫技人才。据州统计资料统计，1950—1990 年全州各级各类医学院、校已培训出大专毕业生434人，中专毕业生4687人，初级卫技人员12 892人。为加速培养少数民族卫技人才，州卫校1981年开始举办民族班（分医士、妇幼医士、护士三个专业）。随后，黔南医专也开始举办民族大专定向班。州卫校民族班定点到乡，1981～1990 年共招生 759 人，为解决民族地区缺医少药作出了贡献[②]。

1980 年，国家民族事务委员会、卫生部、教育部向各省、市自治区人民政府印发《关于内地省市对口支援少数民族地区发展医学、教育试行方案》。1981年，建议由河北省对口支援贵州，支援的内容包括，内地省市高、中等医学院与对口支援省的高中等医学院挂钩联系，招收民族地区教师进修学习，选派技术专家到少数民族地区讲学，相互交流资料、图书、标本、模型，组织科研协作，选派学有专长的科技人员帮助少数民族地区工作2～3年。同年5月，贵州省民族事务委员会、贵州省卫生厅做出决定，增加中等卫生学校民族班（医士专业）招生指数170名，分给毕节卫生学校50名，黔南布依族苗族自治州卫生学校40名，黔西南布依族苗族自治州卫生学校40名，六盘水卫生学校40名，并要求上述地、州、市将招生名额一定要分配到民族自治县和边远县，落实到边远、高寒、贫穷、不发达的公社，为这些地方培养卫生人才。

1981年6月5日，贵州省人民政府批转贵州省民族事务委员会、贵州省计划委员会等6个部门《关于加强少数民族和边远贫困地区卫生事业建设的请示报告》，决定采取有力措施，积极为这些地区培养卫生人员。从1981年开始，黔东南、黔南、兴义、毕节、安顺、铜仁、六盘水的7所中级卫生学校各办一个40人的民族班，纳入国家招生计划。民族班在少数民族和边远贫困地区单独招生，适当放宽录取条件，毕业后回原地方公社卫生院工作；全省各中级卫生学校从1982年开始，每年在少数民族地区和边远贫困地区招收部分符合条件的卫生人员，培训一年后，分配到原卫生院工作。鼓励卫生技术人员到这些地区去支援卫生事业建设。

1981 年 10 月 16 日，贵州省人民政府做出《关于加强少数民族和边远不发达地区卫生事业建设》的决定，在各卫校增设民族医士班，有苗族、布依族、水族、侗族等民族 210 名学员进入卫校学习。为了使民族地区多出人才、快出人才，逐步缓解缺医少药的状况，实

① 参见贵州省民族事务委员会编：《贵州民族工作五十年》，贵阳：贵州民族出版社，1999年9月版。

② 参见贵州省民族事务委员会编：《贵州民族工作五十年》，贵阳：贵州民族出版社，1999年9月版。

现2000年民族地区人人享有初级卫生保健的目标，促进民族地区卫生事业的发展和民族药资源的开发利用，1991年贵州省人民政府批准建立贵州省民族医药人员培训中心。培训中心设在贵阳中医学院成教部，实行两块牌子一套人员。主要培训民族地区乡土医药人才，民族医药人员学完规定课程成绩合格，得到结业证书后，回乡为当地群众服务。在学期间，学员可以参加成人大专、中专考试，学完规定课程并成绩合格者，发给相应的文凭。品学兼优的学员，当地乡（镇）卫生院招收农村卫生人员时，在同等条件下优先录用[①]。

1992年和1995年，印江自治县两次对全县卫生人力资源进行调查，建立了卫生人力资源数据库，对合理开发和利用农村卫生人力资源、开展乡村医生教育工作，提供了可靠的依据，并以此为基础制订了“十五”乡村医生人力培训计划。21世纪以来，印江卫生部门选派了一批能力强、技术好、留得住的同志外出进修学习，学成回来后，大多成为了单位的业务骨干、学科带头人和跨世纪人才。每年的大中专毕业生全部分配到乡（镇）卫生院工作，以增强其技术力量。县卫生人才培训中心还采取多种形式培养了乡村医生、卫生员、接生员共1320人次，到2005年底，印江80%的村卫生室至少有一名乡村医生达到中专水平[②]。

三都自治县为了尽快改变民族地区缺医少药的状况，坚持就地培养医务人员的办法，创办了三都水族自治县卫生职业技术学校，到1982年共培训了470名卫生员。1998年县委、县人民政府加强对教育教学资源的整合，县里成立了职业教育培训中心，三都水族自治县卫生职业技术学校并入县职业教育中心。

为适应贵州农村和少数民族地区、边远地区对医学大专人才的需求，1992年遵义医学院开办了农村医生专业，实行单独报名、统一考试、单独录取，招收学生130名，少数民族学生60多名；贵阳医学院、遵义医学院开办民族专科班，招收学员90名，为农村和少数民族地区培养医学专科人才。为解决黔东南苗族侗族自治州卫生技术人员短缺问题，经黔东南苗族侗族自治州政府批准，遵义医学院与黔东南苗族侗族自治州卫生学校举办临床医学专科教学班，从1993年至1995年，每年招生100人，学制为2年。办学地点设在黔东南苗族侗族自治州卫生学校，由遵义医学院按普通高级学籍管理要求，对学生的学籍进行统一管理，负责控制教学质量和考试命题，派出教师承担所开课程的教学工作。学生学习结束经考试合格，由遵义医学院发给遵义医学院临床医学专科毕业证书，在黔东南苗族侗族自治州内享受大专学历待遇。同时，爱德基金会援助贵州人民币37.6万元以培训乡村医生，在黔南布依族苗族自治州、黔东南苗族侗族自治州各开办2个乡村医生培训班，共招生200人；在独山、长顺、普定分别举办1个乡村医生培训班，每班50人。爱德基金会还向贵州农村基层妇幼保健医生和乡村医生赠送价值8万元的医学书籍。此外，争取世界银行贷款和爱德基金会支助用于培养民族地区卫生人员，贵州省获得的世界银行农村卫生人力开发项目（简称卫生Ⅳ项目），项目贷款1872万美元，约1.59亿元人民币，省内配套资金约1296万美元，约1.08亿元人民币，共实施项目总投资约2.67亿元，其中用于民族地区达到52.06%。至1998年年底，完成了黔东南、黔南、黔西南3个自治州卫生学校的基础设施建设，在民族自治地方改善12所县卫生职业学校的教学条件，建立28个县级、47个乡级教学基地，培训了民族地

① 参见贵州省民族事务委员会编：《贵州民族工作五十年》，贵阳：贵州民族出版社，1999年9月版。

② 参见《印江土家族苗族自治县概况》编写组：《印江土家族苗族自治县概况》，北京：民族出版社，2007年版，第186～191页。

区 1108 名教师，复训 17 778 名乡、村卫生员，对 10 342 名乡村医生和卫生员进行了岗前培训，对 119 所乡镇卫生院危房进行改建和扩建，为 18 所乡镇卫生院 1469 个村卫生室购置必要的医疗卫生设备。到 1998 年，全省专业卫生人员 101 256 人中，民族地区占 34 418 人；全省 84 400 卫生技术人员中，民族自治地区占了 29562 人。民族地区有了一批中、高级技术人才，使民族地区卫生人员的素质得到进一步提高[①]。

培养高素质的人才是促进贵州省民族药业持续快速发展的根本保证。要充分利用现有民族医药教学、科研、生产等机构的技术力量，多渠道、多层次地对技术人才进行继续教育和培训，不断提高技术人员的专业水平，增强创新能力；通过选拔深造、重点资助、创造工作条件等方式，培养、引进、稳定一批优秀学术、技术带头人，坚持以政府奖励为示范、用人单位奖励为主体的原则，建立完善人才和成果奖励体系；增加市科技进步奖等各级奖项的奖励力度，对有突出贡献的药业科技人员和高层次管理人员实行重奖。对作出重大贡献的人才和积极推荐、引进、发现、培养人才成绩突出的单位或个人给予重奖。

黔东南自治州卫生学校创办于 1985 年 11 月，原址位于历史文化名城——镇远，1987 年 12 月，迁址凯里。占地 108 亩，总计投入资金 2089 万元，校园规划布局合理，办学环境条件优越，教学资源丰富。学校现有在职教职员工 221 人，专任教师中有高级专业技术人员 14 人，中级 38 人；在校生规模发展到 35 个教学班级 1945 人。该校继开办民族预科班、民族医士班、乡村医士班、民族护士班之后，通过“外引内联”开办香港滋根基金会、南京爱德基金会村医培训班和遵义医学院黔东南医专班。现普通中等专业开设有护理、社医医学、口腔医士、口腔工艺、妇幼医士、美容技术与护士。2004 年 5 月，又与贵阳中医学院联办黔东南分校，招收农村中医班（专科），形成具有高、中、初三个层次办学格局。学校曾先后被授予“凯里市文明单位”、“黔东南州文明单位”、“贵州省文明单位”等荣誉称号，师生参加省、州各级开展的作文比赛、演讲比赛、英语朗读比赛及统考等，也取得较好的名次和成绩。建校 40 年余年来，黔东南卫生学校共向社会培养输送各级各类卫生技术人才 7000 多名，为民族地区医疗卫生事业的发展和经济建设作出了贡献[②]。

当前黔东南自治州各县的中流砥柱医药卫生人才中有相当一部分是黔东南卫生学校在 20 世纪八九十年代培养出来的。

为了顺应了社会发展的需要，贵州省政府对全省职业教育改革和发展做出的重大决策，2001 年 8 月，贵州省人民政府批复由原黔东南民族农业学校、黔东南民族林业学校、黔东南州财贸学校和黔东南卫生学校合并组建黔东南民族职业技术学院。2002 年 5 月 28 日学院正式挂牌成立。该院先后投入 100 余万元对原州农校闲置房屋进行了维修改造，充分利用原州卫校的医疗设备和技术优势，开办了自己的医院。2003 年初附院开业，既解决了学院教职工及周边群众就医难的问题，同时也为医卫系学生的教学见习和实习提供了条件。附属医院凭借自己雄厚的医疗实力、优质的服务和良好的信誉，已被有关部门指定为凯里地区六家职工医保就诊医院之一。

黔南民族卫生学校创建于 1958 年，是一所全日制普通中等卫生学校。学校位于全国优秀旅游城市——贵州省都匀市，坐落在风景秀丽的东山脚下，占地面积 40 余亩，建筑面积

① 参见贵州省民族事务委员会编：《贵州民族工作五十年》，贵阳：贵州民族出版社，1999 年 9 月版。

② 参见 http://006.toyboxes.cn/school/Article_Show.asp?ArticleID=664.

2.6 万余平方米，绿树成荫，环境幽雅，是学子们读书的好地方。

黔南民族卫生学校拥有 52 年的办学历史，2000 年被评为省级重点中专学校，先后开设护理、药剂、助产、医士、妇幼医士、检验、卫生财统、医疗大专、麻醉大专、计划生育、放射等 10 余个专业，先后为贵州省培养中等医药卫生人才万余人，被誉中等卫生人才培养的摇篮。这些毕业生遍及全省各地，其中不少人担任了国家机关或医疗单位的领导，绝大多数毕业生成为医疗单位的业务技术骨干。

为整合办学资源，学校于 2003 年并入黔南民族医学高等专科学校。2009 年 5 月经黔南州人民政府批准恢复黔南民族卫生学校建制，为黔南民族医学高等专科学校管理的全日制中等职业学校。

学校拥有一支以高、中级职称为主体，教学、医疗和科研相结合的高素质“双师型”师资队伍，配备有现代化、信息化、专业化的教学实训设备。可以开设的专业有护理学、助产、药学、中药、药物营销、医学检验技术、卫生保健、口腔医学技术、眼视光技术、医学美容技术、康复治疗技术、医学营养、针灸推拿技术等。各专业教学、实习医院和企业分布全省各地，校内实训基地能充分满足学生职业技能训练的需求。学校以岗位需求为导向的卫生职教模式、体现人性关怀的生活服务设施和半封闭式的校园管理，为每名在校学生的学习和生活提供了优良的条件。

如今，学校正在积极抢抓国家大力发展职业教育的机遇，充分利用好国家教育部对中等职业教育扶持的各项政策，为办好黔南民族中等职业卫生学校而努力奋斗。学校护理系设有护理和助产两个专业。护理专业有三年制专科：只招收参加全国高考的，具有普通高中文化水平的文、理科考生，学制三年。在贵州省少数民族自治州、民族自治县招收少数民族考生，降分录取，定向就业。五年制专科：面向贵州省招收参加中考的初中毕业生，学制五年。三年制中专：面向贵州省招收初中、高中毕业生，学制三年。为适应医学教育改革与发展，临床医学（全科方向）专业筹备组建于 1999 年，同年成立全科医学系，2000 年正式面向全省招生三年制大专 85 人，五年一贯制专科生 39 人，四年制预科生 31 人；2001 年面向全省招生三年制大专 48 人；2002 年面向西南、中南、华中、华南招生三年制大专 108 人；2003 年面向全国 19 个省市招生 203 人；2004 面向全国 23 个省市招生三年制大专 189 人；2005 面向贵州省招生三年制大专 219 人；2006 面向全国 23 个省市招生三年制大专 251 人；2007 面向全国 24 个省市招生三年制大专 239 人；2008 面向全国 24 个省市招生三年制大专 273 人；2009 年招生 226 人，现有在校生 738 人，已毕业学生 1173 人。该系辖教研室为预防医学教研室，全系教职员工 12 人，教授 2 人（其中校级名师 1 名），副教授 2 人，讲师 4 人（其中校级骨干教师 1 名），实验师 1 人，助教 1 人，辅导员 2 名（均属“省级优秀辅导员”，其中 1 名讲师，1 名助教）①。

黔南医专药学系是该校经过了充分的人才市场调查和分析，于 2001 年开办的经贵州省教育厅批准教育部备案的独具特色的普通专科系部。2001 年秋季开始招生。药学系的成立填补了黔南布依族苗族自治州高等药学教育的空白，经过 9 年的发展，现已步入科学化、规范化轨道。药学系立足黔南、面向全省、辐射全国进行招生，逐步形成了厚基础、宽口径，以培养药品生产和医药市场营销人才为重点的人才培养模式。随着时代的发展，进入 21 世

① 参见 http：//www.qnmc.cn/shows-191-192.aspx；http：//www.qnmc.cn/shows-191-195.aspx.

纪，经省人民政府批准，黔西南民族卫生学校与黔西南州原农业学校、水电学校、农机化学校、财贸学校、民族行政管理学校等6所中专学校合并组建而成的一所文、理兼容的高职院校——黔西南民族职业技术学院。该院迄今已有6年，其中开设有关医药与医疗方面的课程主要有：《护理》、《药学》、《助产》、《医药营销》、《康复治疗技术》等。截至2009年，专科毕业生总计700余人，就业率每年均保持在90%以上。就业方向包括医院、药品生产企业、医药公司、药品监督管理机构等①。

由此可见，历史上，贵州省三个民族自治州的民族卫生学校、职业院校等在培养民族医药卫生人才方面也做出了不可磨灭的贡献。

第二节　当代贵州民族医学教育界硕果累累

现当代贵州有许多民族人士和青年走进现代医学殿堂，从事民族医学、中医、西医的学习、研究和临床医治，成绩斐然。如：吴性纯（1898年10月—1979年8月19日），字静修，威宁县石门乡年丰村人，祖国大陆苗族第一位医学博士学位获得者，1929年获得华西协和大学医学博士学位。毕业后回到家乡石门乡从事医疗卫生事业，后任昭通福滇医院内科部主任，自办建华药房。1949年新中国成立后，吴性纯博士曾担任昭通地区人民医院内科主任医师，昭通地区人民医院护士学校（福滇护士学校）校长，政协昭通县第一、二、三届委员会委员、常委。他医术高明、医德高尚，有口皆碑，远近闻名②。与吴性纯博士同乡、同一时代的，还有一位苗族同胞——张超伦，男，1918年12月出生，贵州省威宁县石门乡荣和村人，他是苗族第二位医学博士学位获得者。1950年贵州省卫生处（卫生厅前身）成立，张超伦博士被委任为处长，1951年6月张超伦博士被委任为贵州省卫生厅首任厅长③。1952年成立中华医学会贵阳分会，会址在贵阳市小十字（现贵阳市卫生局），理事会推选卫生厅厅长张超伦同志担任理事长，同时推选为全国理事会理事④。历任贵州省人民政府委员，西南军政委员会民族事务委员会委员；贵州省第一、二、三、四届人大代表，政协贵州省第一、二、三届委员会常委，第四、五、六、七届委员会副主席，全国政协第二、三、四、五届委员会委员、常委。1983年加入中国农工民主党，第九、十届农工民主党中央委员和常委，第三届农工民主党中央咨监委员和常委；农工民主党贵州省委第一、二届主任委员，第三、

① 参见http：//www.zs0851.org/gaoxiao/qxnzy.htm.

② 参见《威宁苗族百年实录》编委会：《威宁苗族百年实录》，贵阳：贵州民族出版社，2006年11月版，第255页。

③ 参见《威宁苗族百年实录》编委会：《威宁苗族百年实录》，贵阳：贵州民族出版社，2006年11月版，第25页。

④ 参见钱允中：《近七十年来贵州的医药卫生事业》，载于中国人民政治协商会议贵州省委员会文史资料研究委员会编：《贵州文史资料选辑》（第十二辑），贵阳：贵州人民出版社，1982年11月版，第6～28页。杨锡寿：《记中华医学会贵阳分会》，载于政协贵阳市委员会文史资料委员会、贵阳市卫生局合编：《贵阳文史资料选辑》[医卫专辑（上）]第三十九辑，1993年11月，第94～101页。

四届名誉主任委员。[①] 可以说，1949 年前由外国教会学校培养出来的吴性纯和张超伦两位医学博士为当代中国民族医药卫生事业作出了不可磨灭的贡献。

新中国成立后，党和国家培养出大量专心从事民族医药卫生事业方面的人才，他们在贵州民族医药卫生事业发展历程中做出了不可磨灭的贡献。据不完全统计，在贵州从事民族医药卫生事业比较突出的专家学者主要有：

吴定元（1886—1991 年），又名吴桂桂，侗族，光绪十二年（1886 年）二月出生于湖南省沅州府芷江县利溪六脚寨，民族主任医师。一岁随父母移居今剑河县柳州镇柳堡，后移居公田村。定元自幼聪明，祖上九代行医，得传真谛，其医术得天独厚；又由于他勤奋好学，几十年孜孜不倦，锲而不舍，月积年累，终一方名医；再者，由于他不耻下问，博采群芳和善于总结自己的实践经验，形成了一整套别具一格的颇具民族特色的诊疗方法。他擅长儿、妇科和推拿，对内、外科也有一定的造诣。定元年幼随父看病、采药，耳闻目睹，遂产生了当医生的强烈愿望。12 岁丧父后，他一边给人做工，一边习医。14 岁时，村里请来了一位李世勋先生，李既行医又任教，定元拜于门下，不但与李学文化，还同他学医术。四年出师，但他并不满足。之后，他继续拜师学艺，只要有一技之长的草医，他都不耻下问，几十年如一日。定元除重视向民间草医学习外，还重视学习书本知识。他头上常绾着发髻，活像一尊古老的泥雕塑像。但他工作、学习都比一般人更发奋，且与世无争，即使在“知识越多越反动”的岁月里，他也一如既往，从不放过研读医书的机会。有时甚至闭门研读至深夜，读到高兴处，朗朗有声，旁若无人。

1959 年 4 月，定元以 72 岁高龄入柳川镇医院（后改柳川区卫生院，最后改为县民族医院），作为编外中草医生。由于年事已高，上级不让入编，医院为其单立一本帐，让其自负盈亏。不料，年底，他的收入大大超过其支出十几倍，医院扣除管理费，把多余的收入付给他，他分文不取。不几年，他把结余全部贡献给医院，医院将此款买了一幢木房，作为医院门诊部。定元一生行医看病，总是随喊随到，随到随诊。不分贵贱尊卑，不顾个人安危，有钱人请得动他，无钱人也请得动他。对一些极端贫困的老百姓，他往往就施舍性医疗，因而深受群众爱戴。民国十年（1921 年）秋，县内部分村寨发生瘟疫，死很多人。他不畏传染，应请去外村抢救病人，村里人警告他说：“你再去就不准你回村！”他以救死扶伤为天职，对村里人晓以大义，置个人安危和本村意见于不顾。他从医 80 余年，经手治疗的患者千千万万，无从统计。1983 年经人统计一年就有 5 千余例，日平均 14 例。从全国慕名而来的更是不知多少，远有东北、新疆，近有湖南、四川，在近有省内县外，人们总是痛苦而来，满意而归。1986 年 2 月，一位来自山西省太原市铁道部技工学校的学生——杨再春，患泌尿系结石，在太原铁道医院住院治疗一个月，未愈，长途跋涉转到剑河县民族医院，经定元辨证施治，服药 3 天，腰痛、尿急、血尿等症状缓解，服药 21 剂，结石排除。有的不能亲自到县就诊，就用信函联系索药，取方，他不是告之以方，就是寄去药物。以信函求诊者多达 19 个省市。

定元能识各种中草药上千种，常用 500 余种，能熟记药物的性味功能 200 余味。他所用中草药，全为自采、自晒、自己加工炮制。无论天晴下雨，寒冬炎夏，也不管深山莽原、悬

① 参见《威宁苗族百年实录》编委会：《威宁苗族百年实录》，贵阳：贵州民族出版社，2006 年 11 月版，第 241 页。

崖陡坎、峡谷险溪，更不怕毒蛇、猛兽，只要采挖中草药的季节来临，他便带领徒弟们上山采药，几十年来，他跑遍了全县的沟沟岭岭，山山水水。除了大量采集野生中草药外，定元还喜欢在房前屋后栽种一些应急药物。这些药材，还可以供观赏，病人来诊，垂手可取。

定元喜务实，而不投虚名。在他 90 寿辰那天，医院安排一点酒菜，准备为他祝寿。当酒席备好后去请他时，他却闻讯早回避了。派人四处寻找也找不到他的踪影，直到入夜时分他才回家。原来，这一天他躲进附近的一座砖瓦窑内静思己过——反思母亲生他的艰难，养育之深恩。1986 年二月初四是他的百岁大寿，人们都互相转告，要为这位寿星祝寿。定元闻讯后，即写出“辞贺寿告示”，并张贴在街上，谢绝大家的好意。但仍阻拦不到人们对这位寿星的崇敬。贵州省、州、县卫生局和县人民政府、县政协的领导都前去为其祝寿，并赠送了“寿德同辉”等金匾，卫生部也为定元发来贺电。

积 80 余年之临床经验，定元的医术已经达到了相当高的水平。1988 年 6 月被晋升为民族主任医师。其医疗实践经验已经整理汇集成册，定名为《草木春秋》（其意是他一生都与草草木木打交道），分儿、妇、内、外、推拿等部分，计 10 余万字。1991 年 4 月 21 日定元悠然与世长辞，享年 106 岁。定元生前为剑河县人民代表、县政协委员、县科学技术协会顾问、中华中医学会黔东南苗族侗族自治州分会副理事长。1982 年被卫生部授予“全国卫生先进工作者”称号[①]。

罗琪琳，男，苗族，1927 年 2 月出生，贵州省六盘水黑塘人，主任医师，国际传统医药代表，中国著名苗族医药专家。罗琪琳医师 12 岁就同姑母罗庭秀跟随祖父罗正魁学医。其祖父为罗家“百草堂”第七代传人，一生在贵州省六盘水黑塘梁山高庆长冲行医，专为苗族治病。贵州罗氏“百草堂”创建于明代中期，李时珍曾亲自提名，至今已经有 400 多年的历史，罗正魁医师离世前就指定罗琪琳作为贵州苗医罗家“百草堂”第八代传人。1991 年经湖南省怀化市卫生局查实，同意“百草堂”在怀化开店门诊。除了跟祖父学医外，罗琪琳自幼喜欢草药，并且勤奋学习有关医药知识，常常跟随祖父上山采药，不怕劳累。罗琪琳 16 岁时在贵州参加地下中国共产党领导的游击队。1946 年加入中国共产党，常常为游击队员们治病疗伤。1949 年“朗代 3·3 暴动”王佐成左腹部中弹，罗琪琳为王佐成成功取出子弹头。同年底，他参加中国人民解放军，之后，常常为部队首长和战士们诊治伤痛。在工作期间还为困难职工、群众免费治病，共计 23 500 人次。1961 年，罗琪琳在湖南省安江航运公司担任队长时，船长鲁贵生生背花，他无钱住院，罗琪琳免费为他开刀动手术，免除痛苦。几十年来在各个岗位上他都在刻苦钻研民族民间医学，识别中草药 3000 多种，并培植大大小小的药源。罗琪琳医师深入中医医理医法，治疗疑难杂症得心应手，以阴阳为标本、四诊合一、五色八纲确定病情，按本草五味下药，药到病除，行医 60 年无差错。罗琪琳医术高、医德好，在半个世纪内共为 30 000 多人免费看病，在怀化 16 年内治愈 18 000 多例，许多患者愈后送来锦旗、牌匾以示谢意。慕名拜师者不计其数，他言传身教培养 21 名徒弟早已出师，百草堂后继有人。

作为“传统医学师承和确有专长”人员，1998 年，罗琪琳参加由国家统一组织的医师资格考试合格，取得执业医师资格，并被确定为中医主治医师，是我国苗族医药学界著名的

① 参见贵州省剑河县地方志编纂委员会编：《剑河县志》，贵阳：贵州人民出版社，1994 年版，第 112～114 页。

为数不多的师承民族医药人员执业医师。1999 年被国家收入《中国人才辞典》及《科学中国人·中国专家人才库》；1999 年全国民族民间第八届医药研究会在昆明召开之际，“蛇莲风金汤”480 例揭秘，被专家评为优秀论文，由四川人民出版社出版。2000 年，其论文《三百鬼灯九金汤》由香港九洋国际出版社《中华特色医药金鉴》发行，获得二等奖。2000 年，由中华人民共和国医药管理局、世界卫生组织联合推荐，参加了中国北京国际传统医药大会；2000 年 9 月，参加北京天然药物研究开发论坛，并获北京天然药物研究开发论坛“优秀成果奖”。2000 年 8 月参加了湖南中西医结合学会民族医药专业委员会，被评为先进名医会员，并被录入北京《华夏英杰》丛书；2000 年 11 月，其论文“马牛鬼骨八金汤”获《国际东西方医学优秀成果经典》金奖，并于 2001 年发表在《中国民族医药通讯》第三期；2001 年被录入《中国名院名医名药》丛书及《中外名人辞典》；2001 年 9 月，被录入《中国专家大辞典》丛书；并受到湖北传统医学院、南京医学院、四川成都医学院等八家医学院的专家教授的赞赏。

2001 年 10 月，参加了在湖南吉首举行的全国土家族医药研究会。2002 年 5 月，由中国科学院活动中心推荐，其事迹被编入《世界优秀专家人才名典》。论文“苗药‘野牛铁虎了麦汤’治疗‘肺脓肿’（苗家称 72 症之一）”，在《中国民族民间医药杂志》第 54 期向外发表，受到患者的好评，得到专家的肯定。由中华人民共和国人事部留学人员和专家服务中心、中国医学专家国际学术会议联络办公室联合推荐，在 2003 年元月 12 日参加德国首都柏林召开的“国际医学创新成果交流及远程诊疗技术研讨会”，其论文“苗药野牛铁虎了麦汤”治疗肺脓肿，通过这次会议得到组委会的认可，获得“优秀成果铜奖”。“七白马牛羊鸡汤”在临床上治疗肝病得到了患者的好评，一些治愈患者亲自送来了锦旗以示谢意。此论文经专家评定为“优秀论文之一”。由《中华名医》杂志社发表刊登在 2003 年第七期的“中医世家 120”栏目中。2003 年 11 月 8～10 日，全国苗医药学术研讨会在贵州龙里召开，10 日受大会委托罗琪琳在大会上做了《苗医药的起源》的学术报告，学术报告由中央人民广播电台 2003 年 12 月 9 日 11 点向全国播出。会议期间，贵州省原省长，全国人大常委会民族事务委员会原主任王朝文同志亲切接见了老苗医罗琪琳，并为其题词“大力弘扬苗医苗药，为各民族健康作出贡献”以示勉励。

2004 年入选国家卫生部主编的《中国卫生事业与社会经济发展》大型画册第 232 页里面，并获得荣誉证书。2005 年 1 月由重庆市中医院来函邀请参加 2005 年 6 月 12 日在重庆市召开的 2005 年全国民族民间医药学术研讨会，由大中华世界杂志社出版，授予大会优秀论文特等奖。奉献八代祖传苗药秘方“金鸡龙凤汤”给大会揭秘。2005 年 4 月 10 日由中国医药研究会推荐参加在北京举行的“2005 年医学交流大会名医学术成果风采”会，由世界华人医学联合总会授予“中华东方国际名医”胸章一枚。2005 年 8 月 6 日由中国管理科学研究院推荐被中国民族医学科学院聘任为中国民族医学科学院苗医学荣誉博士学位。2006 年 5 月 18 日由中国新闻文化促进会推荐参加 7 月 1 日在人民大会堂举行的党魂——共和国杰出人才庆祝中国共产党建党 85 周年大型系列活动，授予党魂——共和国杰出人才贵宾卡一块、胸章一枚、奖人民币 500 元、水晶台等 8 项荣誉奖品。贵州苗族“百草堂”第九代传人，即罗琪琳主任医师的小女儿——湖南怀化市狗崽冲“贵州苗药店”民族医药专家李德秀主治医师在医疗实践中参照祖传秘方，加上她自己的刻苦学习，于 2008 年研制出了独具特色的“苗药拔罐真空放血疗法”，对于治疗肩周炎、头痛、腰痛、腹痛各种扭挫伤等，一次见效。李德秀医师与她的侄女除了其独特的“苗药拔罐真空放血疗法”外，还治疗常见病，如内外科（包括骨伤科）、儿科、五官科和妇科等，并且治疗许多疑难杂病，比如神经性头痛、腰椎间盘突出骨质增生、胆肾尿路结石、急慢性肝炎、慢性胃炎、十二指肠溃疡、梅毒、淋症、前列腺炎、风湿关节炎、类风湿、顽固性妇科各种炎症、不育不孕症、毒虫蛇咬伤等。[①]

陆科闵，男，彝族，1928 年 11 月出生于贵阳，主任医师，国家医药监督管理局专家库专家，贵州省医药监督管理局苗药评审专家，贵州省黔东南苗族侗族自治州民族医药研究所首任所长。1949 年毕业于贵阳高级医士职业学校，同年参加中国人民解放军，考入贵州省军区医学专科学校，1952 年 6 月毕业，在军队从事医务工作。1956 年转业到地方从事卫生防疫和行政管理工作，1981 年后从事民族医药的调查与研究工作。1984 年组建黔东南苗族侗族自治州民族医药研究所并任所长、研究员。20 多年来，陆科闵先生长期深入苗家侗乡调研民族医药，收集和记录民族医药文献资料 200 多万字。在大量文献资料的基础上，对苗族医药、侗族医药进行了系统地整理研究，先后出版了《苗族药物集》（1988 年版）、《侗族医学》（1992 年版）、《中国少数民族医药大系（侗族医学篇）》（2000 年版），陆科闵、王福荣主编的《苗药方剂学》（2009 年版）。《苗族药物集》是中国境内苗族医药的第一部专著，它结束了苗族医药过去单靠口传心授的历史，它的出版使得苗族医药成为继藏、蒙、维、傣、彝之后的第六个得到国家有关部门认可的民族医药体系。《侗族医学》的出版结束了侗族医药学无文字记载的历史。发表论文《嘎娄陡佳》（《中国民族民间医药杂志》，2006 年第 4 期）、《黔东南民族医药初探》（《黔东南社会科学》1985 年 5 期）、《苗族医药理论体系概述》（《中国民族民间医药杂志》，2000 年第 6 期）等[②]。

邱德文，男，汉族，教授，博士研究生导师，1966 年毕业于贵阳中医学院，1981 年获得中国中医研究院硕士学位，全国方剂专业委员会常务委员、全国中药专业委员会委员。毕生致力于中药复方研究、苗药研究及其产业化，曾经获得国家级教学成果二等奖、第 12 届中国图书奖、首届中华医学科技进步奖二等奖、全国优秀科技图书二等奖、贵州省科技进步三、四等奖、贵州省图书一等奖，已经完成国家自然基金课题“罐疗提高药物透皮率研究”，贵州省科委重点课题“苏长史茱英汤作用机理及制剂关键问题的研究”。其他课题有“《中华本草· 苗药卷》”，“苗药大果木姜子高新制剂的研究”，“茱萸汤镇痛作用机理与药效物质基础相关研究”，“米槁精油滴丸的研制”，“苏长史茱英汤制剂学研究”，“苗药金铁锁化学成分及药理作用研究”，“吴茱萸系列药对物质基础和药效相关性研究”。2005 年 12 月贵州科技出版社出版了由贵阳中医学院、贵阳省中医药研究院、贵阳省中药现代化科技产业协调领导小组办公室编纂，贵阳中医学院邱德文、杜江主编的《中华本草·苗药卷》。2006 年 6 月中医古籍出版社出版了由贵阳中医学院邱德文、杜江、夏同珩主编的《中华本草·苗药卷·彩色图谱》。主要论文有：《〈中华本草·苗药卷〉》（邱德文，吴元黔，《贵阳中医学院学报》，2006 年第 3 期）、《苗药的开发研究及其前景展望》（邱德文，李建银，《中国民族民

① 本资料由贵州苗族“百草堂”第九代传人，罗琪琳主任医师的小女儿：湖南怀化市狗崽冲“贵州苗药店”民族医药专家李德秀医师提供和笔者的调研。并参见田华咏，杜江主编：《中国苗医史》北京中医古籍出版社，2008 年版第 214～215 页。

② 参见田华咏，杜江主编：《中国苗医史》，北京：中医古籍出版社，2008 年版，第 216 页。

间医药杂志》，2002 年第 5 期）[①]。

陈德媛，女，1940 年出生，贵州省中医研究所研究员。长期从事中医及苗医药研究，从 20 世纪 80 年代中期开始对我国苗族医药进行田野调查，广泛搜集苗族医药资料，发掘苗族医药、医方、医技，对苗族医药文献进行搜集整理。由陈德缓等人合著的《苗族医药学》一书，于 1992 年由贵州民族出版社出版发行。全书 42.6 万字，该书为我国第一部苗族医药综合著作，为我国苗族医药事业的发展奠定了科学理论基础。陈德缓研究员还撰写有关苗族医药学术论文多篇，公开发表或在相关专业会议上交流[②]。

冉懋雄，男，1941 年出生，土家族，重庆人，贵州省中医药研究所研究员。国家食品药品监督局 GAP 检查认证组专家、中国自然资源学会天然药物资源专业委员会委员、担任贵州省中药现代化专家咨询组专家等社团职务。冉懋雄长期从事中药和苗医药研究，在苗药研究上造诣很深，撰写了数十篇民族医药学术论文，为我国苗族医药事业，特别是苗药的产业化开发作出了突出贡献。其代表著作有：包骏、冉懋雄主编的《贵州苗族药物研究开发》（贵州科技出版社，1999 年）。主要学术论文有：《苗族医药探源论》（《中国民族民间医药杂志》，1999 年第 4 期）、《略论贵州苗族医药的发展历程与医理方药特色》（冉懋雄等，《中国民族民间医药杂志》，2000 年第 1 期）、《贵州民族医药走向市场与前景展望》（《中国民族民间医药杂志》，2000 年第 5 期）、《苗族医药中的放血割脂疗法》（冉懋雄等，《中国临床医生》，2001 年第 5 期）、《贵州苗药新发展》（《中药材》，2001 年第 5 年）、《苗族医药中的敷烫疗法》（冉懋雄等，《中国临床医生》，2001 年第 7 期）、《苗族医药中的针疗》（冉懋雄等，《中国临床医生》，2001 年第 6 期）、《苗族族源于苗族医药溯源探讨》（《中国民族民间医药杂志》，2002 年第 5 期）、《贵州民族医药及苗药产业的特色与蓬勃发展》（《贵阳中医学院学报》，2003 年增刊）、《略论苗药学基础》（《中药研究与信息》，2004 年第 1 期）、《贵州苗药研究评价与产业化发展》（《中国现代中药》，2006 年第 3 期）、《论苗族医药与非物质文化遗产保护》（贵州省文化厅 贵州省非物质文化遗产保护中心编，罗运琪主编《守望与思考——贵州省非物质文化遗产的传承与保护》，贵州民族出版社，2009 年 6 月版）[③]。

谭学林，男，贵阳中医学院教授，硕士研究生导师。长期从事中医药发展史及苗医药发展史教学与研究。主要学术论文有：《贵州苗族药开发应用简史》（《中国民族民间医药杂志》，2001 年第 2 期）、《苗族早期医药活动特点初探》（《中华医史杂志》，2000 年第 2 期）、《贵州苗族药开发史概要》（《贵阳中医学院学报》，2003 年增刊）、《从苗族用火遗风看其早期医疗保健成就》（《中华医史杂志》，1998 年第 1 期）、《苗医熏蒸疗法》（《家庭中医药》，1996 年第 3 期）等[④]。

顾崇国，男，1948 年 2 月 19 日生，侗族，退休后为贵阳市修文县六广镇杏林诊所主治医师，中国民族医药学会会员，中国民族医药学会侗族医药专家委员会顾问，世界执照中医协会会员，中国特色医疗学会会员，中国中医促进会会员，泰国医事顾问。1965 年就读于贵州黔东南卫生学校，毕业后在侗乡当赤脚医生，1972 年贵阳医学院就读，以成绩优异被

① 参见田华咏，杜江主编：《中国苗医史》，北京：中医古籍出版社，2008 年版，第 217 页。

② 参见田华咏，杜江主编：《中国苗医史》，北京：中医古籍出版社，2008 年版，第 217～218 页。

③ 参见田华咏，杜江主编：《中国苗医史》，北京：中医古籍出版社，2008 年版，第 218 页。

④ 参见田华咏，杜江主编：《中国苗医史》，北京：中医古籍出版社，2008 年版，第 219 页。

留校任教，从事病理生理学教学科研及附属医院的临床工作，历任助教、讲师、副教授。从医 40 多年来一直潜心于民族医药尤其是对侗族医药技术的研究。在高等医药学府，又有扎实的病理生理学基础理论知识，对研究祖国传统医学和民族特色医药带来极大方便，把现代医学及祖国传统医学与民族特色医学融为一体，在诊疗疾病中往往手到病除，起到立杆见影的效果，医风独树一帜。

顾崇国教授所创“手法戒毒”填补了在国际戒毒领域中“手法戒毒”的空白，所著论文《点穴治疗戒断综合征 33 例》曾参加 2002 年在美国洛杉矶召开的“世界创新医学”大会上宣读。《中国针灸》2001 年第 6 期也登载了该论文。独创的侗药“恩都桑”对治疗中老年常发的心脑血管疾病，杂症及急性白血病等有特殊疗效，论文《用复方恩都桑对 112 例中老年患者治疗的临床效果观察》发表于 2000 年 12 月《美国中华临床药学杂志》。顾崇国所创的指针经络疗法对诸多痛症及急症（急腹症）可立即止痛、急症消除。1969 年开始研究足疗，比国外早 15 年。顾崇国的足疗法不仅用于保健，还用于临床急症，如肠梗阻一般不用开刀，仅用足疗法即可解除肠梗阻。其足疗还可以治妇女痛经，疼痛发作时一次治疗马上止痛并从此不再痛经。所著论文《顾氏指针经络疗法》曾参加 2003 年首届世界自然医学大会并获金奖。所研究的“侗酒”保健酒，由于对妇女颜面色素斑祛斑、隆乳并治疗妇科诸多疾病，延缓更年期等效果显著，于 2002 年曾获日内瓦国际博览会金奖及亚洲新技术博览会金奖。此外，还有 10 多篇论文发表于省内外学术杂志上。

40 多年来，顾崇国对民族医药的研究尤其在对癌症治疗的研究中，所选抗癌药先做动物试验，观察对癌症动物模型（在动物身体复制人类癌症）动物是否有效，再在自己身上试用体验是否对人体有毒副作用（因动物对某些药物的敏感性与人不一样）。为尝药曾数次药物中毒住院抢救或全身起水泡脱皮，或肾损伤出血尿血，或急性咽喉水肿呼吸困难，或气管插管或剧烈呕吐腹泻几经危及生命。优选的抗癌草药对人无任何副作用的确起到了对癌症患者延缓生命的显著效果，对治疗肝癌、肺癌等效果尤佳。2006 年贵州电视台曾摄有专辑《侗医顾崇国》得以播放。

顾老研究的悬针疗法：先找好痛点，银针不进皮肤，加热处理后疼痛立即减轻或消失，对治疗椎间盘突出症、腰腿痛、肩痛、脚痛效果特佳，对大多数病患者均起到针到痛除的作用。鼻炎，虽是小病，也很恼人，医家也视为难治之症，但侗医只需用鼻炎拔毒散塞鼻 2～4 天炎性毒水拔出流完 80%以上患者不再复发，乃是侗药一绝。

在有显著疗效的民族药物中，还有对妇女乳腺增生症、乳腺癌、子宫肌瘤、颜面色素斑等妇科杂症，延缓妇女更年期、男性性功能障碍等，甲肝、乙肝、酒精肝、肝硬化、肝硬化腹水等肝病，脑出血、心梗塞、脑梗塞等中风后遗症，骨质增生、腰腿痛、椎间盘突出症，强直性脊柱炎、肩周炎、风湿、类风湿、股骨头坏死等骨病的药物，以及对皮肤带状泡疹初期可立即止痛、3 日可愈，胃炎、胃溃疡等结肠炎消化道疾病，肺结核、泌尿道结石、水火烫伤等均有特殊药物治疗。

由于顾老亲自研究的民族医药技术独具特色，国内不少报刊杂志均对其事迹加以报导：《光明日报》1997 年 7 月 28 日刊载的《侗族“神医”顾崇国》；北京《健康时报》2003 年 3 月 14 日刊载的《老年性杂症的老星——侗药》；《健康报》1996 年 8 月 9 日刊登的《以指代针，摩脚治病》；《贵州日报》2002 年 6 月 10 日刊登的《用双手为患者解除病痛》；《贵州内参》1996 第 22 期刊载的《侗医“神手”顾崇国》；《贵州民族报》1995 年 5 月 1 日刊登的

《不用针药手到病除》；湖南《怀化日报》1997 年 2 月 15 日刊登的《能人传真，神奇的侗家"手指疗法"》；《贵州日报》1997 年 1 月 13 日刊载的《不懈的追求》；贵州《文史天地》2004 年刊载的《研岐黄之术，行济世之功——访侗族神医顾崇国》；等等，实事求是地报道了侗族医药专家顾崇国的医疗事迹。中国第一任中医局局长、中医泰斗吕炳奎老先生曾为顾崇国医师题词"研岐黄之术，行济世之功"[①]。2011 年 5 月 18 日，侗族医药专家顾崇国主任医师应中央电视台邀请前往北京作"发展侗族医药"的讲座，不久，其讲座内容被用 6 种语言面向全世界 149 个国家播放，引起了世界人民的极大关注。顾老为民族和国家争得了不可磨灭的荣誉[②]。

杜江，男，汉族，1959 年出生于贵州织金县。贵阳中医学院教授、硕士研究生导师、学科带头人。1982 年毕业于贵阳中医学院药学系，同年分配到原贵州省中医研究所从事科研工作，历任研究室主任、副所长、所长等职务。现任贵阳中医学院药学系系主任，贵州省中医药研究院民族医药研究所所长、中国民族医药学会常务理事、中国民族医药学会苗族医药专家委员会主任委员；中国中医药学会临床药物评价专家委员会委员；中国医史文献学会委员（理事）；贵州省民族医药学会会长；贵州省中医药学会常务理事。主要从事苗族医药基本理论、民族药的研究与开发方面的工作。曾获得国家级、省部级奖科技进步奖 7 项。主持编写《土家族医药》、《中华本草·苗药卷》、《中华本草·苗药卷·彩色图谱》等专著和《中国苗药史》、《苗医基础》、《苗医药发展史》、《苗语》等著作。发表研究论文 80 多篇，代表作主要有：《苗医的组方原则及方剂特点分析》（《中国民族医药杂志》，2006 年第 5 期）、《苗医用药的特点浅谈》（《亚太传统医药》，2007 年 1 期）、《苗药产业发展中的资源保护问题》（《贵阳中医学院学报》，2003 年增刊）、《贵州民族医药科研及开发现状》（《贵阳中医学院学报》，2003 年增刊）、《苗医"四大筋脉"学说的探讨》（《中华中医药杂志》，2006 年第 10 期）、《贵州苗族医药研究与开发概况》（《世界科学技术——中医药现代化》，2005 年第 2 期）、《贵州民族医药文献整理工作情况简介》（《医论集锦（中国中医药学会第八届中医药文献学术研讨会论文集）》2005 年 9 月）、《加强民族医药人才培养，支持民族医药产业发展》（《实用中医杂志》，2008 年增刊）、《民族医药调查的基本方法》（《中国民族医药杂志》，2008 年第 6 期），等等。[③]

文明昌，男，苗族，1955 年出生，大学本科学历，主任医师，硕士研究生导师。现任黔南州民族医药研究所所长，全国民族医药重点专科学科带头人，黔南州中医院副院长。同时兼任：中国民族医药学会常务理事，贵州省民族医药学会副会长，黔南州苗学会副会长，黔南州药学会常务理事，黔南州中医学会、中西医结合学会副会长，贵州省民族医药学会副秘书长，贵州省中西医结合学会常务理事，中国发展战略研究会研究员，贵阳中医学院、黔南州医学高等专科学校特聘教授，贵州省中医外科专业委员会委员，贵州省民族民间医药研究会理事、副秘书长，黔南州执业医师考区首席主考官，黔南州卫生顾问、卫生专家。

文明昌于 1992 年、1996 年、1998 年分别被评为"黔南州优秀知识分子"、"科技优秀

---

① 2011 年 7 月 21 日晚上，顾崇国主治医师在电话中亲自将这一大好消息告诉笔者。

② 本资料系贵阳市修文县六广镇杏林诊所主治医师顾崇国于 2011 年 4 月 7 日晚上 21 点发电子邮件给本书作者。

③ 参见田华咏，杜江主编：《中国苗医史》，北京：中医古籍出版社，2008 年版，第 219～220 页。

人才”、“黔南州十大杰出青年”；1999 年为首届贵州省中青年科技人才奖获得者，2003 年评为贵州省第五届民族团结表彰大会先进个人，分别受到省委、省政府表彰；贵州电视台多次报道了他的优秀事迹。在科研方面，开展科研项目 10 余项，多项获奖；撰写科研学术论文 80 余篇，分别刊登在全国医学核心杂志上。主要论文有：《苗药肾康灵汤治疗肾小球肾炎 40 例》（《贵阳中医学报学院》，2003 年第 3 期）、《苗族医药治疗牛皮癣 188 例临床观察》（《贵阳中医学院学报》，2003 年第 2 期）、《贵州省黔南州民族医药研究所的发展概况》（《贵阳中医学院学报》，2003 年增刊）、《苗医苗药单验方应用浅析》（《中国民族医药杂志》，2004 年第 1 期）、《苗医苗药单验方应用浅析》（《中国民间疗法》，2004 年第 11 期）、《苗药烫伤油治疗 140 例烧烫伤临床观察》（《中国民族医药杂志》，2005 年第 6 期）、《论黔南苗医药特色》（《中国民间疗法》，2006 年第 2 期）、《黔南苗医药对疾病的认识分类和命名初探》（《云南中医学院学报》，2006 年第 1 期）、《黔南苗医诊病概述》（《中国民族医药杂志》，2007 年第 3 期）、《自拟苗药消斑汤治疗黄褐斑 600 例》（《中国民族医药杂志》，2007 年第 6 期）、《黔南州苗族医药养生保健重在医护治食结合浅析》（《首届全国民族医药养生保健学术研讨会论文集》，2010 年 11 月于中国怀化），等等。其中有 20 余篇参加全国性学术会议，获得优秀论文奖；多篇评为州科协系统优秀论文奖，多次被评为“黔南州科技先进个人”，2006 年被评为“中国百名基层战略创新杰出人物金像奖”。在抗击“非典”工作中成绩显著，又被评为医院先进个人、都匀市“抗非”先进个人。2007 年，在振兴中医、推动中医药教育工作中，成绩突出，获国家中医药管理局“科技优秀工作者”荣誉称号。他撰写的《黔南苗医药》一书获 2006 年黔南州科技二等奖。《黔南苗医秘验单方》获黔南州科技三等奖。2008 年文明昌被贵阳中医学院聘为硕士生指导老师，系黔南第一位选录在贵阳中医学院优秀校友代表百名基层院（局）长榜录上的人。

多年来，文明昌坚持工作在第一线，擅长运用苗药治疗牛皮癣、湿疹等常见病、多发病、疑难杂症，经他治愈的有 8 万多人次。他介绍，黔南苗医把牛皮癣分冷、热、燥三类进行施治，原则为偏冷者用热药，偏热者用寒药，偏燥者用润药。他运用苗族的疗法和验方，通过内服、外擦、外洗、熏蒸、血疗等方法治疗牛皮癣，疗效明显。如治疗风热血燥牛皮癣和血虚风燥牛皮癣，前者滋阴凉血、除湿润燥，后者凉血解毒、清热活血，从而达到治疗牛皮癣的目的。临床治疗近 200 例，有效率为 90%。

他在工作中能认真学习党的理论知识，贯彻执行党和国家民族方针政策，重视和支持民族工作，积极帮助少数民族地区进行经济建设。特别是在民族医药工作方面，他运用地道中草药、民族药治疗常见病、多发病有独特疗效。他的病员来自北京、上海、浙江、广西、广东、四川、云南、福建、湖南等全国各地，经他治愈的有 8 万多人次，深受广大伤病员的好评。20 多年来，他坚持到三都、荔波、平塘、独山、都匀、贵定等县采集民族药、中草药，多年采收各种药 30 吨左右，在临床应用中发挥了治疗的特色优势。同时，他在采集中，还积极帮扶边远贫困山区群众建立临床用药基地，鼓励广大群众利用农闲时间采集草药，并负责专门购买，积极为贫困学生解决书本费等问题。

经过几十年的努力，他已将医院原来的草医科发展成为黔南州民族医药研究所，并设有 7 个专科专病诊室，即：皮肤疾病专科，内、儿杂病专科、骨伤病专科、腰腿痛病专科、风湿病专科、草医疮疡专科，还设有病房及特色美容专科 1 个。成为临床、教学、研究、培训工作于一体的研究所，并收集民族民间秘验方 100 多个，科学配制临床有效方药 20 多种，完成历年来对全州民族医、个体医、一技之长医务人员考试考核和培训工作，带教大专中院校实习生、进修生、毕业生1000多人次，完成近年来全州中医、中西医临床执业、助理医师500多人技能考试、考核工作，得到省卫生厅、中医药管理局、州卫生局领导的好评[1]。

龙运光，男，侗族，1950年5月出生，原籍天柱县坪地镇，大学毕业，主任医师，曾任黔东南苗族侗族自治州民族医药研究所所长。现为中国民族医药学会常务理事，中国民族医药学会侗族医药专家委员会副主任委员，《中国民族医药》和《黔东南医药》杂志编委，贵阳中医学院和黔东南民族职业技术学院客座教授，贵州省民族医药学会常务理事，黔东南州医学会常务副理事长，黔东南州弘扬民族医药研究所所长，黔东南便民民族医院院长，黔东南州药学会民族医药学分会会长，黔东南州青少年科普学会常务副理事长，兼任黔东南州中药材产业现代化办公室副主任；黔东南州医学会医疗事故鉴定专家库专家。2008年1月被聘为中科院贵州省政府天然产物化学重点实验室客座研究员。1967年12月～1971年4月在解放军昆明部队当兵，1971年5月～1972年8月在黔东南州防疫站工作；1972年9月～1975年9月在贵阳中医学院医疗系读书；1975年10月～1984年2月在州卫生局工作；1984年3月～1993年5月在州中医院工作任副院长。因从小就跟随伯父学习侗族医药知识，从上山认药、采药、跟随伯父为民诊病施药，以后又拜师学习，从部队退伍回来后一直应用侗医药方法技术为民疗疾；对民族医药十分热爱，因担心家族和师父传授的侗医药技术方药失传，便放弃在州中医院担任副院长和竞选院长的丰厚条件，主动要求调到当时条件极差、没有办公房和业务用房、经费非常困难的州民族医药研究所，专门从事民族医药的挖掘整理研究工作。1993年5月27日经州委常委会研究批准，州委组织部于5月28日下文同意调入州民族医药研究所，于1993年6月14日正式到州民族医药研究所报到上班工作至今。

龙运光编辑出版了《侗医吴定元小儿推拿经验》，与贵阳中医学院汪毅教授合编（龙运光任副主编之一）出版了《中国苗族药物彩色图集》；已编写出版了《侗族药物方剂学》、《侗族常用药物图鉴》、《黔东南州中医、民族医医生名录》（第一集）几本民族医药书稿；正在编写的有《侗医吴定元（草木春秋）书稿整理研究》、《侗医诊断学》（暂定名）、《侗族医药经验方集》（暂定名）等民族医药专著。发表了《侗族预防医学思想初探》、《苗族药物类别和命名方法研究》、《侗医方剂学的形成与发展》、《侗族药用物种》、《黔东南民族民间医药防病治病的传统方法》、《独特的侗家水井与侗民族文化发展群体防病意识的探讨》和《侗族生活习惯与养生保健文化浅析》等民族医药专业论文20余篇。先后承担了国家中医药管理局、贵州省科技厅、省中医药管理局、州科技局等部门下达的民族医药科研课题12项，已完成8项，正在实施的有4项。主持建成了全国第一个苗族侗族药物标本库，收藏了全州的植物、动物、矿物等药用标本2400多种；制作药物标本13 000多份。已基本查明全州药用物种2830多种，为指导黔东南全州中药材民族药材的种植和发展，以及开发研究民族药产品等发挥了积极的作用。同时，标本库建成后，接待了原国家卫生部部长张文康，国家知识产权局张勤副局长，国家商务部、科技部、国家中医药管理局、中国医学科学研究院药用植物研究所、全国人大常会委民族事务委员会的有关领导、专家学者，以及广西、

[1] 参见<A href='http：//www.100md.com'>百拇医药网</a> 原文链接：http：//www.100md.com/html/200907/2300/0318.htm 和田华咏，杜江主编：《中国苗医史》，北京：中医古籍出版社，2008年版，第222页。

湖南、上海、广东、深圳、云南等省市和本省各有关部门的领导、专家学者的考察和参观，接待了世界银行官员 Nicor 及 Valerie 的考察，还接待了来自加拿大、芬兰、越南、南非、几内亚等有关药学专家、学者的考察和参观。得到国内外有关专家、学者及同行的赞扬和认可，为宣传黔东南州的民族医药文化和民族医药资源作出了一定贡献。

在开发研制民族医药方面，龙运光也做了许多的工作，主持研究民族药新药——“枫荷除痹液”产品（2004 年已升为国标药），由贵州安平民族制药厂生产销售，每年产值已达千万元；研制出康复乙肝散、消炎排石散、咽炎散、侗医抗癌胶囊、肤康胶囊、康肤酊、消肿止痛酊、药枕、腰痛药酒、苗家康泰药包、侗医痈疡散、侗医降糖散、止汗散、口溃散、小儿厌食散、侗医修溃胶囊、消疲药浴方、养颜药浴方、养颜胶囊、痛风散等 20 多个自用制剂（因缺乏经费未办制剂批文，但都在临床应用，具有安全有效、毒副作用低等特点）。积极挖掘民族传统医药宝库，在本所综合门诊部开办了侗族医药专科、苗族医药专科、蜂医学疗法专科、侗医骨髓炎专科；在天柱县开办了天柱精神病研究室、天柱侗医精神病专科医院等专病专科。这些民族医药专科在治疗各种肝病、中风偏瘫、骨髓炎、类风湿、精神病、癫痫、妇科等疑难顽症方面独具民族医药特色。他接洽了来自北京原国家财政部综合司司长，现任国务院派驻中国农业发展银行监事会主席丁先觉（患类风湿性关节炎，治疗两个疗程共 20 天，现在一切正常）、国家财政部机关党校副校长张雅君（患类风湿性关节炎，治疗 30 天，现在一切正常），以及江西美术出版社张叠峰主任（患类风湿性关节炎，治疗 60 天，现在一切正常）。还有来自陕西、江苏、湖南、广东、深圳、云南、四川、重庆、广西等省市、区及本省各地、州慕名前来求医的各种肝病、癌症、肝硬化腹水、白癜风等疑难杂症的病人达千余例，为宣传弘扬黔东南民族医药起到了积极的促进作用。

在培训民族医生工作方面，龙运光也做了不少的工作。1984 年参加了州卫生局举办的全州中医、民族医生培训班带教（上山传授认药知识）；2004 年 10 月应邀为剑河县药监局与贵阳中医学院联合举办的药学大专班讲授民族医药概论和推拿按摩、中医妇科学课程。2005 年 12 月参加了州卫生局举办的全州民族医从业许可培训班，主讲民族医药概论知识。2008 年 1 月主持完成了州卫生局举办的全州民族医从业许可培训班的组织管理，授课内容、课程安排以及授课老师的确定、理论考试、技能考核等全部工作，亲自编写民族医药讲授内容及讲课。从 1998 年开始，亲自培养学生 3 人，带有徒弟 2 人（系其子女）。

龙运光教授应用中医学、民族医药理论为指导，擅长治疗甲、乙、丙型肝炎和肝肿瘤、肝硬化、肝硬化腹水、癌症（早期和手术后康复）、糖尿病、胃肠炎、胃及十二指肠溃疡、慢性口腔溃疡、妇女月经不调、不孕症、子宫肌瘤、卵巢囊肿、带症、漏证、小儿消化不良、厌食、腹泻、汗症、皮肤瘙痒、白癜风、银屑病、风湿性关节炎、类风湿性关节炎、痛风、慢性腰腿痛、肺结核等常见病和疑难杂症。

因工作表现突出，龙运光教授曾荣获“五好战士”嘉奖，当选为凯里市第二届人大代表，两次荣获全州“科技系统先进工作者”、“州直机关优秀党员”，当选为州政协第九届委员会委员；1999 年荣获贵州省“五一”劳动奖章，2000 年荣获贵州省先进工作者称号，2006 年荣获全国中医药科技管理优秀工作者；1989—2006 年期间，荣获省、州科技进步二等奖 3 项，州科技进步三、四等奖 8 项；1994 单位荣获全州科技系统先进单位；1996 年单位荣获贵州省卫生系统科研先进集体；1996 年所党支部荣获州直机关（1994—1996 年度）先进党支部；2006 年获黔东南州中医药现代化科技产业建设先进个人；2006 年获贵州省科协系统先进工作者；2009 年被评为贵州省名老中医。2007 年他主持工作的黔东南州民族医药研究所得到国家民委、国家中医药管理局表彰，荣获全国民族医药科研先进单位①。

龙道元，男，1956 年出生，苗族，贵州省锦屏县偶里乡人，高中文化程度。龙道元出身在苗药世家，是龙家祖传秘方的第九代传人。五岁开始学医，随祖母在本乡本土行医治病，22 岁高中毕业就当起了“赤脚医生”，90 年代初期终于走出山寨到广东行医。

龙道元医师旗开得胜的第一例是为广东省普宁市某货运站老板陈学中治好了医院治不好的脑部恶性肿瘤。随后，在陈某的支持下，两人在普宁市合伙开办了首个治疗“疑难杂症”诊所，治好了不少“疑难杂症”患者。龙道元在广州、深圳、汕头行医多年，由于行医资质达不到相应标准，龙道元不能在省外独立开办诊所，他只好返回家乡行医。即使如此，龙道元仍坚韧不拔，坚持行医，服务群众。

龙道元行医 30 多年，专治癌症、白血病、类风湿、中风后遗症等疑难病症，享有很好的声誉。黔东南自治州人民政府发现龙道元苗药治疗恶性肿瘤的奇迹后，于 2006 年 10 月 10 日在凯里主持召开了“苗药治疗癌症暨民族医药研究开发座谈会”。特邀国务院研究中心、中华民族医药学会等单位和部门的负责人、专家、学者以及 20 位癌症康复人士到会座谈。听取了龙道元关于治疗癌症的介绍和康服病人的现身说法以后，大家对龙道元利用祖传苗药秘方治疗癌症的疗效给予了充分肯定。

2006 年在黔东南州人民政府的支持鼓励下，龙道元回到州府凯里创办了黔东南元宝苗药治疗癌症研究中心，担任中心的法人，而后又参加与组建“黔东南苗药治疗癌症康复医院”，担任业务院长。为了大力开发黔东南地区苗医、苗药资源，发展黔东南自治州民族医药产业，2008 年，龙道元在凯里办起了一所“黔东南苗医医院”，2009 年扩建，改名为“新华大地苗医肿瘤（黔东南）医院”，并担任业务院长。2010 年龙道元同中国残联、中国红十字会、武警总医院合作治疗癌症和白血病病人。

“传承古朴苗药，为普济天下苍生；一切为了病人，为了病人的一切”，这是龙道元的初衷和发展目标。龙道元最善于医治白血病人，因为白血病可以通过血液化验得出对比数据，苗医医治有没有效、有多少效一目了然，病人也容易对苗医产生信任，这有利于病人的治疗和康复。“他医过的许多白血病例，究竟有怎样的医疗效果，无一不是从最后血液化验结果得以证实的”。龙道元利用苗药祖传秘方，行医 30 多年，医治了成千上万患者的疑难杂症，特别是晚期癌症和白血病的病人，事迹生动感人，可歌可颂②。

龙步明，男，侗族，1963 年 4 月 11 日生于贵州省三穗县，民族医师。1970～1976 年，在三穗县贵秧小学读书；1977～1980 年间就读于三穗县第一中学；1980～1983 年，在三穗县第一中学高中部读书；1984 年至今从事个体中西医业务。1996 年 12 月，获得湖北省职改办初级评委会内科医师职称；同年由湖北省卫生厅颁发医师资格证书。1997 年 8 月，经黔南州卫生局中医统一考试（审查）先后获得《中华人民共和国医疗机构执业许可证》、《国家医师资格证》和《执业证》。1997 年至 2007 年，在 10 年的勤奋努力和名师的指点下，被“中

① 本文主要来源于 ww.5zzy.com/viewthread.php?tid=4504；以及笔者 2010 年 11 月 26-29 日参加在湖南怀化市召开的首届全国民族医药养生保健学术研讨会期间对龙运光教授的采访。

② 本资料主要来源于贵州省凯里市新华大地苗医肿瘤（黔东南）医院主任医师龙道元院长之助理于 2011 年 2 月 27 日发送给笔者的电子邮件。

华医学临床研究医学会”、“全国著名特色医疗专家鉴定委员会”等权威医学机构认定为特色医疗专家。有关龙步明医师的曾被刊登在《中国民族民间医药》2008 年第 5 期和《黔南日报》2008 年 12 月 22 日第八版，《贵州日报》和中央电视台等多家媒体都有报道。在黔南布依族苗族自治州和都匀市人民政府的大力支持和帮助下，龙步明医师在都匀市先后创建了龙云诊所、龙旭诊所、民族民间中草医聚贤堂和黔南州民族药业开发有限公司。除此之外，他还在丹寨县人民政府的支持下，与出身于中医世家的曾桂忠一起在丹寨县创建了丹寨民族医药研究所、丹寨县民族中草医院和丹寨县民族药业发展有限公司。龙步明医师在这些医药事业中实际负责主要工作。

龙步明医师从事医疗工作近 30 年来，积累了坚实的理论基础和丰富的临床经验，利用业余时间撰写民族医药心得，在国家级医药卫生期刊杂志上发表了《利用侗族民间古兰迎汤治疗乙型肝炎 18 例》（《中国民族民间医药》2008/01）、《利用侗族民间草药为主自拟“盘龙汤”治疗骨质增生 58 例》（《中国民族民间医药》2008/09）、《盘龙骨刺汤丸治疗颈腰椎骨质增生疾病》等 10 余篇论文和专题报告，受到广大医学界专家的赞誉。2009 年应邀参加全国第三届侗族医药学术会议，其论文经中国民族医药学会专家评审，荣获优秀论文证书，并获得三等奖。龙步明医师出生在中医世家，得到了他父亲和多位名师的指导，主张中西医结合，博采各家之长，以理论为指导，临床疗效为标准，积极探索新的诊疗方法。在苗侗民族医药的基础上，龙步明医师通过多年的亲身实践，精益求精，多次改处方，并且自己拿药实验，多次昏倒在医院，龙步明医师与曾桂忠最终于 2007 年共同成功研发出两种民族新药——治疗痛风的“盘龙痛风丸”和治疗颈腰椎骨质增生的“盘龙骨刺汤丸”。这两种新药在 5000 多例省内外患者临床应用中，药效迅速，疗效良好，深受广大患者的好评，并取得了比较好的社会效益和经济效益。总之，龙步明医师与他的同事在痛风、颈腰椎骨质增生、乙型肝炎、子宫肌瘤、白血病、淋巴结核和心血管等疑难杂症有独特的治疗方法，一般 1～2 疗程见效。

刘书华，男，苗族，1957 年 4 月生。1978 年 8 月毕业于贵阳医学院药学专业，同年 8 月分配至黔东南卫生学校从事药理学教学，2002 年 5 月与原单位一起合并升入黔东南民族职业技术学院，继续从事药理学教学和药学专业的有关课程教学。现为药理学教授，国家注册执业药师，黔东南州药学会副理事长，药理学专业委员会主任委员，黔东南民族职业技术学院学术委员会医学专业委员会主任。在 32 年的教学研究生涯里，共对中职护理、民族医士、口腔、助产、爱德基金班、药剂专业的 5000 余名学生，上课达 6000 余学时。从 2002 年起，增加了对大专层次的教学，共对药学、口腔医学技术、护理专业的 1000 多名学生进行了授课。主要讲授的课程有：中职：药理学；拉丁语；药品市场学；药物制剂与设备。高职：药理学；药品营销技术；药剂学。教学效果受到学生和同行好评。1987 年被黔东南州人民政府评为优秀个人。与此同时，刘书华还撰写、发表了以下论文：《苗药道否纳栓剂的毒性学实验研究》（《时珍国医国药》，2007 年第 18 卷第 12 期）；《苗药窝嘎抗炎镇痛作用的实验研究》（《中国现代医药杂志》，2007 年 5 月第 9 卷第五期）；《一种中药抗菌洗液杀菌效果与毒性试验观察》（中国消毒学杂志，2007，24（6）：530-532）；《贵州省三级医院心血管系统常见病治疗的药物经济学评价与分析》（《黔南民族医专学报》，2007 年 4 期）；《贵州省消化系统常见病的药物经济学评价与分析》（《西北药学杂志》，2007 年 2 月）；《苗格郎软膏的药效学实验研究》（《中华中医药杂志》，2008，增刊）；《苗药复方阿金彩液的主要药效学实验观察》(《中国药物与临床》，2007，7（12)：930-932)；《民族传统药物的特点与研究方法探讨》(《黔东南民族职业技术学院学报（内)》，2007第2期)；《剖析药业发展中的高职药学教育》(《黔东南民族职业技术学院学报（内)》，2008 第 2 期)《高职药学教育与黔东南区域经济发展关系初探》(《黔东南日报》，2009年3月14日)；《黔东南州非处方药销售模式的探讨》(《黔东南民族职业技术学院学报（内)》，2009年第1期)；《围绕市场开辟实习就业基地，实现职业教育的可持续发展》(《黔东南民族职业技术学院学报(内)》，2009第3期)。由刘书华著、主编、主审及担任副主编出版了以下13部著作：《药理学》(主编)，西安：第四军医大学出版社，2008 年版；《药理学实验教程与学习指导》(主编)，西安：第四军医大学出版社，2009年版；《药理学基础知识分析与训练》(主编)，贵阳：贵州科技出版社，1992年版；《社区常见病的中西药治疗及其分析》(主编)，贵阳：贵州民族出版社，1997年版；《药理学》(主审)，贵阳：贵州民族出版社，2000年版；《药理学》(副主编)，贵阳：贵州科技出版社，1995 年版；《药理学》(副主编)，北京：中医古籍出版社，1998年版；《药理学》(编委)，上海：华东科技大学出版社，1991年版；《拉丁语》，自编教材；《现代教育科学研究》(副主编)，呼和浩特：内蒙古科技出版社，1999 年版；《制药化工过程及设备(第二版)》(副主编)，北京：科学技术出版社，2009年版；《药物学基础》(副主编)，宁夏人民教育出版社，2009年版；《药品营销技术》(著)，校本教材，2010年版；等等。其科研项目主要有：2001～2003 年贵州省级课题《贵州省三级医院常见病治疗的药物经济学评价与分析》(第二负责人)。2008年院级课题：《以行业能力需求为引导，面向职业岗位群，构建实践教学体系》，并获得学院三等奖。院级课题《药品行业各岗位能力要求与高职药学课程内容对应研究》等都已结题。除此之外，刘教授还承担了4项关于黔东南民族医药技术开发或技术服务（培训）项目。主要有：为贵州信邦中药发展有限公司独立开发苗药雷公山牌苗家人系列3个品种》；为黔东南州苗山苗族药物制品有限公司合作开发苗药苗山牌系列6个品种；受SFDA委托，培训药学从业人员300人，全部合格。为黔东南苗圣堂民族药业有限公司独立开发苗药苗格郎牌系列品种4个[①]。

张有碧，侗族，现在贵州省凯里市西门街67号张有碧侗医诊所，系世界针灸联合会会员，中国侗医药针灸专家，中华医学临床研究治疗中风偏瘫、风湿、类风湿性关节炎、痛风特色专科医疗专家，国际特效医术研究会核心医术医药专家，中华人民共和国执业中医师，2009年担任首届天柱县民族医药学会会长。2000～2009年出席在北京召开的“国家大型医药学术研讨会”，曾与原国家中医药管理局局长吕炳奎、崔月犁、钱信忠等国家领导人座谈研究中国传统医药；2007 年出席世界针灸学术会，并与世界针灸学会会长、世界针灸界联合会主席邓良月合影，并在大会上毫不保留地向世界各国代表们深刻交流了个人绝方绝技。

杨文华老中医（以下简称“杨老太”)，女，1932 年出生，现住贵州民族学院教职工家属区内。杨老太的外公生前是贵阳有名的老中医，有三个女儿，无儿子，他就把祖传下来的中医秘方传给杨老太的妈妈。杨老太的妈妈则把其祖传秘方传给儿子，不愿意传给女儿。她妈妈每次外出采药，只带杨老太的兄弟们一起去。而杨老太从小对中医很感兴趣，常偷偷远远地跟在他们的后面，等他们采药走后，就赶紧跑到她妈妈刚才采药的地方去看究竟是什么草药。这样，时间长了，她心里记下了不少的草药名，也懂得了一些采药的方子。在杨老太小时候，一旦她的小伙伴遇到一些小病小伤的，她就照着她偷偷学来的药方上山把药采回来，

① 本资料主要来源于刘书华教授2011年3月18日发送给笔者的电子邮件。

多次试着给小伙伴们用，结果，每次都给他们有帮助，这给杨老太继续偷偷跟妈妈学祖传中医增添了不少的信心。除了跟她妈妈学外，她还看了不少外公祖传下来的中医书籍和其他医学书籍，因此，在前辈的医学基础上，杨老太又有了自己的医药特色。如今，每当有人前往杨老太家去看病时，她不只是给病人看病开药，还告诉病人："人想活得身体好，平时保养很重要。""病人不忌嘴，医生跑断腿。""药不投方，哪怕你吃药几箩筐。"杨老太告诉笔者，她首先给病人开的药是排毒药，等把体内的毒排得差不多了，再开补体补气血不足之类的药。她常说，中药需要慢慢来，急不得，这样才能解决根本问题。杨老太常常告诉笔者：当医生最要紧的是要有良好的医德，没有医德的医生是要不得的。杨老太不但在治疗内科、儿科、妇科、外科、耳鼻喉科和骨伤科等方面的疾病有独特的疗法，而且也治愈了不少的肿瘤、癌症病人。不过，对于前往她那里看病的癌症病人，如病人没有正规医院的病理检查报告，杨老太是不会给他们看病开药的。如今，前往杨老太家看病的，不仅有贵州省内的病人，还有来自深圳、香港和台湾等外地的病人①。

松桃县的龙瑞敏教授，北京大学化学系理学博士、美国印第安纳州 BAS 公司博士后研究员。1997 年被国家人事部、卫生部、中医管理局聘为"全国著名老中医专家学术经验师承导师"。天然产物分析研究专家龙虹（1970—），贵州省玉屏县人，她的研究方向主要是对天然产物的分析。她的研究对建立有效且适合我国国情的分析方法来检测、控制中草药质量有着极其重要意义。她研究的是我国的国宝之一——中草药，它不但是一种传统文化，而且使其数据有科学依据，保证其安全、有效、稳定，使之早日进入国际市场，为人类的进步和发展做贡献。龙虹独立完成或参与研究的项目主要有：《强力生发灵液中非皂化物的分析》、《现代中药研究与应用》、《毛细血管电脉用于头孢菌素的纯度分析色谱》等。

除了以上民族医药专家外，还有 2006 年 12 月 10 日入选央视感动"第十七届中国十大杰出青年"的从江县雍里乡大塘村民族乡村女医师李春燕、织金县金家坝苗族医师吕世祥等。

进入 21 世纪，贵州民族医药教育又有了新的发展。因为民族医药专业教育的开展不仅是民族医药可持续发展的人才保证，还使民族医药朝着规范化、科学化的方向发展，层次迅速提高、影响也迅速加大，受益民众无不欢心鼓舞。因而，民族中等、高等医药教育事业的形成和发展无疑能起到促成进民族和谐深入、稳定、持久的良好作用。

贵阳中医学院为了适应苗医药发展的需求，2001 年与贵州省中医研究院合并，成为一所集教学、科研、医疗和产品开发于一体的高等中医药学府。学院现设有医学、药学、针灸推拿、护理、医学人文 5 个系 11 个本科专业；5 年制中医、中西医结合、中医骨伤、针灸推拿、农村中西医结合专科、中药炮制专科。学院设有民族医药、中医基础等 10 个研究所。

以苗医药为代表的民族医药是贵阳中医学院的特色学科，在国内处于领先地位，苗族医药教研室是在该院的民族医药研究所抽调师资于 2006 年 6 月 5 日正式组建的。民族医药研究所前身为贵州省中医研究所民族医药室，成立于 1984 年，主要从事民族医药理论、民族医药的生药学、民族药的化学和单验方的筛选等基础性研究工作。20 多年来，致力于苗族医药调查和文献整理，研究苗族医学的哲学思想、病理观念、诊断治疗、用药理论、组方原则等相关内容，同时利用现代科学手段对苗药的作用机理、苗药的化学成分、药理作用及制剂工艺等方面做了大量的研究工作，为苗族药的科学化、现代化和深入开发打下良好基础，

① 此资料系笔者亲自访谈所得。

对于指导苗医的临床实践、合理用药以及产品开发都作出了突出的贡献。

2006年贵阳中医学院正式举办了中药专业苗药班，首次实现了苗医药的本科教育[①]。该院苗医药专业是以突出贵州民族医药资源优势，结合贵州省苗药产业化的实际需要，培养既懂得中药的有关知识和技能，又熟悉苗族医药的基础理论、用药经验和思维方法的苗医药专业人才，为苗药研究后继乏人、改变贵州省苗族聚居地区苗医药人才奇缺的状态而开办的。设置课程共45门，四年制总学时2736学时。贵阳中医学院苗族医药教研室现有专职教师4人（教授2人，副教授1人，讲师1人），兼职教师2人（主任药师1人，副教授1人），外聘教授1人。该教研室承担苗医药基础理论、苗族资源学、苗族语言学、苗族医药史及苗族文化概论等六门课程的教学工作，共承担234课时。该教研室教学研究人员主要有杜江、田振华、胡成刚、赵能武、潘炉台、张敬杰、李锦平等[②]。

为了不让历史悠久的贵州民族医药在我们这一代衰落消失，能继续为民族地区的卫生保健事业服务，改变旧的医学传承模式，走高等教育之路已迫在眉睫。而我们国家历来十分重视民族医药事业，为深入贯彻落实十七大报告中关于切实加强民族医药事业发展的精神，国家中医药管理局等11个部门于2007年年底联合发布了《关于切实加强民族医药事业发展的指导意见》的重要文件，即国中医药发[2007]48号文件。《指导意见》强调“切实加强民族医药继续教育工作。各地要充分利用现有的民族医药资源，依托各民族医药医疗、教育、科研机构，建立一定数量的民族医药继续教育基地。继续做好全国各民族医药专家学术经验继承和优秀民族医临床人才培养工作”。从全国的民族医学教育来看，西藏、青海、吉林等省、自治区早就创办了民族医药高等院校，甘肃中医学院设立了藏医系，有的院校还招收研究生和留学生。从我们周边的情况来看，形势也是喜人、逼人的，湖北民族学院也早已招收民族医学方面的硕士研究生。2007年贵州省教育厅顺应了历史的发展，在黔教民发[2007]41号文件里明确同意遵义医学院从2007年起举办“少数民族班”，面向贵州省边远贫困地区农村招收少数民族学生，实施本科层次学历教育。42号文件明确同意黔南民族医学高等专科学校从2007年起举办“少数民族班”，面向贵州省边远贫困地区农村招收少数民族学生，实施专科层次学历教育。并就两所院校的招生条件和范围做了明确而细致的规定，即贵州省50个国家扶贫开发工作重点县、三个民族自治州所属县、11个自治县，符合报考条件的少数民族考生，同等条件下户籍为农村乡（镇）的考生优先录取。目的在于积极引导少数民族班学生毕业后回乡（镇）就业，贵州省各级政府的民族医药卫生措施有力地促进了民族地区医药卫生事业的发展。

为了将来贵州民族医药高等教育有更好的发展势头，贵阳中医学院派出胡成刚教授参加2010年12月2日在广西中医学院召开的“第一届全国民族医药高等教育高峰论坛”，与会专家分别就蒙医药、傣医药、苗医药等民族医药高等教育的发展情况及经验做了交流，同时，还就成立“全国民族医药高等教育学会筹备会”交换了意见和提出了倡议。

① 参见袁黔华，杜江：《贵州民族医药的发展与民族和谐》，《贵州民族研究》，2008年第5期。

② 参见 http：//219.141.36.145/school/Article_Print.asp?ArticleID=3796，2010年8月27日。

第七章　贵州民族医药的开发与利用

20世纪80年代以来，全国各地对苗族药物研究从资源到开发都做了大量的工作，取得了显著成绩，特别是苗药的研究开发，贵州省已成为我国民族药研究的龙头之一，与藏药并驾齐驱。苗药与藏药是我国两大民族药产业。

第一节　贵州民族医药开发的政策依据

从党的十一届三中全会以来国家颁发的关于民族医药工作的文件名称来看，其中的措辞不仅越来越明确，而且越来越强烈，由“关于……的意见”到“加强……的通知”，再到“关于进一步加强……的意见”，然后到“关于切实加强……的指导意见”；从发文的部门来看，第一次由卫生部、国家民委印发，到由国务院办公厅转发卫生部、国家民族事务委员会，然后到由国家中医药管理局、国家民委印发，再到由国家中医药管理局、中华人民共和国国家民族事务委员会、中华人民共和国卫生部、中华人民共和国国家发展和改革委员会、中华人民共和国教育部、中华人民共和国科学技术部、中华人民共和国财政部、中华人民共和国人事部、中华人民共和国劳动和社会保障部、国家食品药品监督管理局、中华人民共和国国家知识产权局11个部委联合颁发；从文件的内容来看，1983年颁布的《关于继承、发扬民族医药学的意见》谈到了1949年以来民族医药工作的发展和目前存在的问题，即认识不足，重视不够；民族医队伍后继乏人，民族医药学濒于失传；民族医药机构数量少，规模小，设备差；民族药的供应渠道不通，药品短缺十分严重。因此，提出了今后民族医药工作应当注意的以下六个方面：一是加强领导。首先要提高对民族医工作的认识。二是为继承和发扬民族医药学并为其发展提供必要的物质条件。三是加强民族医药机构的建设，努力培养一支有较高水平的民族医队伍。四是加强民族医药的发掘、整理、提高工作。五是搞好民族药产、供、销的管理工作。六、加强管理，畅通渠道，重视民族药物的开发利用。1984年颁发的《关于加强全国民族医药工作的几点意见》明确指出民族医药在社会主义建设事业中应有的地位和作用，并强调要加强民族医药机构的建设，努力培养一支有较高水平的民族医队伍，加强民族医药的发掘、整理、提高工作，要采取措施，解决民族医用药问题。1997年2月19日国家中医药管理局、国家民委颁发了《关于进一步加强民族医药工作的意见》，意见指出：民族医药事业发展过程中依然存在着这样一些相当突出的问题：某些地区或部门的负责同志对民族医药工作的重要性认识不足，政策不落实；已经建立的民族医药机构设施条件差、功能不完善，处于濒临倒闭的边缘；民族医药继承工作抓得不够，一些宝贵的民族医药遗产面临被断送的危险；院校教育的教学内容比较单一，培养出来的学生独立开展工作的能力较差，高水平的科研成果很少；民族药物的供销渠道尚不畅通。为进一步做好民族医药工作，保障各族人民的健康和繁荣祖国医药学，适应民族地区经济建设发展的需要，必须努力发掘、整理和提高民族医药学遗产。并且认为，应着重解决好六个方面的问题：一、提高认识，加强领导，开创民族医药工作的新局面；二、合理规划，以点带面，建设好一批重点民族医药基地；三、抓住关键，培养人才，造就一支高素质的民族医药队伍；四、突出优势，健全功能，加强民族医药医疗机构的内涵建设；五、科技先行，加强协作，促进民族医药科研工作的稳定发展；六、加强管理，畅通渠道，重视民族药物的开发利用。2007 年 10 月 25 日，国家中医药管理局、国家民族事务委员会等 11 个部委发布了《关于切实加强民族医药事业发展的指导意见》，就发展民族医药事业，明确提出了以下七点：一、发展民族医药事业的工作思路和工作目标；二、推进民族医药服务能力建设；三、加强民族医药人才队伍建设；四、加强民族医药挖掘继承和科研工作；五、加强民族医药知识产权保护和药用资源保护利用；六、完善发展民族医药事业的政策措施；七、加强对民族医药工作的领导。2011 年 3 月国务院总理温家宝代表国务院在十一届全国人大四次会议作政府工作报告，提到要重视保障改善民生中，推进医药卫生事业改革发展时强调指出："大力发展中医药和民族医药事业，落实各项扶持政策。"而 2005 年 9 月 23 日贵州省第十届人民代表大会常务委员会第十七次会议通过的《贵州省发展中医药条例》，则标志着贵州省委、省政府已将中医药、民族医药事业依法纳入政府经济社会发展规划之中，将中医药事业费纳入政府财政预算，并采取多种形式，帮助、扶持和发展民族医药事业，鼓励高等、中等中医药教育机构设立民族医药专业，培养民族医药人员。

以上这些政策与条例的出台，有力地促进了民族医药事业的发展，尤其为贵州民族医药的开发与利用带来了政策上的大力支持。

第二节　贵州民族医药产业化的历程

民族药业作为医药产业的重要组成部分，改革开放 30 年来，备受贵州省各级政府的高度重视。贵州省在抢救、传承和开发贵州少数民族医药，特别是苗族、布依族、侗族、土家族、彝族、水族、仡佬族、毛南族等几个贵州少数民族的医药方面做了不少工作，并取得了可喜进展。民族药物的开发利用问题早在 20 世纪 80 年代就已提到议事日程，贵州除了省府贵阳启动了民族医药的产业，由于经济比较落后，贵州的民族自治地区还谈不上民族医药的产业化问题。1984 年，贵阳市开始开发生产民族药。2000 年来，制药产业逐渐成为贵阳市后续支柱产业。其中，以苗族为主的产业集群异军突起，发展迅速，成为我市经济发展的重要力量。苗药是苗族人民长期与疾病斗争的过程中，使用、研究和总结并代代相传下来的祖传秘方，是以苗族医药理论为指导的药物及其制品。可以说，贵阳市民族药业，就是以苗药为代表的特色药业。随着 2002 年贵州省 154 个苗药品种成功上升为国家标准品种以及 GMP 认证制度的实施，贵阳民族药业发展进入一个崭新的阶段。贵阳市新近公布的数据显示，2007 年贵阳市年销售额超亿元的单个药品达到 10 种，全部都是苗药，其中同济堂生产的"仙灵骨葆胶囊"年销售额达到了 4.5 亿元。贵阳市苗药企业目前已成为贵州省苗药企业的"生力军"。据了解，贵阳药业现不仅拥有 96 个民族药（苗药），占全省的 70%，还拥有 36 个国家中药保护品种。苗药一直是贵阳药企的"核心竞争力"，贵阳药企八成以上的利润都来源于苗药。贵州民族学院客座教授、贵州宏宇产业集团总裁柴立先生介绍，他们集团就已经获得第一个国家专利的苗药，并研制成功第一个全天然婴幼儿沐浴侗族产品，正在实施研究第一个瑶池 SPA 的瑶族养身项目[1]。

贵阳市把发展民族制药工业作为发展现代民族制药科技产业的工作重点，在政策、用地、资金等方面重点给予倾斜和扶持，建立了"统一规划、统一基础设施建设，统一建设标准、统一管理、统一服务"的"五统一"医药工业园区的体制和运行机制，全市先后建设了乌当东风、修文扎佐、清镇东门桥、小河、息烽永靖、花溪羊艾等工业医药园区，吸引益佰、万顺堂、新天、远程、汉方、维康、恒霸、英利、同济堂等 74 家制药企业落户医药工业园区进行生产经营。经过多年的建设和努力，初步形成以贵阳为中心的民族药制药产业带。1999 年 12 月和 2003 年 6 月，分别组织贵阳市药业赴香港开展商贸活动，提高了贵阳药业的知名度。2007 年 3 月，贵州同济堂制药股份有限公司在美国纽约挂牌上市，融资 1.1 亿美元，成为我国第一家在境外上市的制药企业，是我省首家在境外上市的生产企业。可以说，贵阳已初步形成开放、竞争、有序的民族药市场体系[2]。

黔南民族医药研究所皮肤病专科于 2006 年 4 月荣获全国民族医苗医皮肤病重点专科；苗医药治疗（牛皮癣）银屑病内服、外洗外搽也获准国家中医药管理局"十一五"重点研究专科专病项目，苗医药治疗带状疱疹为本科独道，内服、外搽加穴疗有特效，同其他治疗相比更优越；苗药治疗湿疹亦有满意疗效，为重点病种协作单位。黔南民族医药研究所除大力开展总结临床经验工作外，还积极从事科研项目，其中就有 6 项通过省、州专家技术评审和鉴定。中草药大黄冰片酊治疗面游风临床研究，获得黔南布依族苗族自治州科技进步奖三等奖，治疗神经性皮炎、湿疹、头癣等有比较好的疗效；白癜风临床研究运用苗药配方内服外搽治疗成千上万病人，得到广大患者好评，目前列为国家民族重点专科病研究范围的协作组单位；民族中草药外洗治疗痹症 203 例临床总结，获得黔南布依族苗族自治州科技进步奖；苗族医药治疗牛皮癣 188 例临床总结，获得黔南布依族苗族自治州第三届自然科学优秀论文二等奖。以上几种专科药在黔南布依族苗族自治州中医院应用，每年为医院争创 100 多万元，临床实践证明有其独特疗效，准备开发进入市场。其中，有两个产品已经进入市场，前景看好。从民族特色研究来看，黔南民族医药研究所皮肤病专科开发的苗药具有两大功能：一是治疗，二是保健，比如苗药面及宁、苗药康复灵治疗色素性疾病有较好疗效，现已进入临床和市场，治疗效果和经济效益都比较好，贵州省卫生厅已下文投入生产[3]。

黔西南州制药工业是 20 世纪 90 年代中期以来发展的新兴工业，并已成为黔西南州的后续支柱产业之一。随着基础设施建设的推进和经济实力逐渐增强，黔西南州形成了"大区位、大通道、大资源、大市场"的新格局，投资环境得到明显改善。州内一些企业家及外来投资者抓住这一机遇，充分利用黔西南州化学合成深加工及民族民间传统医药的优势，投资创办制药企业，使黔西南州制药工业形成了"大输液、小片剂、小针剂、膏贴剂"的多方位发展的格局。

到"十五"期末，黔西南州规模以上医药工业企业发展到 9 户，分别是天地药业公司、

① 参见柴立：《苗侗瑶传统医药体系概述》，该文系柴立先生于 2010 年 9 月 8 日下午在贵州民族学院第 5 行政会议室作的专题报告。

② 参见吴桂华，王历等：《贵阳市民族药业发展的思路》，《贵阳市委党校学报》，2009 年第 2 期。

③ 本资料系笔者 2009 年 11 月 6 日在黔南布州民族医药研究所调研采访所长文明昌主任医师进所得。

华圣制药有限公司、圣都药业公司、苗药制药有限公司、心意药业公司、云峰药业公司、渝生药业公司、吉仁堂中药饮片厂及荣昌氧气厂。另有飞龙雨公司、苗王健康产品有限公司、贵州山君生物工程有限公司、苗家医药保健品有限公司及吉仁堂药业等企业在进行中药保健品的开发生产。

黔西南州共有天地（大容量注射剂）、华至（小容量注射剂）、云峰（片剂、胶囊剂、颗粒剂、鼻喷雾剂、盐酸氮卓斯汀原料合成）、圣都药业（片剂）、苗药药业（巴布剂）、心意药业（片剂、胶囊剂、颗粒剂、气雾剂、酊剂）、渝生药业（片剂）等6家药业16条生产线已通过国家药监局GMP认证。全州药业生产品种有80余个，包括化学药品和中成药（民族药），剂型有原料药、大输液、小水针、片剂、胶囊剂、颗粒剂、气雾剂、鼻喷雾剂、散剂和膏贴剂等。其中，云峰药业公司盐酸氮卓斯汀（原料药、片剂、鼻喷雾剂）为国家二类新药，渝生药业“三七丹参片”为中药九类新药，心意药业公司“花栀清肝颗粒”、“复方栀子气雾剂”和苗药膏贴剂品种是具有自主知识产权的民族药品种。

在产品开发上（包括新产品开发和已有国家标准产品的移植生产），进行临床前研究的有苗药、心意两家的苗药膏贴品种12个，华圣药业的“热解速”中药注射剂，宜安堂药业的“汗立停胶囊”，吉仁堂药业的治疗乙肝类中药“清肝颗粒”，渝生药业的“蒲苡颗粒”（癌复康）、胃宁胶囊等；进入临床研究和申报工作的有渝生药业的“痔比舒胶囊”、菊黄上清含片、强身颗粒、益肾养阳颗粒，圣都药业“清开灵泡腾片”、“氨麻美敏片”、“愈酚维林片”、“匹林咖敏片”、“替消唑片”、“安钠咖片”、“赖氨酸磷酸氢钙片”、“复方对乙酰氨基酚片（Ⅱ）”、“复方金刚烷胺基比林片”、“双唑泰阴道泡腾片”、“西地磷酸苯丙哌林泡腾片”和天地药业的“氟康唑”等。地道中药材基地建设的品种主要有金银花、环草石斛、小叶榕、小花清风藤、倒提壶、栀子、板蓝根等。基地建设主要以龙头企业为依托，以科技为支撑，采取公司+基地+农户模式进行。此外，作为保健食品和香料发展的食药两用品种有薏仁米、生姜、砂仁、花椒等。

在计划经济体制下形成的三级批发格局基本打破后，新的有效的医药流通体系正在建立。全州共有医药批发企业5户，即州药品采购供应站、鸿泰医药有限责任公司、吉仁堂药业公司、安龙县康庄医药公司和兴仁县顺风医药公司，有药品零售企业300余家。医药商业企业正在推进GSP认证工作。

心意药业公司通过对原兴义制药厂进行收购重组，实现了医药工业存量资产的整合。天地药业公司进一步完成了公司产权划分。州药品采供站完成了公司的体制改革，在州医药公司批发经营资格基础上组建了鸿泰医药有限责任公司。大家康健药业与州药品采供站进行了联合重组。吉仁堂药业通过组织培养生产石斛苗，突破了石斛种植中种苗繁殖的瓶颈；云峰药业公司、天地药业公司、华圣制药有限公司、苗药制药有限公司、心意药业公司、渝生药业公司等通过与省外科研部门联合，进行新产品的开发。已有3个国家二类化学新药（盐酸氮卓斯汀）获得新药证书及生产批文；有1个三类中药新药、1个四类化学新药即将获得新药证书及生产批文；另有10余个移植品种获得生产批文。

2000年，黔西南州医药工业总产值为3200万元，利税总额为390万元；2001年，全州完成医药工业总产值6758万元，实现税收384万元；2002年，全州医药工业总产值15 171.4万元，销售收13 385.55万元，完成税金及附加879.2万元；2003年，全州医药工业总产值12 042.21万元，完成税收605.15万元。2004年，全州医药工业总产值11 083.11万元，销售产值 10 914.54 万元，完成税收 490.7 万元。2005 年，全州医药工业总产值 19368.68 万元，销售产值 20 273 万元，完成税收 1021 万元，实现利润 1192 万元。“十五”期间黔西南州医药工业生产总值年均增长高达 35%①。

在新产品开发方面，黔东南苗族侗族自治州民族医药研究所也做了不少工作。1993 年以来，黔东南苗族侗族自治州民族医药研究所所长陆科闵主任医师参加了贵州省苗族医药的地方标准（临床、药理、毒理）制定及苗药开发审批工作，2002 年陆科闵作为贵州省专家参加了国家食品药品监督管理局“苗药升级为国家级新药”的申报审理工作。经过多年的努力，黔东南苗族侗族自治州民族医药研究所共获得了《伤痛液》、《通络贴》等七个产品生产的正式批文。黔东南苗族侗族自治州民族医药研究所在苗族医药特别是理论方面做了大量的工作。2005 年 10 月，联合国教科文组织对我省苗族医药颁发了该年度的“可持续最佳文化实践”奖。该所在国内完成了苗药对幽门杆菌、结核杆菌的抑制杀灭研究，取得了比西药疗效高的效果。完成了苗药对人体血液提升高密度脂蛋白，降低有害物质甘油三脂、胆固醇、低密度脂蛋白的临床、药理、毒理的研究，取得了高于目前国内及国际同类指标的疗效。完成了苗药治疗痛风，降低血尿酸的临床、药理、毒理的研究，取得了极大进展，疗效高于目前其他产品的同类指标。完成了苗药对子宫肌瘤临床、药理、毒理的研究，各方面研究都取得了高于目前其他同类产品的指标。

21 世纪以来，黔东南州委、州政府在树立和落实科学发展观，调整和优化产业结构工作中，把中药现代化科技产业的建设作为州重要的后续支柱产业之一来抓，走政策推动、市场导向、企业运作、科技支持、农民参与的发展道路。在中药材基地建设上实行标准化种植、规范化管理、规模生产、企业化运作、产业化经营的发展方式，实行公司办基地、基地联农户、产加销一条龙的发展模式，由企业对药农和市场实行一肩挑，一头连市场，一头连农户，收到了较好的发展效果。通过四年的大力培植和发展，全州中药材种植企业已发展到 17 家，中药制药企业 7 家，中药饮片加工企业 2 家，中药中间体提取企业 3 家，民族药研究机构 8 家，中药材种植面积已达到 26.79 万亩。中药现代化科技产业出现了健康发展的好势头。在民族医药产业化方面，黔东南州主要抓了以下几项工作：一是成立了州县中药现代化科技产业发展协调领导小组和办公室，加强了对州中药现代化科技产业发展的领导、指导、协调和服务工作。二是编制了《黔东南州 2003～2010 年中药现代化科技产业发展规划纲要》。明确了黔东南州中药现代化发展的指导思想、发展目标、发展重点和发展措施。三是加强了中药材种植的 GAP 技术研究和试验、示范基地的建设。截至 2005 年底，全州进行 GAP 技术研究的中药材品种有太子参、何首乌、头花蓼、茯苓、淫羊藿、钩藤、毛慈菇、冰球子、金银花等品种。到 2004 年全国通过 GAP 认证的中药材品种有 44 个，黔东南州有何首乌、太子参两个品种，是我省唯一通过国家 GAP 认证的两个品种。2005 年全国进行中药材 GAP 认证检查的 10 个品种，黔东南州有头花蓼一个品种，也是我省 2005 年唯一的品种，是目前全国苗药通过国家 GAP 认证的第一个品种。截至 2005 年底，黔东南州中药材 GAP 种植达到 5.83 万亩，占全省 9 万亩的 64.77%。四是加强中药制药企业的 GMP 改造工作。全州已有四家制药企业 6 条生产线通过国家 GMP 认证，两家中药饮片企业的 GMP 建设正在进行中。

① 参见《黔西南布依族苗族自治州概况》编写组：《黔西南布依族苗族自治州概况》，北京：民族出版社，2007 年版，第 168～171 页。

五是开展了苗药新药研究和苗药、侗药疗效试验研究工作。已进行临床前研究的苗药“痹必康”在 2006 年内获得国家临床批件。苗药“板汀佳”疗效试验已完成，可以进入临床前研究。正在进行疗效试验研究的苗药有治癌症药、乙肝药、骨髓炎药、高血压药、胃病药、痛风药、半边风药、胰腺炎药、脑痿缩药、抑郁症药等 10 多种，这些药物的研究都是世界性医药方面的难题。开展侗药疗效试验研究的有前列腺炎药（拉汉果）、癫痫病药等。这些民族药的疗效试验都取得了可喜的效果，效果是目前所有已上市中西药中所没有的。六是建成了黔东南州中药现代化科技产业信息网并与全州 16 个县市联网。七是建成了全国第一家苗药侗药标本库。收藏中药、民族药标本 2300 余种共 1.2 万份，其中，苗药标本 810 种、侗药标本 790 种。八是组织编写了全国首部《苗族医学》著作。黔东南州的民族医药理论研究，在原来出版的《苗族药物集》、《侗族医学》的基础上，从 2004 年开始，又组织编写了《苗族医学》、《苗族药物资源与分布》、《苗医基础理论》、《侗族药物方剂学》、《仫佬族药物单验方集》等五个本子。《苗族医学》2006 年 6 月份出版。《侗族药物方剂学》、《苗族药物资源与分布》、《苗医基础理论》、《仫佬族药物单验方集》在 2006 年底出版，努力为民族药的研究开发提供理论支撑。九是聘请了一批中药现代化产业建设专家顾问。州委、州政府聘请了省级专家冉懋雄，州级专家周定生、陆科闵作为黔东南州中药现代化产业建设顾问，他们为黔东南州中药现代化科技产业的建设作出了积极的贡献。十是开展了中药产业建设招商引资工作。目前，到黔东南州参与中药现代化建设的省内外企业有实质性进展的有陕西皓天、贵州信邦、贵州威门、贵州神奇、贵州同济药业等五家企业。十一是加强了中药现代化科技产业建设的技术培训。先后邀请了国家级专家 11 人、省级专家 8 人到黔东南州进行《中药材规范栽培》、《中药材 GAP 认证》、《中药新药临床研究》、《中药新药注册管理》、《中药质量标准研究》、《中药指纹图谱研究》、《中药材标准操作规程》、《保健品研究与开发》等培训班 12 期，参加培训的技术管理干部、企业和科研院所技术骨干等 800 余人。十二是争取了国家科技攻关项目的支持。仅科技系统支持的项目有 13 项，资金达 535 万元，加上发改委系统、经贸系统、农发系统、中医药系统达 1600 多万元①。

1949 年前，贵州省罗甸县因盛产艾香纳而出现了许多生产冰片的作坊；1949 年后统一规划，使该地区的冰片生产形成了一定的规模。进入 21 世纪，伴随着人们对民族医药的重视，布依药的研究开发也得到了一定的发展，如“益肝草”冲剂是布依族的第一个新药产品。20 世纪 90 年，根据贵州彝族名医黄松柏祖传治疗风湿病的秘方，经过长期临床实践研制的纯中药制剂——通风灵，由于它祛风除湿、活血通络、消肿止痛和降血尿酸的功效显著，对痛风及类风湿病的疗效确切，无毒及副作用，1996 年 10 月正式投入市场，立即受到患者的欢迎，产品迅速推广到全国。贵州高原彝药厂主要产品“通风灵”荣获 1997 年“首届国际爱因斯坦新发明新技术博览会”金奖和“1997 中国新技术新产品博览会”金奖。

1949 年以后，党和人民政府非常重视对侗族传统医药的发掘整理和开发利用，20 世纪 50 年代，天柱县组织侗医草医献方献药，用汉文整理成册，提供给基层交流学习。如袁昌益编撰的《草药集便医方》，刘跃梁编撰的《草药医方》。1977 年，天柱县远口区卫生院应用现代制药技术和设备，用水杨梅——采取乙醇提取法制成水杨梅针剂，以浸膏过程方式片剂或糖衣片，经 20 个合作社医疗站临床治疗急性肠炎、痢疾，疗效显著，曾经获 1978 年贵

① 此资料系侗族医药专家龙运光先生提供。

州省科技成果奖。八阳乡合作社医疗站将黄汉藤制成针剂，用于治疗肺炎等感染性疾病疗效很好。1959～1970 年，黎平县卫生部门从民间搜集验方汇编成册，介绍有内、妇、儿、外科验方 545 个。1985 年剑河县卫生局组织人员对该县著名侗族医生姜彦儒编写的经方医著《本草医方》整理抄印，提供给全县中医人员交流学习，产生了很好的社会效果[①]。

除了开发研究贵州民族药之外，贵州民族医药学科理论还有待进一步研究。

贵州民族医药蕴藏在贵州民族民间几千年，有许多宝贵的东西值得我们去挖掘，去探索和提高整理，以完善贵州民族医药的学科建设。贵州民族医药学科理论研究是一项系统工程，需要集中各方面的力量，特别是需要黔、湘、川（渝）、桂、滇、鄂六省市边区和全国热爱贵州民族医药的民族医药工作者和民族文化研究工作者长期的努力和大力协作，要在党和国家加强民族医药研究开发的大政方针指引下，整合黔、湘、渝、桂、滇、鄂六省市边区和全国热爱土家族医药研究的人力资源、物力资源和科研经费投资格局。在黔、湘、渝、桂、滇、鄂六省边区大量详实的调研内容中进行严谨的科学整理，以达到去伪存真、去粗取精，真正体现贵州民族医药真实、科学的学术真缔之目的。要结合现代医药科学技术研究的方法，对贵州民族医药理论进行系统化、标准化、科学化的研究。其研究的主要内容包括：（1）对贵州民族医药发展史的进一步研究；（2）对贵州民族医学诊断学的进一步研究；（3）对贵州民族医学内科学、外科学、骨伤科学、妇科学、儿科学的系统分科研究；（4）对贵州民族医学和药学的进一步研究；（5）对贵州民族医药预防保健科学的研究；（6）对贵州民族药学和常用药物品种的进一步系统分类研究等。唯有这样，才能真正建立起完整的贵州民族医药学体系。

贵州各族人民不仅创造了自己独特的医药学理论，而且创立了各种特色医疗方法和大量行之有效的单方、验方。特别是深藏在贵州山区的民族药物更是丰富多彩，贵州的动植物种类很多，生物资源十分丰富。根据 1985 年 12 月贵州省人民政府办公厅编印、刘柯主编的《贵州资源》第 4 页记载：贵州省有维管束植物 5591 种，占全国种数的 1/5，仅次于云南、四川、广东，居全国第 4 位。动物中陆栖脊椎动物有 699 种，占全国种数的 1/3。中草药植物有 2800 多种，占全国种数的一半，其中天麻、杜仲、黄连、黄草（石斛）和吴萸为贵州五大名药，在国内外市场上享有盛名。这些都是不可多得的民族中草药生态园。可见，贵州是我国民族中草药蕴藏极为丰富的宝地。所以，保护与开发贵州民族野生药物资源迫在眉睫。我们必须对贵州民族医药进行科学产业化的开发研究。其开发研究的内容主要包括三个方面：一是贵州民族珍稀地产药物的保护和科技产业化开发研究；二是贵州民族特色医疗方法的总结与应用研究；三是贵州民族医行之有效的单、验方新药开发研究。

常用地产珍稀中草药是民族医药的精髓，这些药物疗效好，需求量大，使用价值高。前些年由于民族中草药自然野生资源被过度采伐、采挖，已使一些民族中草药处于灭绝的边缘。所以，如何加强对这些民族中草药的保护，如何变野生为家种进行科学产业化开发研究，这是摆在我们民族医药工作者面前的崭新课题。通过这些年的调查研究，我们认为对贵州少数民族地产珍稀民族中草药应该进行有力保护，并进行科学产业化开发研究，使之变野生为家种。其具体品种是：竹节参、灵芝草、银杏、朱砂、天麻、杜仲、黄莲、黄草（石斛）和吴

① 参见贵州省地方志编纂委员会编，翁家烈主编，陈国安副主编：《贵州省志· 民族志》，贵州民族出版社，2002 年版，第 327 页。

荚。以上这些品种是贵州民族医常用的行之有效和珍稀的地产土家民族药，其中不少品种的资源受到严重破坏，应采取有力的保护措施。贵州民族常用药上千种，所以，研究保护和产业化开发贵州民族药是一项十分艰巨的系统工程，必须精心组织，科学规划，保护生态，突出特色，立足市场，立足长远。

贵州民族医药历史悠久、内涵丰富，不仅有完整的医药学理论，而且有较为广泛的应用基础。在贵州民族地区长期使用行之有效的单方、验方和特色医疗方法，极具市场开发前景和较大的潜在经济效益。通过这些年的调查研究，我们认为极具现代化科技产业化开发前景的品种分三个方面。

一是贵州民族特色疗法的开发品种：比如，土家族就有这样一些：①土家族医药瑰宝梵净山“九皇娘美容器”的产业化开发研究；②土家族医药珍宝“土王魔球按摩器”的产业化开发研究；③土家族医药“痛症超导新医诊疗法”产品的产业化开发研究；④土家族医药奇珍“土王长寿药枕”的产业化开发研究；⑤土家“荨麻蜇刺疗法”的产业化开发研究。二是土家族单方、验方的新药开发品种：①土王保阳长寿酒；②土娘保阳长寿露；③土王清肺止咳露；④土王赶毒伤风灵片；⑤土王赶毒保肝冲剂；⑥土王消肿百棒酒；⑦土王消癌肿痛灵；⑧土王三通尿淋清；⑨土王三通脑心康；⑩土王三通胃肠清；⑪土王风湿肿痛消；⑫土王戒毒净；⑬土王神清郁散喜；⑭土王鼻咽爽片；⑮土娘眩晕停片；⑯土民肺痨康复片；⑰土娘乐通美容宝；⑱土妹歌清润喉宝；⑲土王百消肿痛膏。三是土家族保健食品的开发品种：①土家胡桃龙枣酒；②土王五加玉珍液；③土王刺梨干红；④土王傩堂神爽酒；⑤土王傩神爽口茶；⑥土王猕猴长寿饼；⑦土王荣发美容糕。贵州各民族药疗效卓著的单方、验方很多，但是随着时代的变迁和自然环境的变化，有许多单方、验方还需要进一步验证。毛泽东同志说：“知识的问题是一个科学问题，来不得半点虚伪和骄傲”。所以说，贵州民族药能否形成科学开发产业化，关健是要经得起实践的检验。贵州土家族新药开发品种是从千百个贵州民族医药单方、验方中筛选并经过一定的临床实践证明效果很好，才正式列出来作为土家族新药产业化第一代开发研究品种，进入我国中药现代化科技产业研究开发专项科研课题攻关，创新打造贵州民族医药品牌，以期为振兴贵州和周边五省区民族医药产业作出贡献[①]。

第三节　贵州民族医药产业开发前景

一、贵州民族医药的研究价值

从传统民族医药中寻找新药和治疗方法已经成为世界各国医学家们的重要关注点，与其他如藏族、蒙古族、维吾尔族、傣族、壮族、苗族等少数民族医药一样，以苗药为代表的贵州民族医药也日益成为人们的关注和重视的对象。贵州民族医药是我国传统医药的一部分，与其他民族医药相比，除了使用简单、方便、作用机理和有效成分复杂等相同特性外，贵州民族医药在用药方法、药物剂型和品种方面，有着鲜明的民族性和地域特色。在其发展过程

① 参见朱国豪，朱娜琳，毛宏文，符宁学：《解读土家族医药的学术价值和开发研究战略》，载于《中国民族医药杂志》，2008 年第 5 期。

中，渗透了诸如民俗观念、宗教文化与民族感情、民族习惯等众多领域内容，逐步形成了具有贵州民族医药文化特质的传统医药文化体系。特别是其与巫医、巫术等紧密相联，虽然它的产生和积累与巫医、巫术有很大关系，但是不应该简单地视为“迷信”或“不科学”，不能抛开民族传统文化的历史来研究民族药。否则，研究时，这些主观因素会影响结果的可靠性、科学性和真实性。

多年来，贵州民族医药中独具特色的药物——贵州民族药，大部分还未被医学界所认识。贵州民族药是一块尚未开垦的处女地，蕴藏着大量不为人知的医药宝藏，势必会对当今世界提倡的自然养生和绿色保健带来富有价值的开发途径和方法。

二、贵州民族医药文化的开发与利用

贵州少数民族地区的优越地理优势适合各种药材的生长，品种多，蕴藏量大，资源丰富，是贵州少数民族药文化特色所在。

在贵州少数民族医药文化中，药文化占据重要地位。贵州少数民族药匠常用药物达数百种，其中部分为传统中药材，大部分为未上“标准”的民间草药。如水黄连、血三七、江边一碗水、活血莲、岩马桑、莓茶、朴地猫、麻钻子、黄花蒿、爬山猴等。还有些上了有关“标准”的民族药也是少数民族药匠的常用药，如百味莲、铁灯台、雪里见、三百棒、开喉箭、麻布七、算盘七、独正岗、猴子七等。由于有些药物疗效突出，用量大，野生植物生长慢和过量采集而供不应求，需要人工种植。在民族药天然资源及药物保护性种植的基础上，临床疗效较好的，有一定前期基础的，应从产业化角度开发、研制新药。

食疗文化是贵州少数民族医药文化的重要组成部分，是医药文化的延伸。食疗文化是以药为前提，将具有食疗作用药物用于日常生活中，起到食疗与养生保健作用。在食疗药文化中，老百姓喜爱的常用具有食疗作用的有鱼腥草、鸭脚板（草本）、水芹菜、地米菜、蒿菜、凉粉树叶、杏、桑葚籽、辣椒、三月泡、香菇、山菇、枞树菌、花椒、胡椒、糖罐子（金樱子）、百合、羊奶子、桃、李、山苍子（木姜子）、核桃、板栗、绿豆、蕨粉、猕猴桃（洋桃）、刺梨子、地枇杷、野葱、“鸡爪子”（枳子）。动物或昆虫中具有食疗作用的有桃花虫、九香虫、虾、泥鳅、黄鳝、蟹、石蛙、蛇肉、蚕蛹、蜂蛹、狗肉、羊肉、野兔、野鸡、竹鼠等。土家族药文化中还有一些独具特色的酸制品，如大头菜酸、酸萝卜、酸藠头、酸海带、酸白菜、酸包谷辣子、糯米酸、豌豆酸、泡辣子、酸茼、酸胡葱、酸鱼、酸肉等多种酸动植物制品。目前湘西土家族地区，将具有食疗作用的山野菜开发成为系列产品，如枞菌油、罐罐菌、蕨菜、百合制品（片、粉），藠头（罐头制品）板栗、猕猴桃系列（饮料、饮片、酒）等各种类型的药文化产品，市场前景广阔。

茶和酒在贵州少数民族传统文化中占据重要位置，有几千年的悠久历史。茶是世界三大饮料之一。中国是最早发现茶和利用茶的国家。我国战国时期第一部药物学著作《神农本草》，把上古人们口传茶的起源记载下来，“神农尝百草，日遇七十二毒，得茶而解之”。茶叶，性寒，味苦。茶具有清利头目，除烦止渴，利尿，清热解毒，下气消食，化痰等功效，主治头痛，目昏，多睡善寐，心烦口渴，食积痰滞，疟、痢等疾病。著名的有思南的“瓮溪茶”、印江的“团结茶”、沿河的“窑溪茶”、岑巩的“思州茶”、遵义毛峰茶、都匀细毛尖茶、贵定云雾茶、湄潭的湄江茶、石阡的苔茶、安顺竹叶青茶和开阳红碎茶等。

贵州少数民族地区的酒文化沉积也是厚重的，酿出了各种酒水，有高粱酒、苞谷酒、糯米酒，其酒精度有高低之分，最高的达 50°～60°，低度白酒或米酒也有 20°～30°。民间还有食糯米甜酒的习惯，一般作饮料用，如甜酒冲蛋花、甜酒冲炒米等。贵州少数民族地区目前在国内酒文化中最具代表性和品牌优势的是“茅台酒”、董酒、平坝窑酒和兴义“贵州醇”等。除此之外，还有以名贵药材特制的天麻酒、杜仲酒、黑糯米酒、猕猴桃酒等，深受国内外消费者的极大欢迎。

果食与食疗同源，具有治疗与保健作用。随着西部大开发，贯穿贵州少数民族地区的高速公路就有好几条。而贵州省山川秀丽，物产丰富。境内果食植物有橘、椪柑、橙、柚、猕猴桃、梨、桃、李、脐橙、葡萄、板栗、刺梨、杏、枣、柿、枇杷、杨梅、石榴等鲜果食品或干果食品。目前开发果食药文化取得显著成效的品种有猕猴桃、椪柑、脐橙、板栗、杨梅、柚、李、梨等。柑橘是传统中药，具有开胃理气，止渴润肺的功效，又是上佳果品。橘及碰柑从果实、橘白、橘皮、橘红、橘核、橘络、橘饼、橘根等均可入药。柑橘、橙、柚为常青植物，春天橘花飘香，秋天黄澄澄的果实挂满树枝，美丽壮观，是一道亮丽的风景线，使游人流连忘返。

由于贵州地处亚热带季风湿润气候区，水热条件比较好，全年气候温和，冷热差异不大。年降水量比较丰富，境内河流众多，径流资源丰富，自然条件复杂，地质地貌独特，其境内的土壤类型众多，生态类型多样，因此动植物种类多，生物资源十分丰富。可以说，正由于贵州少数民族地区特殊的地理地貌和生物多样的原故，是我国保存最完好的原始生态区域之一。药用动植物资源品种多，资源丰富，具有广阔的开发前景。在药文化的研究开发时，要突出“保护为先，科学开发”的原则，做到保护与开发相结合，在保护中开发，在开发中保护珍贵动植物资源，保护好人类共享的生物多样性原生态家园。

再者，贵州少数民族地区的特殊地理环境是目前内陆原生态旅游的热点、亮点。贵州少数民族地区东南黄金旅游线有以雷公山为中心的苗族侗族文化这条精品旅游线，拟建立以雷公山为中心的黔东南苗侗药文化保护区。贵州少数民族地区西南以黄果树瀑布为中心的布依族文化精品旅游线，拟建立以黄果树瀑布为中心的黔西南布依药文化保护区。贵州少数民族地区南以都匀为中心的水族水书文化旅游线，拟建立以都匀为中心的黔南水药文化保护区。贵州少数民族地区东部以铜仁梵净山自然保护区为中心的旅游线，拟建立以梵净山为中心的黔东北土家药文化保护区。以遵义历史文化名城为中心的贵州少数民族地区北部旅游线，建立以遵义为中心的黔北仡佬药文化保护区。贵州少数民族地区西部以毕节草海为中心的旅游线，拟建立以草海为中心的黔西彝药文化保护区。在以东、西、南、北为中心的城镇建立贵州民族药文化园，即东部中心的铜仁市，南部中心的都匀市，西部中心的毕节市，东南部中心的凯里市，西南部的黄果树瀑布（镇宁县城），北部中心的遵义市。药文化园要突出世居贵州主要少数民族文化特色，园区内要全面展示贵州主要少数民族药文化的魅力，集药物、历史文化、餐饮文化、食疗文化、药文化与旅游产品于一体，使之成为宣传贵州少数民族医药文化的窗口，成为贵州少数民族医药文化下山进城的一座桥梁。从而，拉动贵州少数民族地区的经济，使少数民族地区的老百姓得到真正的实惠。

第八章　贵州民族医药卫生事业存在的问题和发展对策

第一节　贵州民族医药卫生当下存在的问题

新中国成立后，在党的民族政策的光照下，贵州民族医药卫生事业与其他事业一样，取得了长足的发展与进步。尽管如此，在其发展过程中还是存在着一些问题，主要表现在以下几个方面：

一、医药卫生事业发展不平衡，偏远民族地区看病难、看病贵

1．民族地区的村级卫生室的基础设施尤为缺乏

由于历史、民族、文化和环境等方面的差异，贵州省境内民族地区的医药卫生的发展程度都不一样。总体来看，黔东南苗族侗族自治州、黔南布依族苗族自治州、遵义地区、铜仁地区的少数民族医药卫生相对于省内其他地区的发展情况要好得多。即便如此，就在这些地区，由于交通条件限制和经济发展等原因，乡村与乡村之间的民族医药的发展也存在着不平衡性。形成如此格局的主要原因在于，这些地区的卫生部门相比其他地区来说更加重视少数民族医药的发展。例如，毕节地区纳雍县库东关彝族白族苗族乡李子村没有正规的村卫生室，乡级医药条件也差，人们看病治病，如果病情稍大一点，就必须到县或地区医院救治。虽然享受合作医药待遇——在县里住院报销45%，地区医院报销40%，但余下的55%和60%的费用，一般农民家庭也承受不起[①]。2008年上半年，农工党中央和地方组织对农村三级医药卫生服务网络的基础——村级卫生室进行了专题调研。发现贵州87.8%的村卫生室只配有“老三件”，有7%的村卫生室甚至连“老三件”都没有。85.3%的村卫生室是“居几坐医”，诊断室、治疗室、药房混设，埋下了巨大的安全隐患[②]。盘县有的乡卫生院还没有配备B超、心电图等常用设备[③]。紫云苗族布依族自治县贫困村中还有34个行政村无卫生室，其他有卫生室的村却缺少医药卫生技术人员，有的卫生员素质过低[④]。印江土家族苗族自治县没有卫生室的村有163个，农民有病不能及时就近医治，造成了农民看病难的问题[⑤]。铜仁地区98%

① 参见贵州省民委经济建设处编：《贵州省民族地区贫困现状调查》，2008年12月，第100页。

② 参见《加快中医中药和民族医药发展步伐》，载于《前进论坛》，2008年第9期，第40～41页。

③ 参见贵州省民委经济建设处编：《贵州省民族地区贫困现状调查》，2008年12月，第281页。

④ 参见贵州省民委经济建设处编：《贵州省民族地区贫困现状调查》，2008年12月，第148～149页。

⑤ 参见贵州省民委经济建设处编：《贵州省民族地区贫困现状调查》，2008年12月，第142页。

的医药卫生机构分布在交通条件好的县城和乡、镇政府所在地，只有少数卫生机构分布在偏远的民族村寨。由于受各方面条件的制约，除县级以上医院条件稍好一点外，民族地区的医药设施十分简陋，在整个铜仁地区168所乡级卫生院中，有一半以上无B超机、心电图机、X光机、心电监护仪、生化分析仪等常用医药检测设备，许多检测项目都不能进行，医药能力十分有限，56个民族乡医院仅有床位972张，占全区乡镇医院床位总数的32%。村级卫生室设施更简陋，有房无床无设备[①]。另外，贵州民族地区各少数民族的医药也存在着发展的不平衡性，由于苗族、侗族和水族长期以来比较重视其民族传统医药的传承与发展，不但有相应的研究机构，而且还出版了不少有关各民族的医药研究著作。因此，这些民族相对其他少数民族医药来说，发展现状比较好。

2. 民族地区的医药卫生人员缺乏，素质不高，待遇也很低

从全国医药卫生发展的情况来看，由于历史的原因，贵州全省的医药卫生发展情况相对全国许多省区来说，还存在一定的差距，而其民族地区的医药卫生状况更是一般。贵州省内具有培养医药卫生高级全科人才的高校也就贵阳医学院、贵阳中医学院、遵义医学院三家，原来地（州）的卫校都被整合到各地的职业院校。培养医药卫生人才的学校原本就有限，而每年有限的毕业生大都不愿意回到本乡本地，如此，致使贵州省内许多民族地区的医药卫生事业发展状况令人担忧。特别是贵州边远少数民族乡村卫生室，其医务人员一般是当地村民，大多没有经过专业技术培训，基本不具备职业医生资格。现有的医药卫生条件无法满足和保证群众就医需求，形成了小病不就医、大病无钱医的状况，因病返贫的人口增多，没钱治病的现象非常普遍，农村合作医药又刚起步，农民对合作医药的意义还认识不够，看病难看病贵的问题依然突出[②]。到2007年底，贵州全省乡村医生中具有执业（助理）医师资格的仅占5.3%，另外还有8.4%的人无乡村医师资格[③]。盘县11个民族乡卫生院176名职工中，中级职称只有13人，初级职称133人，大专学历9人，而村级卫生室没有什么医药设备，卫生人员少，文化程度又低[④]。村级卫生人员工资报酬低。贵阳市白云区民族乡有的村卫生人员工资每月只有200元，卫生人员的工作积极性和业务水平不高，难以解决和满足各族群众医药服务的需求[⑤]。松桃苗族自治县自治县有114个村没有卫生室，现有村级卫生从业人员389人，按照每村至少配置1名村医、甲级村配置2名村医标准计算，至少需增加村医294人。村医报酬每月50元，很难调动工作积极性[⑥]。2004年末，黔东南苗族侗族自治州乡以上各级各类卫生机构311个，有病床6106张，卫生技术人员7253人，其中执业医师2616人，执业助理医师1267人，注册护士1976人，全州每千人平均拥有床位1.39张、卫技人员1.65，医生0.89人，注册护士0.45人，与全贵州省、全国同期水平相比较，每千人口平均拥有床位分别少0.33张和1.01张，卫技人员分别少0.91人和1.81人，医生分别少0.08人和0.61人，注册护士分别少0.13人和0.58人。而且主要的技术力量集中在城镇，乡村群众享受不

① 参见贵州省民委经济建设处编：《贵州省民族地区贫困现状调查》，2008年12月，第44页。

② 参见贵州省民委经济建设处编：《贵州省民族地区贫困现状调查》，2008年12月，第44页。

③ 参见《加快中医中药和民族医药发展步伐》，载于《前进论坛》，2008年第9期，第40～41页。

④ 参见贵州省民委经济建设处编：《贵州省民族地区贫困现状调查》，2008年12月，第281页。

⑤ 参见贵州省民委经济建设处编：《贵州省民族地区贫困现状调查》，2008年12月，第269页。

⑥ 参见贵州省民委经济建设处编：《贵州省民族地区贫困现状调查》，2008年12月，第134页。

到优质的医药服务，80%的人口在农村，但只有20%的卫生资源，而且是低水平的，农民缺医少药的现状没有得到根本解决，农村群众长途跋涉，异地看病，增加就医负担和就医困难[①]。尽管如此，黔东南自治州的民族医药卫生工作却是走在全省民族自治地区发展的前列。黔东南自治州都是如此状况，其他民族地区更是可想而知。

3．民族地区乡村居住环境卫生条件差，经济收入低，使不少村民易患病而又得不到及时有效的医治

由于居住环境卫生条件比较差，特别是一些偏远民族地区人畜存在饮水困难，自然加深了当地村民患病的可能性。例如，正安县谢坝仡佬族苗族乡环山村人畜已经能够饮用清洁卫生水的农户有193户，仅占35.7%，尚需投入资金28万元扩建人畜饮水工程。此外，全村有348户1360人和1500余头牲畜用水问题没有解决，预计需要资金60万元[②]。石阡县聚凤乡天堂村、牛塘坎村民饮水特别困难，要到10华里外挑水，一天只能挑两挑水。石固乡乡政府所在地一遇到干旱，街上居民及干部职工都要买水喝，2元1挑水，每人每月要买15挑水，仅买水喝每人每天就要花30元，相当于县城一家三口三个月的水费。[③]万山特区1.5万少数民族群众未喝上安全卫生水……[④]紫云苗族布依族自治县人畜饮水困难程度严重，未解决饮水困难的贫困村有28个，尚有饮水困难人口9.25万人，他们与水源距离都在3～4公里之外，有的甚至达10公里[⑤]。除了居住卫生条件外，村民的贫困同样加深了他们患病而又得不到及时有效的医治。2006年贵州民族地区总人口约1632.5万人，占全省总人口的41.27%；人均国民生产总值3948元，占全省人均国民生产总值的68.22%；固定资产投资217.17亿元，占全省总投资的18.13%；人均财政收入313元，占全省人均财政收入1134元的27%；人均财政支出761元，占全省人均支出1539元的49%；农民人均年纯收入1832.86元，是全省农民人均收入1984.62元的92.35%[⑥]。偏远民族地区农民人均财政收入比全省农民人均收入还要低，村民收入低与医药费用的大幅度增长，使得村民看病治病更加困难。

二、民族医药至今尚未得到社会应有的重视

1．民族地区群众对民族医药知识的认识不足

民族医药知识的流失与生物多样性的丧失一样，是一个不可逆的过程。随着与之形成和发展相一致的环境条件的逐步消失，贵州民族药的生存相应受到了一定程度的威胁。特别是对贵州民族药有效性和安全性的评判，尚未形成比较成熟、统一的意见，也是关系其前途和命运的关键。

据贵州省卫生厅于1982年的一份调查报告指出："我省每一个社队，都分布有草药医和

① 参见黔东南苗族侗族自治州卫生局：《黔东南州卫生系统民族工作情况调研报告》，2005年11月2日。

② 参见贵州省民委经济建设处编：《贵州省民族地区贫困现状调查》，2008年12月，第206页。

③ 参见贵州省民委经济建设处编：《贵州省民族地区贫困现状调查》，2008年12月，第219页。

④ 参见贵州省民委经济建设处编：《贵州省民族地区贫困现状调查》，2008年12月，第215页。

⑤ 参见贵州省民委经济建设处编：《贵州省民族地区贫困现状调查》，2008年12月，第148～149页。

⑥ 参见贵州省民委经济建设处编：《贵州省民族地区贫困现状调查》，2008年12月，第5页。

民族医，特别是少数民族边远山区人数更多”。“全省 2000 多名业余民族医、草药医每年治病 700 多万人次；25000 多名业余民族医、草药医每月治病 300 万人次。他们的工作量达到了县以上各级各类医院和其他部门医药机构医疗任务的总和。此外，还有 20 多万有一技之长的人员，也为群众防治疾病做了大量工作。从上述情况看，民族医、草药医是一支不可忽视的力量。”在这里，贵州省把民族医和民间草医分成三类：一类是专业医，2000 多人；一类是业余医，25000 多人；一类是一技之长，20 多万人。他们主要分布在民族地区、边远地区。直到今天，贵州的边远地区、乡卫生院很少有医学院校的本科大专毕业生，农村的民族医和民间草医也大幅度地减少了。进入 20 世纪 90 年代末以来，贵州民族地区的民族医生、民间草医日趋减少，主要原因在于他们中很多人不符合《职业医师法》和《医药机构管理条例》，不符合现代医药的医政、药政管理条件。有的被拒之门外，有的被“合法取缔”。另外，外出打工浪潮也吸引了不少的民族民间医生。这种情况说明，保护、支持、利用、发展民族民间医药极其重要也非常必要，对民族传统文化和民族医药的继承发展，对中国特色医药卫生事业的建设更有深远意义，而决非权宜之计[①]。

2．民族地区医生的从业资格问题还没有得到根本性的解决

贵州是一个多民族省份，境内有着丰富的少数民族医药资源，而且其历史悠久、源远流长，从古至今各民族民间医生走村串寨、不辞辛劳、不计报酬地为广大人民群众的身体健康事业做出了不可磨灭的贡献。尽管如此，由于社会发展历史的诸多因素限制，尤其在文化落后、经济不发达、交通闭塞的边远地区，贵州民族民间医药至今没有得到应有的整体性的重视和扶持，发展步伐非常缓慢，大多数民族医药都是处于艰难生存、自生自灭的境地。加之有些政策限制，民族医药队伍得不到振兴。所以如何按照党和国家的民族政策认真抓好民族医药事业的建设和发展，切实解决好民族民间医药人员的从业资格——行医许可证是很关键的问题。国家卫生人员从事民族医药工作的人越来越少，高中层次人才断档现象已经十分突出。黔东南苗族侗族自治州在 20 世纪 80 年代期间，国家卫生机构中从事民族医药工作并热爱民族医药事业的人员有 30 多人，现在只有几个人了。再从全黔东南州的卫生资源总量与全贵州省、全国平均水平相比差距比较大。从业人员越来越少的非常重要的原因在于其从业资格问题没有得到根本性的解决[②]。而形成这些的原因主要在于一些主管部门还没有像重视西医那样来正确对待和认识民族医药的不可替代的作用。

3．民族医药临床研究的基础设施缺乏

由于民族地区的民族医药研究经费难以保证，要购买民族医药临床研究的基础设施更是困难重重。目前，民族地区农村公共卫生事业投入不足，卫生基础薄弱，缺乏基本的医药条件，缺医少药。许多地方还没有象样（合格）的村级卫生室，有些村级卫生室用的还是“老三件”，以至村民生小病拖成大病，最后到远处求医花费很大而导致贫困。就医条件与农村群众的就医就治要求相差甚远，因此，只有依靠上级国家机关加大投入力度，才能提高农村医疗保障水平。民族医药的开发研究，必须有临床应用观察验证基础，才能对开发研究的民

① 参见崔箭，唐丽主编：《中国少数民族传统医学概论》，北京：中央民族大学出版社，2007 年版，第 17～18 页。

② 参见黔东南苗族侗族自治州卫生局：《黔东南州卫生系统民族工作情况调研报告》，2005 年 11 月 2 日。

族药进行详细的观察分析，为申报民族药新药做好前期基础准备工作。临床研究基础建设的落后已成为直接影响民族医药开发研究成果产出的瓶颈之一。

4．传统民族医药的开发研究经费严重不足

由于在思想认识上没有正确看待民族医药问题，所以，在过去很长一段时间，从国家到省、州、县都没有民族医药事业的专项经费预算，这就给开发研究民族医药工作带来了难度。例如，长期以来，黔东南苗族侗族自治州民族医药工作经费，往往从卫生事业经费中挤出一小点，自治州政府在保证人头工资的基础上，有时给几万元予以支持；州民族医药研究所多年来都是负债维持，至今仍欠债 60 多万元[①]。殊不知，黔东南苗族侗族自治州民族医药工作相对全省其他民族地区来说，其发展状况是比较快的地区。这一地区的民族医药研究经费都难以保证，更不要说贵州其他民族地区的医药发展状况。

第二节　贵州民族医药卫生的发展对策

通过调查分析与研究以上存在的问题，我们试图提出一些应对的发展对策。

1．建立健全村级卫生室，并且逐年加大建设与投入的力度，普及农村合作医药。使村民做到小病不出村，大病看得起，从根本上解决边远贫困山村少数民族群众看病难、就医难、农村人口体质不强和因病致贫和因病返贫的问题。

2．加大新型农村合作医药参合率、养老保险和社会救助，提高医药补助标准。民族地区财政负担困难，建议中央财政进一步提高补助标准，切实使民族地区群众能够享受良好的公共卫生和基本医药服务，尤其对少数民族弱势群体采取政府扶持方式帮扶他们逐步脱贫、走向致富。

3．请省政府和财政部门每年预算、安排民族医药事业专项发展经费。一是支持民族医药理论研究，二是扶持开发民族医药的重点项目，三是用于培养提高民族医药人员[②]。在继续作好发展苗医药的同时，不可忽视发展贵州布依族、侗族、土家族、彝族、水族、回族、仡佬族、瑶族、毛南族等民族医药。因此，各级卫生部门应当继续有效组织人力、财力和物力，大力发掘贵州布依族、侗族、土家族、彝族、水族、回族、仡佬族、瑶族、毛南族等民族古代医药典籍。我省已经编写出版了有关苗族、布依族、侗族、彝族、土家族、水族、仡佬族、毛南族等民族医药方面的著作。这些著述的出版，为深入研究和发展贵州民族医药理论及民族医药文化提供了依据。时至今日，还有众多民族医药古籍文献资料广散于民间。而这些典籍是形成贵州布依族、侗族、土家族、彝族、水族、仡佬族、瑶族、毛南族等民族医药理论体系必不可少的重要组成部分，因此在文献发掘方面，尚须下力气去整理、研究与总结，进一步补充和丰富现有民族医药学理论体系。为此，希望贵州省各级部门引起重视，把这项工作列入卫生事业发展的议事日程，最好是贵州省委、省政府能够行文要求各地（州）、县市制订工作计划，抓好落实工作。

4．请省政府有关部门在参加国家有关政策制定时支持鼓励民族医生“师带徒”并承认

① 参见黔东南苗族侗族自治州卫生局：《黔东南州民族医药工作情况汇报》，2005 年 4 月 15 日。

② 参见贵州省民委经济建设处编：《贵州省民族地区贫困现状调查》，2008 年 12 月，第 13 页。

学历给予晋升职称，以及鼓励国家卫生人员从事民族医药工作等方面的政策，注意慎重处理民族民间医生的资格认定和行医许可制度的遗留问题。本着“以人为本”、传承与发展民族医药的出发点，目的在于使少数民族人人都能够真正享受到民族医药的实惠，所以，贵州省各级政府应当在少数民族地区有步骤、有计划地放开民族地区乡村的民族民间医生职业条件，简化考核、审批手续，建立培训提高与监督制度。贵州全省民族地区可以借鉴黔东南苗族侗族自治州地方有关对民族民间医生在户籍所在地执业问题的做法。该自治州 2008 年被国家和省中医管理局列为全国“农村具有中医一技之长人员纳入乡村医生管理”试点地区[①]。

5．请省政府批准成立“黔东南苗族侗族自治州民族医院”、“黔南布依族苗族自治州民族医院”、“黔南布依族苗族自治州民族医院”。为每家医院解决 4~6 名管理人员编制，临床医技人员一律实行招聘，医生主要聘请民族医，重点开展专科专病治疗为主。就贵州民族医药设立的专门机构来看，迄今为止，贵州全省也仅有一家真正意义上的公立的非赢利性的苗医医院——黔东南民族医药研究所附属苗医医院。由于投入资金不多，规模不大，尽管病人不少，发展却很艰难，缺乏应有的重视及政策扶持。作为全贵州民族医药的代表——苗医药，政府资助的苗医医院全省就一家，如此看来，布依医医院、侗医医院、土家医医院、彝医医院、仡佬医医院、水医医院、毛南医医院等其他民族医院的建立更是还有很长的路要走。因此，这一现状不能不让关注贵州民族医药传承与发展的人士感到一些不安。因此，民族自治州州级民族医院的率先建立势在必行。

6．提高贵州民族医药的临床水平，发挥民族医药的特长。对国家设置的民族医药机构，需要进一步加强基础，保证其后继有人，持续发展，发挥龙头作用。对民营的民族医医疗机构，也要关心支持，帮助其提高临床水平。就临床实践方面来看，虽然在一些新药开发上采取了一定程度的科学研究方法，但从整个贵州民族药开发来讲，贵州民族治疗和用药仍然处在比较分散和原始、缺乏科学验证的水平上，缺乏说服力，不利于贵州民族药的广泛推广。目前，民族医医疗机构治疗的病种日益减少，服务阵地缩小，医疗水平不高，盲目地用西医、中医填补不足的现象比较普遍，还美其名曰“苗西医结合”、“布依西医结合”“侗西医结合”、“土西医结合”等，显然是误解了“结合”的本意，降低了“结合”的水平，在继续不够的情况下超前地提出了“结合”的要求。加强和支持民族医医疗机构，不能光喊口号，更需要财力、物力等实际力量的支持，从改善条件、人才培养和加强管理等方面着手。

7．积极慎重地对待民族药药厂的建设。对药材资源丰富、民族医药体系相对完整、临床水平比较高的地区，重点加强民族药产业的发展，有的甚至可以作为民族地区经济的支柱产业。对民族人口比较少、分布范围不广的民族地区，特别是生态薄弱民族地区，不宜开办药厂。在民族地区开发民族医药的过程中，主管部门要有强烈的环境保护意识[②]。

8．城市与乡村齐头并进、两头抓。既要抓贵阳市和专区市的民族医药的窗口单位，更要抓好县、乡和村三级民族医药的基层建设。没有民族地区医药文化的土壤，不扶持民族民

---

① 参见黔东南苗族侗族自治州卫生局金鸣昌、尹润生，黔东南苗族侗族自治州民族医药研究所龙运光：《发挥民族自治地方的政策优势，推进我州民族民间传统医药健康发展——对民族民间医生在户籍所在地执业问题的探索》，载于《中国民族医药通讯》（特辑五），2010 年第 1 期，第 14～17 页。

② 资料主要来源于崔箭，唐丽主编：《中国少数民族传统医学概论》，北京：中央民族大学出版社，2007 年版，第 17～22 页。

间医生队伍，窗口单位也可能成为空中楼阁。

9. 建议各级新闻媒体加大对民族医药的宣传报道。通过媒体引导广大人民群众认识民族医药，热爱民族药，支持民族医药事业的发展。

10. 在进一步做好发掘、整理、总结、提高民族医药工作的同时，加强民族医药资源的保护、可持续性开发和利用的力度。由于19世纪西方文化开始大量涌入中国大地，在辛亥革命、五四运动直至“文革”运动过程中，中国的传统文化曾经被破坏得很厉害。民族医药的命运更加坎坷，名医消逝，名方流失，名药失传；自然药物资源浪费和破坏严重；医药资料、文献、文物、遗迹大量丢失。在这些运动中，贵州少数民族的传统文化，包括少数民族医药也难逃厄运。因此，我们必须加强民族医药古籍资料文献的保护、药物资源的保护和民族医药人才的保护。在药物资源方面，提倡合理开发、节约使用，保护和利用并举，以保护为先。对某些紧缺药材，要加强种植养殖，建设栽培基地，并加强代用品的研究[①]。比如在以贵州东、西、南、北为中心的城镇建立贵州少数民族药文化园，即东部中心的铜仁市，南部中心的都匀市，西部中心的毕节市，东南部中心的凯里市，西南部的镇宁县城，北部中心的遵义市。药文化园要突出贵州主要少数民族文化特色，园区内要全面展示贵州主要少数民族药文化的魅力，集药物、历史文化、餐饮文化、药文化、旅游产品于一体，使之成为宣传贵州少数民族医药文化的窗口，成为贵州少数民族医药文化下山进城的一座桥梁。

贵州民族地区的民族医药资源非常丰富，全省野生植物资源不少于7000多种，野生脊椎动物资源921种，人工栽培和野生各类作物近600种，饲养的主要畜禽30余种。贵州中药资源十分丰富，有“夜郎无闲草，黔地多灵药”的美誉，是全国四大中药材产地之一，得益于贵州立体气候和多样生态类型，孕育了大量丰富的生物资源，尤其是中药材资源丰富。而黔东南苗族侗族自治州是贵州省中药材主要产地之一，有“天然中药库”之称。在黔东南这块宝地上，有名贵的中药材——麝香、天麻、杜仲，以及常用的薏苡仁、松茯苓、金银花、五倍子、麦冬等，还有以优质而闻名的桔梗等传统中药材，产量也很可观。仅黔东南苗族侗族自治州境内已知的药用物种就有2800余种，其中，药用植物2656种，占全国药用植物物种的23.8%；占全省药用植物物种的66.9%。其中，已知苗族药物800余种，侗族药物700多种，珍稀濒危药用物种76种。贵州省独特的自然环境和人文环境，为居住在这里的贵州各族人民提供并积累了利用当地资源强身治病的知识，逐步形成了每一个民族独具特色的医药文化。从调整产业结构来看，在贵州发展民族医药产业是完全合理的。除了大力发展苗族医药产业外，今后还要有计划地开发和发展贵州其他世居少数民族医药。对贵州少数民族医药的开发与利用，存在一个把资源优势转化为产业优势的问题[②]。

独具特色的贵州民族医药来源于天然动、植物与矿物，从一开始就必须考虑这些少数民族药物资源的可再利用、可持续发展问题。对比当前国内民族药做得较好的藏药、蒙药等其他民族医药发展中出现的珍稀药物资源濒绝的现象，贵州民族医药尤其要在发展初期就应注

① 参见崔箭，唐丽主编：《中国少数民族传统医学概论》，北京：中央民族大学出版社，2007年版，第21页。

② 资料来源于笔者于2009年9月访谈黔东南苗族侗族自治州民族医药研究所首任所长陆科闵主任医师和2010年11～12月访谈黔东南苗族侗族自治州民族医药研究所前任所长、黔东南州医学会民族医药学会会长龙运光主任医师所得。

意解决好珍贵动植物药材的替代问题，这是关系这些少数民族药长远发展的战略举措。

11．农村饮水问题要继续列入国家计划。科学改进饮水工程，优先解决边远民族村寨的人畜饮水困难，保证村民和牲畜有水喝和喝上安全水，减少各种疾病的发生。

12．加强民族地区爱滋病防治工作。2007年7～12月，中央民族大学调研组分赴广西、云南、四川、贵州、重庆、湖南、内蒙古、宁夏、新疆、青海、甘肃等11个省区开展调研活动。通过调研，发现西部少数民族地区的爱滋病疫情快速蔓延，进入高流行期的地区越来越多，已经对各民族的生存和发展以及边疆社会稳定构成越来越严重的威胁。因此，建议：

（1）在省民族事务委员会成立“爱滋病防治工作委员会”和爱滋病防治专家咨询委员会；

（2）出台“关于民族事务部门加强爱滋病防治工作的意见”；

（3）制定《少数民族地区爱滋病防治中长期规划》；

（4）提高领导干部爱滋病防治工作能力；

（5）将爱滋病防治工作纳入各级政府的责任目标考核范围，推行行政领导问责制，实行一票否决；

（6）组织少数民族自治州、自治县高级领导干部参观考察团，赴云南实地考察学习防治爱滋病工作的先进经验，并在考察学习过程中组织研讨交流活动；

（7）加强少数民族语言文字的宣传教育材料的开发利用；

（8）开发针对少数民族青少年的健康教育课程和同伴教育培训手册[①]。

13．加强高校与民族地方资源协作。贵州是中国四大中药材基地之一，广泛开展贵州民族医药研究是贵州科技人员的责任和义务。贵阳中医学院具有雄厚的人力和物力资源，有能力承担和发扬贵州民族医药研究的重任，应充分发挥高校在科技创新中的优势和作用，加大宣传力度，调动各学科积极参与贵州民族医药研究，制定长远规划和近期目标，与贵州民族自治州、自治县建立协作关系，协助做好当地少数民族医药资源调查，建立当地少数民族植物药种植基地。根据各地的实际情况，在少数民族地区建立少数民族医诊所、少数民族专科门诊、少数民族医医院等，给有专长的少数民族医创造一个实践的平台，使长期沉睡深山老林的少数民族医药经验走出山寨，为广大群众服务。

14．要切实加强贵州民族医药的多学科研究和发展创新。民族医药作为一种卫生资源，必须与时俱进，不能抱残守缺、故步自封、夜郎自大。要在全面发掘整理的基础上取其精华，尊重它的基本理论和基本规律，或者用现代语言提炼和归纳它的基本经验。一定要注意医药结合，防止废医存药。废医存药最后只能够把传统医药当作植物药原料，从而丢失用药的传统机理，丢失群众千百年来用鲜血和生命换来的用药经验，丢失它的灵魂和生命力。因此，要推广民族药，必须要有懂得民族药的医生，让民族药在医疗单位占有一定的地位和份额。企业界一心放在生产上，往往容易忽视民族药的医学地位和临床指导作用。为了加强这方面的工作，中国民族医药学会提出“让民族药下山进城，造福人类”和让民族药“三进殿堂”：一进“中国药典”；二进“医保目录”；三进药店专柜。医疗、科研单位和生产、经营企业齐

① 侯远高，丁娥：《少数民族地区爱滋病防治现状与对策研究》，载于国家民委研究室编：《民族已经要卫生研究》第119～132页。

心协力才能做好这项工作①。

贵州民族医药是贵州各个少数民族几千年防病治病实践经验的积累与总结，苗族、布依族、侗族、土家族、彝族、仡佬族、水族、回族、毛南族、瑶族等民族医药都有自己的特色。贵州少数民族医药不仅包括了医药各科知识，而且还涉及民族学、心理学、人类学、民俗学、考古学、植物学、生态学、宗教信仰、文化艺术、体育等各门学科。因此，联合不同学科对民族医药进行研究，并且充分利用有限的人力、物力资源，突出重点和主攻方向，有计划地开展所涉及的内容与相关学科联合攻关。为了使这些民族医药能够继续发扬光大，很有必要将它们与现代科学有机地结合起来，主要包括：（1）现代医学与民族医学在临床中的结合研究。（2）把生物、化学、物理等学科与民族新药的开发相结合。（3）将民族医药的传播手段现代化，如远程会诊、远程教育、电子商务及设立专门的民族医药网站。如北京藏医院正以自身的民族医药优势为依托，尝试与清华科技园的全面合作，力争在医药、科研、培训、传播领域占领科技制高点，为民族医药的振兴抛砖引玉。每一民族医药流派都深植于该民族的文化土壤，并与该民族特有的宗教、哲学、天文、物候、民俗等内容息息相关，其理论规范、思维方式、技术手段、道德伦理等内容也都蕴涵着该民族的文化特征。因此，发展民族医药，振兴民族文化，必然有利于各民族的团结和政治稳定②。

15．切实加强贵州世居少数民族医药学重点学科建设、人才培养和学术研究。

由于当前贵州已有的民族医院绝大部分是民营的，因此基础设施非常差，临床能力和临床医药机构日趋萎缩；民族医药缺乏科研基地、仪器设备和研究经费；许多民族名医和具有一技之长的民族医学人才先后辞世，后继乏人；有些民间的民族医生虽然有技术特长，但是由于目前我国以中医和西医文化基础作为考核标准，被迫改行；也有些民族医生由于民族医院无法正常维持而转学中医等等。因此，民族医学人才匮乏和学术研究薄弱问题亟待解决。

目前，仅有贵州的苗族医药进入贵阳中医学院的本科教育，其他少数民族的医药还没有被纳入高校本科专业教育。因此，在继续加强和巩固贵阳中医学院现有苗族医药的本科教育建设的同时，尽快组织人力、物力和财力，编辑出版贵州民族医药卫生培训教材，创办民族医学培训基地，加强对民族医学工作人员的培训，使民族医学基地与民族民间医紧密协作，提高民族医药工作人员的业务素质，并积极创造条件开展布依医、侗医、土家医、彝医、仡佬医、水医、瑶医、毛南医等贵州世居民族医药高等院校本科教育，进一步创造条件实施贵州民族医药硕士研究生阶段招生工作，为贵州民族医药卫生事业发展培养合格人才。在培养与选拔民族医药人才方面，一定要有“不拘一格将人才”的用人思想观念。对于群众反响好并且确实具有民族医药技术特长的要重点培养，在其参加省内外与国内外学术会议、在职继续深造与科研项目资金的配备等方面要有倾斜政策。另外，还要加强贵州民族医学的基础研究，不断提高临床实践研究，深化药物开发研究。组织人力、物力和财力，制定学科建设规划，

① 参见崔箭，唐丽主编：《中国少数民族传统医学概论》，北京：中央民族大学出版社，2007 年版，第 17～22 页。

② 参见崔箭，唐丽主编：《中国少数民族传统医学概论》，北京：中央民族大学出版社，2007 年版，第 17～22 页。

明确学科发展目标，开展科学研究，提高学术水平[①]。培养民族医药紧缺实用人才。在全省范围内，遴选50位名老民族医药专家为指导老师，100名继承人；遴选100名优秀中青年民族医药人才，开展优秀民族医药临床人才研修项目。

作为我国传统医药宝库中的一个重要组成部分，贵州苗族、布依族、侗族、土家族、彝族、水族、仡佬族、瑶族、毛南族等民族医药具有十分美好的发展前景。随着我国实行西部大开发战略以及中国加入WTO，生命科学领域的传统医药研究也日益受到国内和国际社会的广泛关注。中国传统医药在162个国家和地区已得到不同程度的应用，在8个国家获得了合法地位，在9个国家被纳入医疗保障体系，这就标志着民族医药的价值愈来愈多地被世人所接受，也就造成了中国民族医药发展的特殊机遇和巨大挑战。特别是2004年11月，在北京国际会议中心举行"第三届国际传统医药大会"，会议以"传统医药与人类健康"为主题，国务院副总理兼卫生部部长吴仪向大会发来贺信，强调"在中国，中医药学以及藏医、蒙医、维医、傣医等民族医药同现代医药学拥有同等的法律地位，传统医药在中国卫生保健工作中发挥着十分重要的作用"。

贵州是民族医药资源聚宝盆，应当不断深入研究，合理开发与利用民族医药资源。尽管今天对少数民族医药的研究还存在着政策的支持力度不够等一些问题，但是，只要贵州省委、省政府抓住机遇，做好贵州苗族、布依族、侗族、土家族、彝族、水族、仡佬族、瑶族、毛南族等民族医药这一优势工作，及早投入人力、物力和财力；在贵州建立多个少数民族医药科研基地，培养与造就一批专心从事贵州少数民族医药优秀人才，坚持继承与创新相结合，理论研究与新药开发并重，充分发掘整理贵州少数民族民间医疗方法和用药经验；坚持在少数民族医药理论的指导下，尊重贵州各个少数民族医药形成的规律和特点，并且充分利用现代科技手段，找准各少数民族传统医药中的闪光点，以提高临床核心进行重点研究，实现贵州民族医药科研成果产业化、市场化与国际化，我们就有信心发展好民族医药卫生事业。相信贵州少数民族医药研究必将迎来繁荣昌盛的明天，并在不久的将来跻身于世界民族医药产业之林，为中国的民族医药事业和世界人民的健康做出特有的贡献。

① 参见崔箭，唐丽主编：《中国少数民族传统医学概论》，北京：中央民族大学出版社，2007年版，第21～22页。

主要参考文献（按作者的音序排列）

一、著作类

1. 包骏，冉懋雄. 陆科闵，陈德媛，梁翠资，缪美淑. 贵州苗族医药研究与开发. 贵阳：贵州科技出版社，1999

2. 崔箭，唐丽. 中国少数民族传统医学概论. 北京：中央民族大学出版社，2007

3. 崔箭. 阿里穆斯，朴香兰. 中国少数民族药用植物学. 北京：中央民族大学出版社，2008

4.《道真仡佬族苗族自治县概况》编写组. 道真仡佬族苗族自治县概况. 北京：民族出版社，2007

5. 邓星煌，萧成纹，刘逢吉，罗康隆. 湖南世居少数民族医药宝典. 北京：光明日报出版社，2005

6. 杜江等. 苗药学. 北京：中医古籍出版社，2008

7. 杜江，田华咏，张景梅. 苗族医药发展史. 北京：中医古籍出版社，2007

8. 杜江. 苗医基础. 北京：中医古籍出版社，2007

9. 方铁. 西南通史. 郑州：中州古籍出版社，2003

10.《关岭布依族苗族自治县概况》编写组. 关岭布依族苗族自治县概况. 北京：民族出版社，2008

11. 贵州省民族事务委员会文化教育处. 罗廷华，于俊生，杨济忠. 贵州少数民族药物集》(第一册). 贵阳：贵州民族出版社，1990

12. 贵州省民委文教处，贵州省卫生厅中医处，贵州省中医研究所. 陈德媛，罗廷华，张厚权. 苗族医药学. 贵阳：贵州民族出版社，1992

13. 包骏，冉懋雄. 贵州苗族医药研究与开发. 贵阳：贵州科技出版社，1999

14. 贵州省药品监督管理局. 贵州省中药材、民族药材质量标准（2003 年版）. 贵阳：贵州科技出版社，2003

15. 贵州省地方志编撰委员会. 翁家烈，陈国安. 贵州省志·民族志（上、下册）. 贵阳：贵州民族出版社，2002

16. 贵州省民族事务委员会. 多彩民族风：贵州十七个世居少数民族简况（内部出版）. 2006

17. 贵州省民族事务委员会. 苗族文化大观. 贵阳：贵州民族出版社，2009

18. 贵州省民委文教处. 贵州少数民族传统医药丛书·贵州少数民族药物集（第一册）. 贵阳：贵州民族出版社，1990

19. 胡成刚. 苗药资源学. 北京：中医古籍出版社，2007

20．《辉煌 50 年·贵州》多媒体光盘编辑委员会. 辉煌 50 年·贵州. 贵阳：贵州人民出版社，1999

21．黎平县卫生局. 黎平县志卫生志. 贵阳：贵州人民出版社，2005

22．黎平县地方志编撰委员会. 石干成. 黎平县志（1985—2005 年），上、下册. 贵阳：贵州民族出版社，2009

23．李运元，邓星煌，潘年才，谌业华. 首届全国民族医药养生保健学术研讨会论文集，2010 年

24．刘锋. 百苗图疏证. 北京：民族出版社，2004

25．刘成起. 陈玉华，萧成纹.〈中国民族医药杂志〉2004 年增刊· 全国首届侗医药学术研讨会论文专辑. 2004 年 10 月于湖南通道侗族自治县

26．李运元. 首届全国民族医药养生保健学术研讨会论文集. 2010 年 11 月于湖南怀化

27．龙运光，袁涛忠. 侗族常用药物图鉴. 贵阳：贵州出版集团、贵州科技出版社，2009

28．龙运光，袁涛忠. 侗族药物方剂学. 贵阳：贵州出版集团、贵州科技出版社，2009

29．陆科闵. 苗族药物集. 贵阳：贵州民族出版社，1988

30．陆科闵. 侗族医学. 贵阳：贵州科技出版社，1992

31．陆科闵等. 中国少数民族医药大系（侗族医学篇）. 呼和浩特：内蒙古出版社，2000

32．陆科闵，王福荣. 苗族医学. 贵阳：贵州科技出版社，2006

33．潘炉台，赵俊华，张景梅，杜江. 布依族医药. 贵阳：贵州民族出版社，2003

34．《黔东南苗族侗族自治州概况》编写组. 《黔东南苗族侗族自治州概况》修订本编写组编. 黔东南苗族侗族自治州概况. 北京：民族出版社，2008

35．《黔南布依族苗族自治州概况》编写组. 《黔南布依族苗族自治州概况》修订本编写组. 黔西南布依族苗族自治州概况. 北京：民族出版社，2007

36．《黔西南布依族苗族自治州概况》编写组. 《黔西南布依族苗族自治州概况》修订本编写组编. 黔西南布依族苗族自治州概况. 北京：民族出版社，2007

37. 黔南布依族苗族自治州史志编撰委员会. 陆兴和. 黔南布依族苗族自治州志（上、中、下册· 简编本）. 贵阳：贵州人民出版社，1994

38．黔东南苗族侗族自治州地方志编撰委员会. 黔东南苗族侗族自治州志· 卫生志. 贵阳：贵州人民出版社，1993

39．黔南布依族苗族自治州地方志编撰委员会. 黔南布依族苗族自治州志第七卷· 卫生志. 贵阳：贵州人民出版社，1994

40．黔西南布依族苗族自治州地方志编撰委员会. 黔西南布依族苗族自治州志· 卫生志. 昆明：云南出版集团公司、云南科技出版社，2009

41．邱德文，杜江. 中华本草·苗药卷. 贵阳：贵州科技出版社，2005

42．邱德文，杜江，夏同珩. 中华本草·苗药卷·彩色图谱. 北京：中医古籍出版社，2006

43．《三都水族自治县概况》编写组. 三都水族自治县概况. 北京：民族出版社，2007

44．三都县卫生局编. 三都水族自治县卫生志（初稿），2009

45．《松桃苗族自治县概况》编写组. 松桃苗族自治县概况. 北京：民族出版社，2007

46．苏根元. 中国民族医药杂志（侗医侗药），2009 年第 7 期

47．孙济平. 贵阳中医学院. 毛南族医药. 贵阳：贵州民族出版社，2006

48．唐海华. 苗族药物学. 贵阳：贵州民族出版社，2006

49．田华咏，杜江. 中国苗医史. 北京：中医古籍出版社，2008

50．望谟县卫生局. 望谟县卫生局志（修订本，未刊），2009

51．王荣辉. 贵州彝族民间传统医药. 晏朝辉译. 成都：四川民族出版社，1993

52．王厚安. 贵州省民族事务委员会文化教育处、贵州省中医管理局、贵州省中医研究所编. 水族医药. 贵阳：贵州民族出版社，1997

53．汪毅. 中国苗族药物彩色图集. 贵阳：贵州科技出版社，2002

54．《威宁彝族回族苗族自治县概况》编写组编写. 威宁彝族回族苗族自治县概况. 北京：民族出版社，2008

55．《威宁苗族百年实录》编委会. 威宁苗族百年实录. 贵阳：贵州民族出版社，2006

56．文经贵. 贵州省民族事务委员会古籍办编. 民族传统医药. 贵州省侗学会印刷厂印刷，1994

57．文明昌. 黔南苗医药和黔南苗医药民间验方集锦（内部资料），2004

58．文明昌. 黔南苗医（内部资料），2004

59．《务川仡佬族自治县概况》编写组. 务川仡佬族苗族自治县概况. 北京：民族出版社，2007

60．萧成纹. 侗族医药探秘. 长沙：岳麓书社，2004

61．萧成纹，石光汉，龙运光，吴国生，吴国勇，龙开娥. 全国首届侗医药学术研讨会论文汇编，2004 年

62．萧成纹，石光汉，龙运光，吴国勇，吴国生. 全国第二届侗医药学术研讨会论文集，2007 年

63．萧成纹，石光汉，龙运光，吴国勇，吴国生，郭伟伟. 全国第三届侗医药学术研讨会论文集，2009 年

64．杨济秋，杨经中. 贵州民间方药集. 贵阳：贵州科技出版社，1978

65．《印江土家族苗族自治县概况》编写组. 印江土家族苗族自治县概况. 北京：民族出版社，2007

66．《玉屏侗族自治县概况》编写组. 玉屏侗族自治县概况. 北京：民族出版社，2008

67．《沿河土家族自治县概况》编写组. 沿河土家族自治县概况. 北京：民族出版社，2007

68．《紫云布苗族依族自治县概况》编写组. 紫云布苗族依族自治县概况. 北京：民族出版社，2007

69．赵俊华，潘炉台，张景梅，杜江. 佬族医药. 贵阳：贵州民族出版社，2003

70．《镇宁布依族苗族自治县概况》编写组. 镇宁布依族苗族自治县概况. 北京：民族出版社，2008

71．甄艳，蔡景峰. 中国少数民族医学. 北京：中国中医药出版社，2005

72．中国民族医药学会侗族医药专家委员会. 中国民族医药通讯（特辑五），2010 年第 1 期

73．中国民族医药学会侗族医药专家委员会. 中国民族医药通讯（特辑六），2011 年第 1 期

74．周相卿，龙海燕，李天元. 贵州世居民族研究（第 4 卷）. 贵阳：贵州民族出版社，

2009

75．诸国本. 中国民族医药散论. 北京：中国医药科技出版社，2006

76．朱国豪，杜江，张景梅. 土家族医药. 北京：中医古籍出版社，2006

77．梁光义. 全国苗医药学术研讨会特辑《贵阳中医学院学报》，2003 年增刊

78．中国民族医药学会. 土家族医药学术研讨会论文集，2006 年

79．张厚良、陈文祥、金鸣昌、周国骏、刘书华.第一届中国贵州黔东南苗族侗族医药产业发展论坛论文集，2010 年 12 月于贵州省凯里市

二、论文类

1. 戴崇光，王又良，蒙昭. 发展贵州民族医药卫生事业，开创民族卫生工作新局面.《贵州民族研究》，1983 年第 4 期

2．戴崇光. 发展我省民族医药雏论. 《贵州民族研究》，1985 年第 1 期

3．杜江. 贵州民族医药科研及开发现状. 《贵阳中医学院学报》，2003 年增刊

4．杜江. 贵州苗族医药研究与开发概况. 《世界科学技术——中医药现代化》，2005 年第 2 期

5．杜江. 苗医药学科的发展趋势分析. 《中国民族医药杂志》，2005 年第 4 期

6．杜江. 贵州民族医药文献整理工作情况简介. 《医论集锦（中国中医药学会第八届中医药文献学术研讨会论文集）》，2005

7．杜江. 民族医药调查的基本方法. 《中国民族医药杂志》，2008 年第 6 期

8．杜江. 加强民族医药人才培养，支持民族医药产业发展. 《实用中医杂志》，2008 年增刊

9．郭秀琴. 贵州布依族医药卫生保健状况述略. 《贵阳中医学院学报》第 3 期。

10． 郝桂华. 辉煌 60 年开创贵州民族团结进步事业新纪元. 《贵州民族》，2009 年第 5 期

11．何明. 当下民族文化保护与开发的复调逻辑——基于少数民族村寨旅游与艺术展演实践的分析. 《云南师范大学学报（哲学社会科学版）》，2008 年第 1 期

12．胡学成. 关于促进苗药科研与产业发展的思考. 《贵阳中医学院学报》，2003 年增刊

13．胡成刚，潘炉台，赵俊华. 贵州民族医药的比较研究. 《中国民族医药杂志》，2002 年第 3 期

14．黄静，杨理明，张晓曼，斐栋，赵俊华，潘炉台. 贵州苗族、水族、布依族、仡佬族四种民族药的比较研究（三）. 《中国民族民间医药杂志》，2006 年总 82 期

15．黄旭东. 贵州民族民间医药知识产权保护研究. 《贵州社会科学》，2006 年第 2 期

16．黄才贵. 民族医药是未来前沿科学的基础——加强贵州民族医药的保护与利用. 罗运琪. 守望与思考——贵州省非物质文化遗产的传承与保护. 贵阳：贵州民族出版社，2009

17．金鸣昌. 浅谈黔东南民族民间医药的过去、现状和未来展望——兼谈解决民族民间医生许可的几点做法和体会. 《首届全国民族医药养生保健学术研讨会论文集》，2010

18．李金华. 浅谈苗药的历史起源. 《全国第三届侗医药学术研讨会论文集》，2009

19. 刘维蓉. 对贵州苗族医药保护的思考. 《贵阳中医学院学报》，2005 年第 4 期

20. 龙运光，袁涛忠，金鸣昌. 苗族药物的类别和命名. 《中国民族民间医药杂志》，2004 年第 4 期

21. 龙运光. 侗族和侗族医药. 龙运光，袁涛忠. 侗族常用药物图鉴，2009

22. 龙运光. 侗族药物的分类和命名. 龙运光，袁涛忠. 侗族常用药物图鉴，2009

23. 龙运光. 黔东南民族医药研究与开发，http：//www.cmam.org.cn 2006-5-12 CMAM 信息中心

24. 龙彦合，龙滢任，龙运光. 侗族生活习惯与养生保健文化浅析. 《首届全国民族医药养生保健学术研讨会论文集》，2010

25. 陆科闵. 黔东南民族医药初探. 《黔东南社会科学》1985 年 5 期

26. 陆科闵. 苗族医药理论体系概述. 《中国民族民间医药杂志》，2000 年第 6 期

27. 罗文华. 土家族医药史考. 《中国民族民间医药杂志》，1998 年总 31 期

28. 罗春丽等. 苗药的现状及开发前景. 《贵阳中医学院学报》，2003 年增刊

29. 马文骏. 发展贵州民族医药，促进贵州中药现代化. 《世界科学技术——中药现代化》，1999 年第 2 期

30. 麻勇斌. 苗族医药传统知识体系中的“元哲学思想丛结”．《贵州师范大学学报》，2005 年第 4 期

31. 欧志安. 苗族医学方法. 《卫生信息与管理》，1986 年第 4 期

32. 潘永乐. 医改对贵州少数民族地区经济文化的影响——以贵州安顺地区为例. 《中国商界》，2009 年第 8 期

33. 彭元柱. 浅谈侗医疗疾的特色和学科性. 《全国第三届侗医药学术研讨会论文集》，2009

34. 邱德文，李建银. 苗药的开发研究及其前景展望. 《中国民族民间医药杂志》，2002 年第 5 期

35. 冉懋雄，陈德媛，包骏. 略论贵州苗族医药的发展历程与医理方药特色. 《中国民族民间医药杂志》，2000 年第 1 期

36. 冉懋雄. 贵州民族医药走向市场与前景展望. 《中国民族民间医药杂志》，2000 年第 5 期

37. 冉懋雄. 贵州民族医药及苗药产业的特色与蓬勃发展. 《贵阳中医学院学报》，2003 年增刊

38. 冉懋雄. 贵州苗药研究评价与产业化发展. 《中国现代中药》，2006 年第 3 期

39. 冉懋雄. 论苗族医药与非物质文化遗产保护. 罗运琪. 守望与思考——贵州省非物质文化遗产的传承与保护. 贵阳：贵州民族出版社，2009

40. 孙超等. 植物园在中药现代化中的地位与作用. 《贵阳中医学院学报》，2003 年增刊

41. 邵骏. 贵州苗药在中国——东盟自由贸易区中的前景分析. 《三峡大学学报（人文社会科学版）》，2008 年 12 月第 30 卷专辑

42. 谭厚锋. 侗族医药研究的又一可喜成果——<侗药大观>读后. 《全国第三届侗医药学术研讨会论文集》，2009

43．谭厚锋. 贵州少数民族对于中华民族医药文化宝库的贡献.《贵州民族学院学报》，2010 年第 6 期

44．谭厚锋. 毕生奉献在侗乡——记通道侗族自治县第一人民医院原副院长萧成纹中西医结合主任医师. 《中国民族医药杂志》，2010 年第 12 期

45．谭厚锋. 基督宗教信徒邓文波、邓岩濑夫妇对贵州省妇幼保健卫生事业的贡献.《首届全国民族医药养生保健学术研讨会论文集》，2010

46．谭学林. 贵州苗族药开发应用简史. 《中国民族民间医药杂志》，2001 年第 2 期

47．谭学林. 苗族早期医药活动特点初探. 《中华医史杂志》，2000 年第 2 期

48．谭学林. 贵州苗族药开发史概要. 《贵阳中医学院学报》，2003 年增刊

49．谭学林. 从苗族用火遗风看其早期医疗保健成就. 《中华医史杂志》，1998 年第 1 期

50．唐仕勇. 进一步发展贵州苗药的思路及对策. 《贵阳中医学院学报》，2003 年增刊

51．唐海华，刘乐群. 黔东苗药调研工作报告. 石国生主编《走进苗疆》，贵州民族出版社，2005

52．唐海华. 论苗族巫医关系. 龙玉良. 苗学研究与经济发展. 贵州民族出版社，2005

53．田振华，杜江，赵能武. 按苗医功效对苗药进行分类的探讨. 徐晓光. 贵州世居民族研究（第 3 卷）. 贵州民族出版社，2006

54．田振华. 苗族用药特点与相关习俗. 《中国民族民间医药杂志》，2005 年第 4 期

55．万昌发. 贵州民族医药事业发展概况. 《贵州医药》，1987 年第 5 期

56．万昌发. 论贵州苗族医药. 载于《贵州民族研究》，1987 年第 3 期

57．王南华，唐立常，韦文华，安亚莉，鲍家科，袁因. 贵州以民为本抓监管促进民族医药大发展. 《中国食品药品监管》，2008 年第 3 期

58. 王贤武. 贵州少数民族地区医疗情况调查. 伍治国，吴志平. 布依学研究（之四）. 贵州民族出版社，1995

59．韦明勤，吴家其，云雪林，胡成刚，陈德媛. 布依族民间医药概述. 《中国民族医药杂志》，1997 年第 3 期

60．文明昌. 贵州省黔南州民族医药研究所的发展概况. 《贵阳中医学院学报》，2003 年增刊

61. 文明昌，文江波. 黔南苗医药对疾病的认识分类和命名初探.《云南中医学院学报》，2006 年第 1 期

62．吴元黔. 苗族医药学发展史述略（中）. 《贵阳中医学院学报》，2005 年第 01 期

63．吴元黔. 苗族医药学发展简史述略（上）.《贵阳中医学院学报》，2004 年第 04 期

64．谢正富. 贵州苗族医药中的概念剖析. 《卫生信息与此同时管理》，1998 年增刊

65．谢正富，万昌发. 略论民族医药的科学性和特殊性.《贵州民族研究》1986 年第 3 期

66．杨泉. 红岩乡布依族民间医药调查. 《贵州民族调查》第 24 卷，2008

67. 杨敏. 关于贵州少数民族传统医药知识产权保护的法律思考.《贵州民族研究》，2006 年第 5 期

68．杨玲. 浅谈现代超声技术在土家族苗族医药发展中的应用. 《中国民族医药杂志》，

2008 年第 9 期

69．杨理明，黄静，张晓曼，裴栋，赵俊华，潘炉台. 贵州苗、水、布依、仡佬四种民族药的比较研究（二）．《中国民族民间医药杂志》，2006 年总 81 期

70．杨昌文. 苗族医药再议. 李廷贵. 贵州苗学研究会编《苗学研究》（一）．贵阳：贵州民族出版社，1989

71．杨昌文. 浅谈西南少数民族传统医药. 《贵州民族研究》，1994 年第 1 期

72．杨德胜. 走高等教育之路　传承土家族医药. 《中国民族医药杂志》2008 年第 5 期

73．于俊生. 《黔湘鄂民族医药研究片区协作会在筑召开. 《贵州民族研究》，1986 年第 4 期

74．袁黔华，杜江. 贵州民族医药的发展与民族和谐. 《贵州民族研究》，2008 年第 5 期

75．云雪林. 苗族医药发展方向探讨. 《贵阳中医学院学报》，2003 年增刊

76. 左方. 1980—2008 年贵州主要世居少数民族医药文献计量学分析.《兰台世界》,2010 年 2 月下

77．张厚良. 黔东南州苗药研究开发的前景. 《亚太传统医药》，2006 年第 7 期

78．张季芳，王华南，房芸，罗寰，潘明茜. 苗族医药数据库的深层次开发. 《贵阳中医学院学报》，2006 年第 6 期

79．赵俊华. 仡佬族医药的调查研究方法简介. 《贵阳中医学院学报》，2003 年增刊

80. 郑曙光，危莉，崔和敏. 试论苗医侗医诊断疾病之异同. 《中国民族医药杂志》，2000 年第 4 期

81．钟燕等. 贵州中药现代化发展与对策研究. 《贵阳中医学院学报》，2003 年增刊

82．周茜. 论贵州民族医药及其发展. 《贵阳中医学院学报》，2003 年增刊

83．朱国豪，杜江，张景梅，周茜，潘炉台，鲁道旺，赵能武，朱娜琳. 论土家族医药的学术研究价值和开发前景. 《中国民族医药杂志》，2006 年第 5 期

84．朱国豪，邹廷生. 论土家族医药的民族特色. 《贵阳中医学院学报》，2003 年第 2 期

85．诸国本. 发展民族医药前的现实意义. 《世界科学技术·中药现代化》，2000 年第 5 期

86．朱兴兰. 贵州苗药：冉冉崛起的朝阳产业. 《当代贵州》，2004 年第 15 期

附录一　贵州民族医药卫生事业 60 年大事记

1950 年

4 月，兴仁专署设立卫生科。

10 月，镇远专署卫生科成立。

12 月，中央民族访问团在刘格平、费孝通、杨辛率领下，先后赴黄平县东坡、黄飘、谷陇、重安，炉山县凯里等少数民族聚居区、乡，宣传党的民族政策，访贫问苦，免费看病，培训民族卫生人员，协助建立镇远专区第一所民族卫生所——凯里区民族卫生所。

1951 年

3 月，普安县首次开办少数民族种痘训练班，学员 16 人，学习 10 天。

4 月 10 日，镇远专署第一届卫生行政会议在镇远召开，会期 4 天，到会 19 人。会议贯彻西南行政区第一届卫生工作会议精神和部署本区卫生工作。

8 月 20 日，兴仁专署卫生科派民族医药队共 8 人，到册亨县开展巡回医疗和民族卫生工作。

8 月 23~30 日，中央人民政府卫生部在北京举行全国民族卫生会议，会议通过了《关于建立和发展少数民族地区卫生工作的决定》、《少数民族卫生工作方案》以及防治少数民族地区疾病及推行少数民族地区妇幼卫生工作方案等文件。

9 月 22 日，册亨县人民政府会同解放军 147 团举办册亨县少数民族卫生员训练班，学员 109 人，为期一个月。

11 月，镇远专区卫生科举办第一期少数民族医训班，有学员 67 人，其中苗族 60 人，侗族 7 人。

11 月 15 日，册亨县肖鹏举、肖盛荣二人代表册亨县出席了贵州省第一届民族卫生工作会议。

11 月 15 日独山专区开办少数民族卫生人员训练班第一班，招收学员 65 名，结业 56 名。

是年，贵州省卫生厅设立了少数民族卫生科，制定下发了《贵州省少数民族卫生工作实施纲要》。

1952 年

1 月，独山专区医防队成立，4 月 9 日医防队改称为“独山专区民族巡回卫生工作队”，1953 年奉命撤消。

4 月，兴义专署卫生科以邢涛为副队长的民族医防队到册亨县秧坝区秧坝乡者述村开展民族地区卫生工作。

6 月，镇远专区民族巡回卫生工作队成立，车震担任队长，余旭东担任副队长，全队共 13 人。

6 月，普安县开办少数民族接生员训练班，学员 14 人，为期 2 个月。

8月25日，册亨县第二区（秧坝）民族卫生所成立。

10月20日，镇远专区第二期民族医训班开学，有学员65人，其中少数民族48人，占73.85%。于1953年3月结业后，分发各县工作。

是年，贵州省制定下发了《民族卫生工作实施办法》，明确加强少数民族卫生工作的政策措施。

是年，印江县成立了“中草医工作研究会”。

1953年

2月，贵州省人民政府批准建立贵州省安龙麻风病院，设病床200张，杨仁炳任院长。隶属卫生厅领导。

12月18日，独山专署卫生院更名为“都匀专区医院”。

1954年

是年，黔南布依族苗族自治州无天花发生，使天花成为黔南历史上第一个被彻底消灭的传染病。

1955年

4月13日，贵州省卫生厅将贵阳卫校医士专业25名毕业生分配到镇远专区工作。

9月，普安县地瓜区花月乡马槽箐建立麻风病人隔离村。

1956年

1月，都匀专区民族卫生防疫站成立。

6月，凯里民族卫生防疫站成立。老红军廖又春任站长。

9月27日，“镇远专区医院”更名为“黔东南苗族侗族自治州镇远医院”，“凯里民族卫生防疫站”更名为“黔东南苗族侗族自治州卫生防疫站”。

11月，“都匀专区民族卫生防疫站”更名为“黔南布依族苗族自治州卫生防疫站”。

11月12日，“黔东南苗族侗族自治州卫生干部训练班”成立。当年招收医士班学员101人，学制为两年。

1957年

10月10日，“都匀专区医院”更名为“黔南布依族苗族自治州人民医院”。

是年，兴义县轿子山建立麻风村。

1958年

5月16日，黔东南苗族侗族自治州首次中医、民族民间医代表会议在镇远召开，出席会议的代表有336人。会上，代表们献秘方、验方、单方共1212个。会上统计全州有中医、民族民间医2242人。

8月，黔东南卫生学校成立。

8月18日，都匀卫生学校成立。

9月15日，黔南医专正式建立。由于不具备办学条件，开学不到1年，即按省卫生厅通知于1959年7月27日撤消。

10月，为发掘和研究整理民间中草药医，自治州成立了卫生科学研究所，下设民族医收集组、草药医收集组和临床疗效观察组。镇远、榕江、凯里、剑河等县也成立了中草医或中医研究所。

是年，由杨济秋、杨经中编著的《贵州民间方药集》在贵州科技出版社首次出版。

1959 年

12 月，黔南布依族苗族自治州卫生局编印《黔南中医药秘验方选编》。

是年，兴义县轿子山麻风村更名为普洞麻风村（普洞医院）。

1960 年

3 月 25 日，根据贵州省人民委员会关于普查野生植物的指示精神，黔东南苗族侗族自治州成立以张圣冉为组长，有州林业、商业、轻工、科委、卫生部门参加的“野生植物普查”办公室。经普查，全州有野生植物 757 种，其中野生植物药材 428 种，年产量 868 411 担，产值 804.65 元。

4 月，“贵州省安龙麻风病医院”经省卫生厅批准，更名为“贵州省安龙疗养院”。

9 月 15 日，黔东南苗族侗族自治州卫生科学研究所对雷公山中草药源分布、品种、产量进行调查。同时整理民间秘方 20 600 个。

10 月 1 日，黔南布依族苗族自治州中医院建成并开诊。

1961 年

10 月 针对瓮安、福泉、都匀、贵定等县发生流脑流行情况，州卫生局召开各县（市）卫生局长、防疫站长紧急会议，部署了防治措施。

1962 年

5 月，黔南布依族苗族自治州八县商业、粮食、卫生、民政、妇联联合组织调查组到病区访问，解决生活供应。

1963 年

是年，贵州科技出版社再版了杨济秋、杨经中编著的《贵州民间方药集》。

是年，印江县组织培训中医人员 98 人，草医人员 329 人。

1964 年

9 月 23 日 黔东南苗族侗族自治州卫生局组织州、县医院人员 422 人组成巡回医疗队，深入各县农村开展巡回医疗工作，为期一年。

1965 年

9 月 23 日，贵州省卫生厅组织巡回医疗队到晴隆县开展工作。

1966 年

6~7 月，册亨县板用公社新建大队首次发生钩端螺旋体病流行，患病为 21.64%。

是年秋，都匀卫生学校停止招生。

1967 年

9 月，兴义地区人民医院正式成立。

1968 年

是年，望谟试行推广农村合作医疗。

1969 年

2 月 3 日，“黔东南革命委员会”批准成立“自治州人民医院革命委员会”。

7~9 月，望谟县乐元乡里落寨疟疾流行，发病 202 例。

1970 年

1 月，兴义地区各县卫生科改为卫生局。

3 月 17 日，黔东南革命委员会成立“血吸虫病防治领导小组”。

1971 年

是年，兴义县普及农村合作医疗。

1972 年

4 月 18 日，黔东南苗族侗族自治州卫生工作会议在凯里召开，会期 6 天。会议总结交流了 1971 年以来全州开展中西医结合、中草药、新医疗法的经验。

9 月，黔南布依族苗族自治州卫生学校恢复招生，是年招收新生三个班共 150 人，均按时到校入学上课。

是年，兴义县仓更区坝达章公社坝达章大队卫生员苏金和出席在上海镇江公社召开的全国赤脚医生先进代表大会。

1973 年

11 月 17 日，黔东南苗族侗族自治州卫生局确定黄平、剑河两县医院开办第一批国家下达中专招生指标的护士班，其中黄平县招 19 人，剑河县招 21 人。

1974 年

4 月 5 日，兴义地区卫生学校成立，秋季招生 150 名。

5 月 28 日，黔东南州合作医疗交流会在凯里召开，会期 6 天。

1975 年

7 月，贵州省革命委员会副主任王振江到从江县宰便、加鸠区视察农村卫生工作。

7 月 6 日，上海医疗队 56 人到晴隆县开展技术指导和巡回医疗工作。

1976 年

12 月，望谟县卫校开办“一期赤脚医生培训班”，招收学员 50 人。

1977 年

4 月，黔东南苗族侗族自治州合作医疗、农村医生先进代表大会在凯里召开。

1978 年

4 月，兴义地区中草药剂型改革现场会在望谟县召开。

4 月 23 日，黔东南苗族侗族自治州民族医药调查工作座谈会在凯里召开。会议传达全国医药工作会议精神，安排全州民族医药调查、整理和提高工作。

是年，贵州科技出版社再版了杨济秋、杨经中编著的《贵州民间方药集》。至此，该书累计印次达 6 次，印数达 7 万多册。

1979 年

2 月，新中国成立后，望谟县首次发生白喉流行病。

4 月 7 日，黔东南苗族侗族自治州革命委员会批复，恢复“中华医学会黔东南分会”。

1980 年

3 月，经贵州省卫生厅对全州各县集体所有制和城乡散在的中医中药人员统一考试考核，从天柱、锦屏、丹寨、黄平、麻江、施秉、镇远、黎平、剑河、雷山、凯里 11 县录取 15 名国家卫生干部，分别定职为中医士、中草药医师。

12 月 31 日，“黔东南苗族侗族自治州中医院”成立。

1981 年

7 月 4 日，黔东南苗族侗族自治州卫校开办民族医士班，在贫困区社招收少数民族学生，毕业后定向分配。

9 月，黔南自治州卫校开始举办民族医士班，第一期招收定向生 40 名。

12 月 22 日，“中华全国中医学会黔东南支会”在凯里成立。

1982 年

5 月 1 日，黔西南布依族苗族自治州成立，原兴仁专署卫生局改称为“黔西南布依族苗族自治州卫生局”。

6 月，贵州省副省长王振江到安龙疗养院及安龙、兴义两县麻风村视察工作。

7 月，黔南布依族苗族自治州中医学会成立。

是年，卫生部、国家民委发出《关于调查民族医药的通知》。

是年，由贵州省民族事务委员会、省卫生厅、贵州科学院等部门联合在贵阳召开了“贵州民族传统医药调查研究工作座谈会”，并成立了“贵州省民族传统医药调查研究办公室”，对以黔东南苗族侗族自治州的黄平、剑河二县，黔南布依族苗族自治州的荔波县，安顺地区的镇宁、关岭二县，毕节地区的威宁等为重点县的民族医药进行调查工作，全省民族医药的调查工作也随之全面展开。

1983 年

3 月 3 日，黔南布依族苗族自治州麻风防治领导小组成立。

3 月 31 日，黔东南苗族侗族自治州中医医院改称为“黔东南苗族侗族自治州民族中医医院”，黔东南卫生学校改称为“黔东南苗族侗族自治州民族卫生学校”。

7 月，国家民委、劳动人事部、中国科协联合对在少数民族地区从事科技工作 20 年以上者授予荣誉证书。

是年，卫生部、国家民委颁布《关于继承和发扬民族医药学的意见》。

是年，黔西南布依族苗族自治州卫生防疫站周代兴被评为全国少数民族地区先进科技工作者。

是年，黔西南布依族苗族自治州进行生活用水源调查。

是年，在贵州省植物园建立了“民族传统药物标本园”和“民族传统医药标本室”，对民族中草药进行引种、驯化、繁殖。

1984年

4月20日，黔东南苗族侗族自治州民族医药研究所成立。

是年，黔西南布依族苗族自治州卫生防疫站寄生虫防治科被省卫生厅评为“贵州省卫生系统六好集体”，荣获省委、省政府授予的“贵州省民族团结先进单位”称号。

是年，黔东南苗族侗族自治州建立民族医药研究所。

是年，剑河县成立民族医医院。

是年，印江县成立县中医院。

是年，全国民族医药工作会议期间，由卫生部中医司牵线，组成了“黔、湘、鄂民族医药调查研究协作片区”。

是年，卫生部、国家民委颁布《关于加强全国民族医药工作的几点意见》。

1985年

2月，“黎平县中医院”正式成立。

3月8日，电子工业部部长江泽民视察四一八医院。

5~6月，册亨、望谟两县进行麻风病调查。

9月1日，普安县中医院正式成立。

9月，黔东南苗族侗族自治州民族卫生学校第一批定向招生民族医士班37名学员毕业，分配到各县区、乡卫生院工作。

10月23日，第一次全国少数民族地区妇幼卫生工作会议在遵义召开。

是年，贵州省中医研究所民族医药室专门立项，对贵州省苗族、布依族、水族等民族医药进行了较为全面、系统的调查工作。在各地卫生局、民族事务委员会的支持下，中医研究所民族医药室在31个市、县及部分乡调查访问民族医生308人，召开座谈会22次，收集单验方858个，整理药物505种，并对民族医药的有关史料、抄本、古歌等进行了搜集和考证。

11月9日，黔南布依族苗族自治州民族医专成立，设医疗专业，学制三年。

是年，印江县成立了“中药材普查办公室”，重点是普查高等药用植物。

是年，剑河县卫生局组织人员对该县著名侗族医生姜彦儒编写的经方医著《本草医方》进行整理抄印，提供给全县中医人员交流学习使用。

1986年

5月，贵州省民委、省卫生厅对在少数民族地区从事卫生工作30年以上的职工颁发荣誉证书。

11月，卫生部部长崔月犁到都匀县迎恩区卫生院视察工作。

是年，在贵阳召开了有黔、湘、鄂、川、桂、滇六省区参加的“黔、湘、鄂苗族医药学术研讨会”。这是国内首次苗族医药学术研讨会。代表们在苗族医药的调查研究方面互相交流了经验，对苗族医药的临床、培训、科研等方面进行了广泛的学术交流。会上发表了有关学术论文20多篇，展示了苗族医学研究的丰硕成果。

是年，在贵州省科学技术协会、贵州省民族事务委员会、贵州省卫生厅的支持下，成立了“贵州省民族民间医药协会”。

是年，黔南州民族医学专科学校成立。

1987年

5月30日，国家中医药管理局副局长诸国本、处长潘莜秦，在省卫生厅副厅长赵松、黔东南苗族侗族自治州人民政府副州长王登齐陪同下，视察黔东南苗族侗族自治州中医院、州民族医药研究所、剑河县民族医医院，并看望从医90年仍然坚持上班、为病人看病的101岁侗族医生吴定元。

7月，贵州省第九届人大常委会第三次会议通过了《贵州省计划生育条例》。

11月，卫生部崔月犁部长一行4人来黔南视察，先后视察了黔南州中医院、卫生防疫站、妇幼保健站和区乡卫生院，并对发展黔南卫生事业作了重要指示。

12月，黔西南布依族苗族自治州中医院正式开业。

12月，卫生部授予望谟县人民医院全国卫生文明集体称号。

是年，印江县将1984年成立的县中医院改为“印江县民族中医院”。

是年，贵州省副省长张玉芹视察麻江、榕江、黄平等县农村卫生工作和黔东南卫校医学教育情况。

1988年

1月，贵州民族出版社出版了陆科闵编著的《苗族药物集》。该书是中国境内苗族医药的第一部专著，它结束了苗族医药过去单靠口传心授的历史。它的出版使得苗族医药成为继藏族、蒙古族、维吾尔族、傣族、彝族之后的第六个得到国家有关部门认可的民族医药体系。

6月，黔南布依族苗族自治州“红十字会”成立。

11月6日，全国政协副主席、政协医药卫生体育委员会主任钱正英，副主任（原卫生部副部长）郭子恒视察黔东南苗族侗族自治州民族卫生工作。先后到凯里、台江、镇远、黄平等县（市）10个医疗卫生单位、2个区卫生院、2个乡卫生所和州人民医院、州卫校、州中医院、州民族医药研究所视察，历时5天。

是年，黔南州中医学会召开都匀地区中医诊断新技术讲座会。

是年，布依族护士王国叶荣获国家卫生部授予的“模范护士”称号。

1989年

3月27日，黔东南苗族侗族自治州红十字会成立。

9月，黔东南苗族侗族自治州民族卫生学校开办民族医士预科班，择优录取8年来民族医士招生未能录取的贫困乡学生。

是年，省卫生厅厅长乐光志陪同副省长张玉芹视察黔东南州中医院。

是年，国家中医药管理局副局长诸国本视察剑河县民族医院。

1990年

5月，锦平县中医院成立。

6月，卫生部部长陈敏视察黔东南苗族侗族自治州黄平县医院防疫站、妇幼保健站以及谷陇区卫生院、黄飘、翁坪乡卫生院和自治州中医院、自治州卫生学校。

7月，省卫生厅厅长乐光志陪同卫生部部长陈敏章到福泉县视察农村卫生工作。

7月，贵州民族出版社出版了罗廷华主编的《贵州少数民族药物集》（第一册）。

7 月 8~11 日，卫生部部长陈敏章率领调查组到福泉县开展农村卫生调查。

是年，省长王朝文视察黄平县人民医院。

是年，经黔南布依族苗族自治州人民政府批准，成立了黔南民族医药研究所，黔南民族医药从此进入了全面、系统发掘整理和研究提高阶段。

1991 年

8 月 25 日，普安县卫生局局长邓修琼、册亨县卫生局局长罗宝光被评为全国民族团结进步先进个人，荣获国家民委表彰及荣誉证书。

是年，卫生部部长陈敏章视察黄平县谷陇区卫生院。

是年，电子工业部副部长胡启立视察四一八医院。

是年，省卫生厅厅长乐光志陪同世界银行考察官员考察黄平重安区卫生院。

1992 年

6 月，普安县邓修琼出席全国卫生工作会议。

6 月，晴隆县医院院长刘继博荣获中国改革功勋，并被授予“改革功勋章”。

6 月，贵州科技出版社出版了陆科闵著的《侗族医学》。

10 月，贵州民族出版社出版了陈德媛、罗廷华、张厚权主编的《苗族医药学》。

1993 年

12 月 1 日，册亨县卫生局参加贵州省农村及主要少数民族地区卫生服务调查研究课题，荣获贵州省卫生厅颁发的医药卫生科技成果一等奖。罗宝光荣获科技成果“荣誉证书”。

是年，龙运光、陆一纯整理出版了《侗医吴定元小儿推拿验经》。

10月，四川民族出版社出版了王荣辉著、晏朝辉译的《贵州彝族民间传统医药》。

1994 年

12 月，贵州省侗学会印刷厂印刷出版了由文经贵主编、贵州省民族事务委员会古籍办编的《民族传统医药》。

1995 年

11 月，省卫生厅麻风病防治专家考核组，贵阳医学院皮肤科教授李思奉一行 5 人，对黔西南布依族苗族自治州麻风病防治工作进行考核。

1996 年

8 月 6 日，世界卫生组织西森先生及卫生部疾控司领导一行 5 人到册亨县检查脊灰防治工作。

是年，省卫生厅厅长乐光志到到黔南民族医药研究所视察指导工作。

1997 年

2 月 19 日，国家中医药管理局、国家民委颁发了《关于进一步加强民族医药工作的意见》。

7 月，贵州民族出版社出版了由王厚安主编的《水族医药》。

是年，贵州高原彝药厂的主要产品“通风灵”荣获当年“首届国际爱因斯坦新发明新技术博览会”金奖和“1997 中国新技术新产品博览会”金奖。

1998 年

是年，贵州省人民政府给三都县颁发了“中药资源普查三等奖”。

1999 年

7~9 月，兴义市接受世界卫生组织（WHO）援助开展了消除麻风运动。

是年，中国民族医药学会第一次全国秘书长会议在贵阳召开。

8 月，贵州科技出版社出版了由贵州省卫生厅药政处包骏、贵州省中医研究所冉懋雄主编的《贵州苗族医药研究与开发》。

4 月，黔东南苗族侗族自治州卫生局批准，在天柱县成立了黔东南民族医药研究所天柱精神病研究室。

是年，国家卫生部副部长，国家中医药管理局局长佘靖到黔南民族医药研究所视察。

2000 年

5 月，国际麻风救济麻风康复专家彼弗，美国麻风防治协会麻风康复部主任南斯、麻风经济康复部主任摩锐，对贵州省首批中美麻风康复合作项目的黔西南布依族苗族自治州安龙疗养院、安龙麻风康复工作进行全面检查、考核、验收。

10 月 13 日，卫生部副部长殷大奎到兴义市视察传染病工作。

是年，内蒙古出版社出版了陆科闵等参编的《中国少数民族医药大系（侗族医学篇）》。

2001 年

6 月 25～29 日，全国首次民族医药企业生产与现代化管理高级研讨班在贵阳市举办，参加者达 22 人。

是年，省中医药管理局副局长黄维中到黔南民族医药研究所指导。

2002 年

4 月 14 日，全国爱国卫生委员会授予安龙、望谟县“全国农村自来水普及先进单位”荣誉称号。

8 月 5 日，贵州省爱国卫生委员会授予黔西南州、兴义市、普安县、晴隆县“贵州省农村改厕先进单位”荣誉称号。

8 月 5 日，贵州省爱国卫生委员会授予黔西南州、兴义市、普安县、晴隆县、贞丰县为“贵州省农村水先进单位”荣誉称号。

11 月，贵州科技出版社出版了汪毅主编的《中国苗族药物彩色图集》。

是年，贵州省 154 个苗药品种成功上升为国家标准品种以及 GMP 认证制度的实施，使贵阳民族药业发展进入了一个崭新的阶段。

是年，贵州省卫生厅周惠民副厅长到黔南民族医药研究所指导工作。

2003 年

1 月，贵州民族出版社出版了赵俊华、潘炉台、张景梅主编，杜江为副主编的《仡佬族医药》。

7 月，贵州民族出版社出版了由潘炉台、赵俊华、张景梅主编，杜江为副主编的《布依族医药》。

11 月 8～10 日，由中国民族医药学会与贵阳中医学院、贵州省民族医药学会联合主办，在贵州省贵阳市龙里县举行召开了全国苗医药学术研讨会。

11 月，贵州科技出版社出版了贵州省药品监督管理局编的《贵州省中药材、民族药材质量标准（2003 年版）》。

是年，黔东南苗族侗族自治州建立了民族医药研究所，创建了全国首个苗族侗族药物标本库，共收藏各种药物标本 2300 多种，制作药物标本 12 000 多份，以实物标本、图表、文字的形式，展现了多姿多彩的民族医药文化，受到了国内外及省内外专家、学者的好评。

2004 年

8 月 24~25 日，贵州省卫生厅厅长何崇远到贞丰县检查脊灰强化免疫工作。

9 月 7 日，卫生部副部长王陇德到贞丰县视察农村计划免疫工作。

是年，全国通过 GAP 认证的中药材品种有 44 个，黔东南州有何首乌、太子参两个品种，这是我省唯一通过国家 GAP 认证的两个品种。

是年，黔南州民族医药研究所内部出版了文明昌主编的《黔南苗医药》和《黔南苗医药民间验方集锦》。

2005 年

9 月，黔东南苗族侗族自治州卫生局组织举办了全州第一批民族民间医生考试考核，共 98 人报名参加考试，55 名合格并取得了《民族医生执业证书》，允许在本人户籍所在地从事民族医药。

9 月 23 日，《贵州省发展中医药条例》由贵州省第十届人民代表大会常务委员会第十七次会议通过，自 2005 年 11 月 1 日起施行。

12 月，贵州科技出版社出版了邱德文、杜江主编的《中华本草·苗药卷》。

是年，贵阳市举办了“2005 年中国•贵阳首届医药博览会”。本次博览会只有以本土制药企业为主的百余家企业参展。

是年，全国进行中药材 GAP 认证检查的 10 个品种中黔东南州有一个头花蓼品种，也是贵州省 2005 年的唯一品种，是目前全国苗药通过国家 GAP 认证的第一个品种。

是年，卫生部原部长张文康到黔南民族医药研究所视察，高度评价苗医特色工作。

2006 年

5 月，贵州民族出版社出版了孙济平主编，贵阳中医学院编的《毛南族医药》。

6 月，中医古籍出版社出版了贵阳中医学院邱德文、杜江、夏同珩主编的《中华本草·苗药卷·彩色图谱》。

7 月，贵州科技出版社了陆科闵、王福荣主编的《苗族医学》。正如中国民族医药学会会长、国家中医药管理局原副局长、主任医师、著名学者诸国本先生在该书序言中写到：“中国近 20 年来，对民族医药的发掘、整理形成了一个巨大的文化工程，这个文化工程在世界文化史上是罕见的。陆科闵、王福荣发掘、整理苗族侗族医学的成就，都应该属于这一伟大工程。”

10 月，中医古籍出版社出版了朱国豪、杜江、张景梅主编的《土家族医药》。

11 月，贵州民族出版社出版了唐海华著的《苗族药物学》。

是年，阳市举办了“2006 年中国·贵阳第二届医药博览会”。

2007 年

2 月，中医古籍出版社出版了杜江、田华咏、张景梅主编的《苗族医药发展史》。

3 月，贵州同济堂制药股份有限公司在美国纽约挂牌上市，融资 1.1 亿美元，成为我国第一家在境外上市的制药企业，是我省首家在境外上市的生产企业。贵阳已初步形成开放、竞争、有序的民族药市场体系。

7 月，经黔东南苗族侗族自治州卫生局批准，在天柱县成立了国内第一家侗族医药专科医院——黔东南天柱侗医精神病专科医院，龙之荣担任该院院长。

7 月，中医古籍出版社出版了杜江主编的《苗医基础》。

7 月，中医古籍出版社出版了贵阳中医学院胡成刚主编的《苗药资源学》。

8 月 22 日，贵州省政协副主席李嘉琥到黔西南州人民医院视察工作。

10 月 25 日，国家中医药管理局、国家民族事务委员会等 11 个部委联合发布了《关于切实加强民族医药事业发展的指导意见》。

是年 贵阳市举办了“2007 年中国·贵阳第三届医药博览会暨 2007 年中国（贵阳）民族药（苗药）交易会”。

是年，贵州医药产业年产值达 110 亿人民币，其中一半为苗药。这些企业大都集中在贵阳地区。

是年，贵阳市年销售额超亿元的单个药品达到 10 种，全部都是苗药。其中同济堂生产的“仙灵骨葆胶囊”年销售额达到了 4.5 亿元。贵阳市苗药企业目前已成为贵州省苗药企业的生力军。

2008 年

1 月，黔东南苗族侗族自治州卫生局组织举办了全州第二批民族民间医生考试考核，共 197 人报名参加考试，130 名合格并取得了《民族医生执业证书》，允许在本人户籍所在地从事民族医药。

3 月，中医古籍出版社出版了杜江等主编的《苗药学》。

5 月 12~13 日，由中国民族医药学会、贵州省卫生厅、贵州省中医药管理局、贵阳中医学院、铜仁地区行署主办，贵州省民族医药学会、农工民主党铜仁市委员会、铜仁市中医院、贵州铜仁梵净山土苗特色医药研究所承办，贵州铜仁地区多家单位协办，“2008 年全国土家族、苗族医药学术研讨会暨民族特色药品、医技展示会”在贵州铜仁地区锦江宾馆召开。来自全国各地从事土家族、苗族和其他民族医药研究的专家、学者以及基层民族医药工作者 200 余人参加了会议。会议交流讨论了土家族、苗族和其他民族医药理论、临床实践经验和民族特色药品、医技创新与产业化开发。

7 月 24 日至 25 日，在贵州省国际经济技术贸易中心举行了“2008 年中国·贵阳第四届药博会”，同时举办了以研讨苗药发展为主题的中国民族医药（贵阳）论坛。参加此展览会的有省内外医药企业 300 多家，其中，西藏自治区藏药厂、青海金诃藏药有限公司、新疆维吾尔制药厂、内蒙古蒙药集团等 9 个企业均为首次参加。

8 月，中医古籍出版社出版了田咏华、杜江主编的《中国苗医史》。

10 月上旬，三都县科技局推荐的《中国水族医药宝典》科技成果鉴定会在都匀召开，填补了国内水族医药研究的空白，对解决民族地区缺医少药的问题作出了积极贡献，也是黔南自治州民族医药发展过程中的一个里程碑。

2009 年

7 月，贵州出版集团、贵州科技出版社出版了由龙运光、袁涛忠主编的《侗族常用药物图鉴》。

7 月，贵州出版集团、贵州科技出版社出版了由陆科闵、王福荣主编的《苗药方剂学》。

9 月 18~20 日，贵州省中医管理局黄维中局长，中国民族医药学会常务理事、苗族医药学会专家委员会主任、贵阳中医学院药学系主任、硕士研究生导师杜江教授，中国民族医药学会常务理事、侗族医药学会专家委员会副主任龙运光主任医师，凯里学院环境科学院院长张文华教授，科研处处长周江菊教授，黎平县侗医研究所顾崇国教授，黔东南民族医药研究所原所长陆科闵主任医师，黔东南民族职业技术学院医药技术系主任、注册执业师刘书华教授，黔南民族医药研究所所长文明昌主任医师，贵州省中科院天然产物化学重点实验室副主任杨小生博士，黔东南州中医院副院长郭伟伟，黔东南州民委主任王安瑞、副主任张盛，贵州民族学院民族科学研究院谭厚锋副研究员等贵州民族医药文化研究专家、学者 500 余人应邀参加在贵州天柱县举行召开的“全国第三届侗医药学术研讨会”。

11 月，贵州出版集团、贵州科技出版社出版了龙运光、袁涛忠主编的《侗族药物方剂学》。

是年，贵阳市举办了“2009 年中国 • 贵阳第五届药博会”，共有 236 家国内外知名制药企业前来参展。

2010 年

7 月 27 日，在贵州国际经济技术贸易中心（贵州省展览馆）举行召开了“2010 年中国 • 贵阳第六届医药博览会”，同时举行了“中国西部医药经济与民族医药发展论坛”、“促进传统医药产业国际化发展论坛”和“濒危中药资源保护利用论坛”三大论坛。中国民族医药学会会长诸国本先生，贵阳市副市长、本届“药博会”组委会主任翟彦先生，中国中药协会会长房书亭先生以及藏药、维药、蒙药、傣药、彝药、苗药、壮药等民族医药界专家、学者参加了论坛。

7 月 28 日，举行了“2010 年中国 • 贵阳第六届医药博览会”开幕式。参加这次博览会开幕式的有原国家医药管理局局长齐谋先生，贵阳市委副书记李涛先生，中国民族医药学会会长诸国本先生，贵阳市副市长、本届“药博会”组委会主任翟彦先生，中国中药协会会长房书亭先生，贵州省民族事务委员会副主任徐飞先生，贵州省民族医药研究所冉懋雄研究员，贵阳中医学院民族医药研究所所长、硕士研究所导师杜江教授，以及于明德、刘志明、毛中殷、陈星宇、张庆安、孔黔筑、秦水介、斯萍、刘建军、陈鲁西、费静美、孙亚丽、孟智斌、王瑛、张明、罗祥斌、蒋晓箐、罗大林、谭厚锋等。开幕式由中央人民广播电台主持人邹蕾主持。

11 月 9~11 日，贵州全省县级卫生局长医改培训班在贵阳开班。在为期 3 天的培训时间里，来自全省各市（州、地）和县（市、区和特区）的 100 余名卫生局长围绕“医改的观念，面临的宏观形势”、“医改的主要任务、举措、要求”、“贵州省公立医院改革的有关问题”、

"贵州省基本药物制度的实施情况"、"2010 年农村医改、妇幼卫生重点工作"等内容进行了专题讨论和学习。

11 月 26~29 日，贵州省黔东南苗族侗族自治州卫生局党组书记金鸣昌主任医师，中国民族医药学会常务理事、黔南州中医院副院长、黔南民族医药研究所所长文明昌主任医师，中国民族医药学会常务理事、侗族医药学会专家委员会副主任、黔东南民族医药研究所原所长龙运光主任医师，贵州民族学院民族科学研究院谭厚锋副研究员等贵州民族医药研究专家、学者应邀参加了在湖南省怀化市西南宾馆召开的由中国民族医药学会主办、湖南省怀化市民族民间医药学会承办、湖南省怀化市第三人民医院协办的"首届全国民族医药养生保健学术研讨会"。金鸣昌的《浅谈黔东南民族民间医药的过去、现状和未来展望》，龙彦合、龙滢任和龙运光的《侗族生活习惯与养生保健文化浅析》，谭厚锋的《贵州少数民族对丰富中华医药文化宝库的贡献》和《基督宗教信徒邓文波、邓岩濑夫妇对贵州省早期妇幼保健卫生事业的贡献》等论文均得以在大会上交流，并经中国民族医药学会专家组评审，分别荣获一等奖和二等奖。

12 月 2 日，贵阳中医学院胡成刚教授应邀参加在广西中医学院召开的"第一届全国民族医药高等教育高峰论坛"，与会专家分别就蒙医药、傣医药、苗医药等民族医药高等教育的发展情况及经验做了交流，同时，还就成立"全国民族医药高等教育学会筹备会"交换了意见和提出了倡议。

12 月 7~9 日，在贵州省黔东南苗族侗族自治州州府凯里市召开了"第一届中国·贵州·黔东南苗侗医药产业发展论坛"会议。该论坛由中共黔东南苗族侗族自治州州委、州人民政府主办，黔东南州科学技术协会、科学技术局、工业和信息化委员会、农业委员会、卫生局和食品药品监督管理局联合承办。贵州省人大常委会副主任唐世礼、省政协副主席刘鸿庥以及省直有关部门（单位）、省内外民族医药研究专家、黔东南州委、州人民政府四大班子领导，凯里市委、市人民政府有关领导，市直有关单位负责人，自治州内各县人民政府分管医药卫生的副县长，省内外民族医药企业人士和民间医师等 203 人参加了本次论坛。12 月 8 日上午，与会人员参观考察了贵州苗仁堂药业、贵州昌昊药业和黔东南州民族医药研究所。12 月 8 日下午举行了开幕式，黔东南州委副书记、州长李飞跃致欢迎辞。省人大常委会副主任唐世礼发表了重要讲话，她指出："黔东南应当抓住当地民族医药资源的优势，充分利用好当前国家和政府对民族医药大力支持的大好时机，科学地促使民族医药在'十二五'期间为黔东南民族地区的社会文化和经济发展发挥良好的促进作用"。之后，与会人员分别听取了由中国中医科学院、国家药监局新药、保健品专家叶祖光，中南民族大学药学院院长、国家新药专家梅之南和贵州省食品药品监督管理局副局长林亚平报告的"中药、民族药研发的动态及发展趋势"、"我国民族医药现状及发展趋势"和"民族药发展中需要关注的几个问题"三人专题报告。12 月 9 日，大家还听取了北京大学药学院院长、中医药现代研究中心教授的"基于民族药资源的新药研发"，广州汉方现代中药研究开发有限公司技术总监、中药提取分离国家工程中心副主任、广东省人大代表、化学与生物学博士李金华的"中药现代提取分离关键技术与苗侗医药产业发展"，贵阳中医学院副院长、国家传染病中药重点实验室主任程明亮教授的"科技创新与产业革命"，黔东南民族职业技术学院医药技术系主任、注册药师、刘书华教授的"黔东南民族药产业链现状及发展思考"和黔东南州科协党组书记、主席张厚良的“黔东南苗侗医药研究与产业开发”等10位专家、学者的报告。两天的会议分别由彭晓红、刘晓春副州长、黄维中局长、林亚平副局长、龙黔清副主席主持。中国民族医药学会常务理事、贵阳中医学院民族医药研究所所长、硕士研究所导师杜江教授，黔东南苗族侗族自治州卫生局党组书记金鸣昌主任医师，中国民族医药学会常务理事、黔南州中医院副院长、黔南州民族医药研究所所长文明昌主任医师，中国民族医药学会常务理事、侗族医药学会专家委员会副主任、黔东南州民族医药研究所原所长龙运光主任医师，贵州民族学院民族科学研究院谭厚锋副研究员等贵州民族医药文化研究专家、学者应邀参加了本次论坛。此次高规格的学术论坛有助于推动黔东南苗族侗族自治州民族医药产业在“十二五”期间的发展。

附录二　贵州民族医药研究论文目录索引（按作者的音序排列）

阿土. 苗族的传统医药. 《贵州民族研究》，2006 年第 1 期

阿土. 布依族的传统医药. 《贵州民族研究》，2006 年第 1 期

阿土. 侗族的传统医药. 《贵州民族研究》，2006 年第 1 期

阿土. 土家族的传统医药. 《贵州民族研究》，2006 年第 1 期

阿土. 彝族的传统医药. 《贵州民族研究》，2006 年第 1 期

阿土. 水族的传统医药. 《贵州民族研究》，2006 年第 1 期

阿土. 仡佬族的传统医药. 《贵州民族研究》，2006 年第 1 期

白班荣. 苗药治疗痹证疼痛 500 例. 《中国民间疗法》，2004 年第 3 期

蔡琨等. 苗药倍针汤不同比例组方的抑菌效果的实验研究. 《贵阳中医学院》，2006 年第 1 期

崔和敏，郑曙光，危莉. 贵州苗医翻类与侗医痧证对比》. 《中国民族医药杂志》，1999 年第 3 期

陈筑红. 藿香的药理作用及临床运用. 《贵阳中医学院学报》，2003 年增刊

陈忠奎. 水族医药扩张血管法治疗风湿病及缺血性中风的报告. 《贵阳中医学院学报》，2003 年增刊

陈德媛等. 贵州黄草与民族药资源保护. 《贵阳中医学院学报》，2003 年增刊

陈德媛等. 苗药整理之我见. 《贵阳中医学院学报》，2003 年增刊

陈蓉蓉等. 贵州民族药杨梅叶抗菌作用的实验研究. 《贵州师范大学学报》，1999 年第 3 期

陈庆等. 苗族黑骨藤有效部位的筛选研究. 《中国民族民间医药杂志》，2005 年第 3 期

陈庆等. 黑骨藤研究概况. 《贵阳中医学院学报》，2003 年增刊

程明亮，冷祥康. 贵州中药资源及其开发利用. 《中国中医药信息杂志》1996 年第 3 卷

陈建阳. 中西医结合治疗伤口感染 209 例. 《贵阳中医学院学报》，2003 年增刊

陈练，杜江. 卷柏属植物化学成分研究进展. 《中国民族医药杂志》，2006 年 5 期

程哲利等. 贵阳孟关苗医秘验方选介. 《中国民族民间医药杂志》，2006 年 2 期

陈爱民等. 高效液相色谱法测定苗药制剂结石消胶囊剂中盐酸巴马汀的含量. 《贵阳中医学院学报》，2006 年第 1 期

戴崇光，王又良，蒙昭. 发展贵州民族医药卫生事业，开创民族卫生工作新局面. 《贵州民族研究》，1983 年第 4 期

戴崇光. 发展我省民族医药雏论. 《贵州民族研究》，1985 年第 1 期

邓淑会. 米索前列醇引起过敏反应 1 例. 《贵阳中医学院学报》，2003 年增刊

邓淑君. 剖宫产率增高的有关因素分析. 《贵阳中医学院学报》，2003 年增刊
邓孝军. 苗药"八棱麻"伤科运用举例. 《贵阳中医学院学报》，2003 年增刊
杜江. 苗医的组方原则及方剂特点分析. 《中国民族医药杂志》，2006 年第 5 期
杜江，鲁道旺，刘亮. 苗医用药的特点浅谈. 《亚太传统医药》，2007 年第 1 期
杜江. 苗医治毒方法概说. 《中国民族医药杂志》，2007 年第 7 期
杜江. 几种苗医常用外治法的临床应用情况. 《中国民族医药杂志》，2007 年第 7 期
杜江等. 苗药产业发展中的资源保护问题. 《贵阳中医学院学报》，2003 年增刊
杜江. 贵州民族医药科研及开发现状. 《贵阳中医学院学报》，2003 年增刊
杜江. 苗医"四大筋脉"学说的探讨. 《中华中医药杂志》，2006 年第 10 期
杜江:《苗医用药的基本规律》. 《亚太传统医药》，2006 年第 6 期
杜江，李丹阳. 苗药祛风止痛涂膜剂的临床初探. 《中国民族医药杂志》，1998 年第 2 期
杜江等. 六枝长角苗的一些特殊诊疗方法. 《中国民族民间医药杂志》，2005 年第 5 期
杜江. 贵州苗族医药研究与开发概况. 《世界科学技术—中医药现代化》，2005 年第 2 期
杜江. 苗医药学科的发展趋势分析. 《中国民族医药杂志》，2005 年第 4 期
杜江，张兵锋. 苗医预防保健的方法浅谈. 《中国民族医药杂志》，2004 年第 1 期
杜江. 苗药祛风止痛涂膜剂的临床初探. 《中国民族医药杂志》1998 年第 4 期
杜江. 仡佬药速效牙痛液的临床研究. 《中国民族医药杂志》，1999 年第 2 期
杜江. 贵州苗族医药基础研究概况. 《贵州中药现代化论文集》2005 年特辑
杜江. 苗族药物命名的方法和特点. 《西部医药市场》，2005 年第 1 期
杜江. 苗医预防保健的方法浅谈. 《贵州中药现代化论文集》2005 年特辑
杜江. 苗医用药的基本规律. 《亚太传统医药》，2006 年第 3 期
杜江. 苗医的组方原则及方剂特点分析. 《中国民族医药杂志》，2006 年第 5 期
杜江. 苗医药学科的发展趋势. 《中国民族医药杂志》，2005 年第 4 期
杜江. 苗医脉诊方法及特色. 《中国民族医药杂志》，2005 年第 10 期
杜江. 苗医论毒. 《医学综述》，2006 年第 14 期
杜江. 苗医生理观之四大筋脉浅说. 《中华中医药杂志》，2006 年第 10 期
杜江. 西部苗医对风湿类疾病的分类和诊疗方法. 《中国民族医药杂志》，2006 年第 6 期
杜江. 六枝长角苗的一些特殊诊疗方法. 《中国民族民间医药杂志》，2005 年第 5 期
杜江，朱国豪. 土家医生理歌诀浅说. 《中国民族医药杂志》，2007 年第 2 期
杜江. 苗医用药的特点浅析. 《亚太传统医药》，2007 年第 1 期
杜江. 苗医治毒方法概说. 《中国民族医药杂志》，2007 年第 7 期
杜江. 苗医治疗学的特点和方法. 《中华中医药杂志》，2007 年第 8 期
杜江等. 苗药本科教育的开设及特色课程设置. 《中国民族医药杂志》，2008 年第 5 期
杜江等. 苗医"克毒疗法"概说. 《中国民族医药杂志》，2008 年第 5 期
杜江. 民族医药调查的基本方法. 《中国民族医药杂志》，2008 年第 6 期
杜江. 贵州民族医药文献整理工作情况简介. 《医论集锦（中国中医药学会第八届中医

药文献学术研讨会论文集)》，2005 年

杜江. 苗药药性研究（Ⅰ）药物质征探讨. 《2007 中国贵州龙里苗医药可持续发展论坛论文集》，2007 年

杜江. 加强民族医药人才培养，支持民族医药产业发展. 《实用中医杂志》，2008 年第 7 期

戴崇光，王又良（苗族），蒙昭（水族）. 发展贵州民族卫生事业，开创民族卫生工作新局面. 《贵州民族研究》，1983 年第 4 期

戴崇光. 发展我省民族医药雏论. 《贵州民族研究》，1985 年第 1 期

范波. 水城县玉舍乡彝族民间医药调查. 《贵州民族调查》第 24 卷，2008 年

范利国. 九味白术止泻散治疗婴幼儿消化不良. 《贵阳中医学院学报》，2003 年增刊

顾崇国:《介绍几种简单速效的传统医药经验方. 《全国第三届侗医药学术研讨会论文集》，2009 年

顾崇国. 发掘保护开发宝贵的侗族医药文化遗产. 《全国第三届侗医药学术研讨会论文集》，2009 年

郭刚等. 苗药金刚藤的研究. 《贵阳中医学院学报》，2003 年增刊

郭刚，邱德文，杜江. 苗药金刚藤的研究. 《贵阳中医学院学报》，2003 年增刊

郭珅珅，杜江. 苗药研究与开发中的若干问题浅谈. 《中国民族医药杂志》，2008 年第 5 期

韩冬会. 重症肺炎致双下肢瘫痪一例报告. 《贵阳中医学院学报》，2003 年增刊

何薇薇. 贵州民族药开发大有可为. 《中国卫生产业》，2007 年第 3 期

何秀容等. 中草药创面湿敷治疗中重度烧伤临床疗效分析. 《贵阳中医学院学报》，2003 年增刊

胡奇志等. 复方伸筋胶囊质量控制方法的研究. 《贵阳中医学院学报》，2003 年增刊

胡成刚等. 布依药岩豇豆本草学研究. 《贵阳中医学院学报》，2003 年增刊

胡成刚等. 论广西苗医疾病诊断的“七十二风症”. 《贵阳中医学院学报》，2005 年第 4 期

胡学成. 关于促进苗药科研与产业发展的思考. 贵阳中医学院学报》，2003 年增刊

胡成刚. 贵州民族医药的比较研究. 《中国民族医药杂志》，2002 年第 3 期

胡成刚等. 贵州民族医药的比较研究. 《中国民族民间医药杂志》2002 年总 56 期

胡成刚等. 布依族医治骨折常用药. 《中国民族民间医药杂志》，1996 年总 23 期

胡红等. 苗族熏蒸疗法. 《贵州医药》，1988 年 4 期

黄静等. 贵州苗、水、布依、仡佬四种民族药的比较研究（三）. 《中国民族民间医药杂志》，2006 年总 82 期

黄旭东. 贵州民族民间医药知识产权保护研究. 《贵州社会科学》，2006 年第 2 期

黄仁健. 苗族医药将结束口传心授历史. 《中国民族民间医药杂志》，2006 年第 6 期

黄明进. 苗药蛇倒退的现代研究及展望. 《贵阳中医学院学报》，2003 年增刊

黄才贵. 民族医药是未来前沿科学的基础——加强贵州民族医药的保护与利用. 《守望与思考——贵州省非物质文化遗产的传承与保护》，贵阳：贵州民族出版社，2009 年版

黄娅. 三都水族自治县水族妇女孕妇产期保健服务行为分析——国家、市场、社区、家

庭在其中的角色和作用. 《贵州世居民族研究》(第3卷)，贵州民族出版社，2006年版

黄敏等. 贵阳市百合科苗族用药植物资源的种类与研究. 《贵阳中医学院学报》，2003年增刊

姜希霖. 苗医治疗多发性骨折一例报告. 《贵州医药》，1987年第5期

金鸣昌. 浅谈黔东南民族民间医药的过去、现状和未来展望——兼谈解决民族民间医生许可的几点做法和体会. 《首届全国民族医药养生保健学术研讨会论文集》，2010年

靳凤云等. C法测定养血愈风酒中人参皂苷R1含量. 《贵阳中医学院学报》，2003年增刊

李孟林等. 苗药——头花蓼研究综述. 《中国医院用药评价与分析》，2005年第6期

李朝斗. 苗族医药珍宝——弩药与糖药针. 《贵州医药》，1988年第2期

李明文. 苗族医药开发研究运用的问题与对策. 《云南中医学院学报》，2006年第1期

李明文. 烟屎治淋巴结炎随笔. 《贵阳中医学院学报》，2003年增刊

李昌禹. 苗药六月疏肝散治疗经行乳房胀痛52例. 《云南中医学院学报》，2006年第1期

李昌禹:《苗药阿梅棍治疗慢性浅表性胃炎4 5例观察. 《贵阳中医学院学报》，2003年增刊

李岗等. 中西结合治疗烫伤. 《贵阳中医学院学报》，2003年增刊

李凡益. 苗药万寿汤治疗腰腿痛50例观察. 《贵阳中医学院学报》，2003年增刊

黎己贤. 民族传统医药八法论治风湿性心脏病临证心得. 《贵阳中医学院学报》，2003年增刊

李建银等. 苗药大果木姜子的化学和药理学研究进展. 《贵阳中医学院学报》，2003 年增刊

梁山等. 苗药清火养元胶囊治疗火热证临床观察. 《中国民族医药杂志》，2006年1期

廖海民等. 苗药黑骨藤药材的显微镜结构研究. 《西北药学杂志》，2007年1期

林佳任等. 苗药黑骨滕追风活络胶囊的鉴别研究. 《贵阳中医学院学报》，2003年增刊

林齐雄. 荔波县布依族医药调查. 《贵州民族调查》第1卷，1983年

林齐雄. 荔波县民族医药调查.《贵州民族调查》第2卷，1984年

刘栋梁等. 苗族与布依族的骨伤民间疗法. 《中国民族医药杂志》，1998年4期

刘明等. 苗药酢浆草研究概述. 《贵阳中医学院学报》，2003年增刊

刘亮，杜江，王建凯. 六枝长角苗验方选介. 《贵阳中医学院学报》，2007年第2期

刘书华. 苗药窝嘎抗炎镇痛作用的实验研究. 《中国现代医药杂志》，2007年第5期

刘维蓉. 对贵州苗族医药保护的思考. 《贵阳中医学院学报》，2005年第第4期

刘起贵. 苗医百草图歌. 《中国民族民间医药杂志》，1995年第5期

刘起贵. 苗族用巴豆治疗急慢性骨髓炎体会. 《中国民族民间医药杂志》，1995年2期

刘起贵. 苗医对自然疗法的粗浅探讨. 《中国民族医药杂志》，2004年第1期

刘起贵. 中风偏瘫及脑瘫的实践探讨. 《贵阳中医学院学报》，2003年增刊

刘向阳，杜江. 浅谈苗医弩药针疗法. 《2007中国贵州龙里苗医药可持续发展论坛论文集》，2007年

刘向阳等. 几种苗医常用外治法的临床应用情况. 《中国民族医药杂志》，2007年7期

龙彦合，龙滢任，龙运光. 侗族生活习惯与养生保健文化浅析. 《首届全国民族医药养生保健学术研讨会论文集》，2010年

龙运光，袁涛忠，金鸣昌. 苗族药物的类别和命名. 《中国民族民间医药杂志》，2004年第4期

龙运光等. 粘贴法制作中草药腊叶标本的研究. 《贵阳中医学院学报》，2003年增刊

龙运光. 侗族和侗族医药.《侗族常用药物图鉴》，贵州出版集团·贵州科技出版社，2009年版

龙运光. 侗族药物的分类和命名. 《侗族常用药物图鉴》，贵州出版集团·贵州科技出版社，2009年版

龙运光等. 侗药小儿消食敷剂临床应用127例总结. 《贵阳中医学院学报》，2003年增刊

龙冬艳，龙运光. 侗药内服外敷治疗小儿厌食症50例. 《中国民族医药杂志》，2008年第5期

龙金光. 雷公山苗治疗白内障. 《贵阳中医学院学报》，2003年增刊

龙之荣. 产后癫狂之我见. 《贵阳中医学院学报》，2003年增刊

龙步明. 利用侗族民间古兰迎汤治疗乙型肝炎18例. 《中国民族民间医药》，2008年1期

龙步明. 利用侗族民间草药为主自拟"盘龙汤"治疗骨质增生58例. 《中国民族民间医药》，2008年第5期

龙步明. 盘龙骨刺汤丸治疗颈腰椎骨质增生疾病. 《全国中医临床研究学术论坛》，2010年

龙宜雄. 药物结合电针治疗急性中风68例的临床分析. 《贵阳中医学院学报》，2003年增刊

龙千里. 应用苗医折顶手法治疗长骨骨折移位. 《中国民族民间医药杂志》，1996年第2期

龙千里等. 台江苗药接骨手法拾贝. 《贵阳中医学院学报》，2003年增刊

龙光桥. 浅论骨折的苗医药治疗原则与方法. 《苗学研究与经济发展》，贵阳：贵州民族出版社，2005年

陆庆良. 布依族民间兽医药初考. 《中国兽医杂志》，1999年第7期

鲁道旺，朱国豪. 土家族珍稀药材神参（竹节参）的研究概况. 《中国民族医药杂志》，2008年第5期

鲁道旺，杜江. 贵州雷山苗族秘验方选介. 《医学综述》，2006年第14期

陆一纯. 苗药筋骨伤药水治疗肩周炎103例临床疗效观察. 《中国民族医药杂志》，1998年第1期

陆一纯. 苗药阿姆鼎治疗高血脂68例临床观察. 《中国民族民间医药杂志》，2001年第2期

陆科闵. 嘎娄陡佳. 《中国民族民间医药杂志》，2006年第4期

陆科闵. 黔东南民族医药初探. 《黔东南社会科学》1985年第5期

陆科闵. 苗族医药理论体系概述. 《中国民族民间医药杂志》，2000年第6期

罗迎春，陈懿，张兵锋，杜江. 苗药蛙粪龙中白藜芦醇的含量测定. 《中国民族医药杂志》，2007 年第 3 期

罗昭金等. 溶石散治疗肾结石 500 例临床分析. 《贵阳中医学院学报》，2003 年增刊

罗昭金、罗俊. 浅谈保护苗族医药资源. 《中国民族医药杂志》，2004 年第 1 期

罗春丽等. 苗药余甘子的发展概况与抗衰老作用研究的前景展望. 《贵阳中医学院学报》，2003 年增刊

罗登翠等. 苗药“黑百降压丸”治疗高血压. 《贵阳中医学院学报》，2003 年增刊

罗安阔，罗安书. 蛇伤与苗药. 《蛇志》，2003 年第 2 期

罗文华. 苗药菖的历史初考. 《中国民族医药杂志》，1996 年第 2 期

罗文华. 土家族医药史考. 《中国民族民间医药杂志》，1998 年总 31 期

罗春丽等. 苗药的现状及开发前景. 《贵阳中医学院学报》，2003 年增刊

罗坤瑾. 贵州苗医药品牌的构建与传播. 《贵州民族研究》2009 年第 4 期

马文骏. 发展贵州民族医药，促进贵州中药现代化. 《世界科学技术——中药现代化》，1999 年第 2 期

麻勇斌. 苗族医药传统知识体系中的“元哲学思想丛结”. 《贵州师范大学学报》，2005 年第 4 期

麻勇斌. 论苗族医药基础理论研究的缺陷. 《贵州社会科学》，2006 年第 1 期

麻勇斌. 苗族医药基础理论研究的“哲学缺失”与“哲学思想”套用不当. 《贵州师范大学学报（社会科学版）》，2005 年第 5 期

麻勇斌. 苗族医学人类学分析的哲学缺失. 《怀化学院学报》，2005 年第 4 期

麻福昌. 浅谈苗医针角灸. 《贵州医药》，1990 年第 1 期

莫益增. 竹芪口服液结合放疗治疗恶性肿瘤的疗效观察. 《贵阳中医学院学报》，2003 年增刊

潘权. 苗药“石平”膏和“远苏”二仙散治疗乳腺癌的临床报告. 《贵阳中医学院学报》，2003 年增刊

潘权. 苗药“爱美康”药膏治疗烧伤简报. 《贵阳中医学院学报》，2003 年增刊

潘炉台. 布依族治疗胃病的常用方药. 《贵阳中医学院学报》，2003 年增刊

潘德仁. 苗胞的产后熏洗疗法. 《医学文选》，1991 年第 4 期

潘德仁. 苗族民间治急性乳腺炎数法. 《医学文选》，1991 年第 4 期

潘木钧. 黔东南苗族民间治疗腮腺炎方法四则. 《医学文选》，1991 年第 4 期

潘永乐. 医改对贵州少数民族地区经济文化的影响——以贵州安顺地区为例. 《中国商界》，2009 年第 8 期

庞宇舟. 壮医药与中医药比较探析. 《广西中医药》，2005 年第 5 期

房芸. 对我馆特色数据库建设的思考. 《贵图书学刊》，2004 年第 4 期

裴栋，杨理明，黄静，张晓曼，赵俊华，潘炉台. 贵州苗、水、布依、仡佬四种民族药的比较研究. 《中国民族民间医药杂志》，2006 年第 3 期

彭朝霞，赵能武，杜江. 贵州六盘水苗医验方选. 《中国民族民间医药杂志》，2005 年第 2 期

彭朝霞，赵能武，杜江. 贵州六盘水苗医药验方选. 《中国民族民间医药杂志》，2005

年第 2 期

覃红曼. 苗药竹椒汤外洗加针刺治疗肩周炎 30 例. 《贵阳中医学院学报》，2003 年增刊

邱德文，吴元黔. 中华本草·苗药卷. 《贵阳中医学院学报》，2006 年第 3 期

邱德文，李建银. 苗药的开发研究及其前景展望. 《中国民族民间医药杂志》，2002 年第 5 期

冉懋雄. 苗族医药探源论. 《中国民族民间医药杂志》，1999 年第 4 期

冉懋雄，陈德媛，包骏. 略论贵州苗族医药的发展历程与医理方药特色. 《中国民族民间医药杂志》，2000 年第 1 期

冉懋雄. 贵州民族医药走向市场与前景展望. 《中国民族民间医药杂志》，2000 年第 5 期

冉懋雄，周厚琼，王朝碧. 苗族医药中的放血割脂疗法. 《中国临床医生》，2001 年第 5 期

冉懋雄，周厚琼，王朝碧. 苗族医药中的敷烫疗法. 《中国临床医生》，2001 年第 7 期

冉懋雄，周厚琼，王朝碧. 苗族医药中的针疗. 《中国临床医生》，2001 年第 6 期

冉懋雄. 苗族族源于苗族医药溯源探讨. 《中国民族民间医药杂志》，2002 年第 5 期

冉懋雄. 贵州民族医药及苗药产业的特色与蓬勃发展. 《贵阳中医学院学报》，2003 年增刊

冉懋雄. 略论苗药学基础. 《中药研究与信息》，2004 年第 1 期

冉懋雄. 贵州苗药研究评价与产业化发展. 《中国现代中药》，2006 年第 3 期

冉懋雄. 论苗族医药与非物质文化遗产保护. 《守望与思考——贵州省非物质文化遗产的传承与保护》，贵阳：贵州民族出版社，2009 年版

冉文琼. 浅谈夜班护士的职业道德. 《贵阳中医学院学报》，2003 年增刊

冉文琼. 13 例子宫破裂的抢救护理体会. 《贵阳中医学院学报》，2003 年增刊

冉贤明. 自制冰敷帽子临床应用体会. 《贵阳中医学院学报》，2003 年增刊

冉贤明. 一次性消毒刷套湿式扫床效果观察. 《贵阳中医学院学报》，2003 年增刊

饶光宇，耿晓照、周黎华. 苗药土辛反败酱的实验研究. 《中国中药杂志》，1994 年第 1 期

任阶庭等. 侗医药骨髓炎敷剂治疗骨髓炎 100 例临床观察. 《贵阳中医学院学报》，2003 年增刊

任燕. 椿白皮的化学成分及临床应用研究. 《贵阳中医学院学报》，2003 年增刊

任明波，张晓曼，黄静，杨理明，赵俊，潘炉台. 贵州苗、水、布依、仡佬四种民族要的比较研究. 《中国民族民间医药杂志》，2006 年第 6 期

石新荣，覃敏笑. 少数民族地区呼唤“卫生扶贫”——贵州民族地区医疗卫生发展滞后调查与思考. 《贵州民族研究》1996 年第 2 期

宋德勋，代建忠，等. 贵州民族药飞蛾七的药效学实验研究. 《中国中药杂志》，2005 年第 3 期

孙超等. 植物园在中药现代化中的地位与作用. 《贵阳中医学院学报》，2003 年增刊

孙宇章. 南瓜子的药理研究及临床应用进展. 《贵阳中医学院学报》，2003 年增刊

孙济平等. 脉冲释药系统及其在中药应用中的探讨. 《时珍国医国药》，2007 年第 10 期

孙济平等. 贵州苗药部分药料的基原订正. 《中国药学杂志》, 2005 年第 3 期

孙济平等. 几种具有苗医特色的"望诊"方法. 《中国民族医药杂志》, 2005 年第 1 期

邵骏. 贵州苗药在中国——东盟自由贸易区中的前景分析. 《三峡大学学报（人文社会科学版）》, 2008 年 30 卷专辑

沈笑媛等. 苗药土人参的化学成分研究《中国中药杂志》, 2007 年第 10 期

师琴丽等. 米槁种子繁殖栽培技术. 《贵阳中医学院学报》, 2003 年增刊

师红毅等. 苗药金铁锁及其开发利用现状. 《贵阳中医学院学报》, 2003 年增刊

史小文. 苗药"黑膏药"治疗骨质增生 89 例. 《贵阳中医学院学报》, 2003 年增刊。

谭厚锋. 贵州少数民族对于中华民族医药文化宝库的贡献. 《贵州民族学院学报》, 2010 年 6 期

谭厚锋. 毕生奉献在侗乡. 《中国民族医药杂志》, 2010 年 12 期

谭厚锋. 基督宗教信徒邓文波、邓岩濑夫妇对贵州省妇幼保健卫生事业的贡献. 《首届全国民族医药养生保健学术研讨会论文集》, 2010 年

谭学林. 贵州苗族药开发应用简史. 《中国民族民间医药杂志》, 2001 年第 2 期

谭学林. 苗族早期医药活动特点初探. 《中华医史杂志》, 2000 年第 2 期

谭学林. 贵州苗族药开发史概要. 《贵阳中医学院学报》, 2003 年增刊

谭学林. 从苗族用火遗风看其早期医疗保健成就. 《中华医史杂志》, 1998 年第 1 期

谭学林. 苗医熏蒸疗法. 《家庭中医药》, 1996 年第 3 期

唐永江. 苗医学体系研究. 中国民族民间医药杂志》, 1994 年第 2 期

唐仕勇. 进一步发展贵州苗药的思路及对策. 《贵阳中医学院学报》, 2003 年增刊

唐海华, 刘乐群. 黔东苗药调研工作报告. 《走进苗疆》, 贵阳: 贵州民族出版社, 2005 年版

唐海华. 论松桃苗族医药发展战略. 《苗学研究与经济发展》, 贵州民族出版社, 2005 年版

唐海华. 论苗族巫医关系. 《苗学研究与经济发展》, 贵阳: 贵州民族出版社, 2005 年版

田振华, 杜江, 赵能武. 按苗医功效对苗药进行分类的探讨. 《贵州世居民族研究》(第 3 卷), 贵阳: 贵州民族出版社, 2006 年版

田振华. 蓼科药用植物在苗族医药中的应用. 《贵阳中医学院学报》, 2003 年增刊

田振华. 蕨类药用植物在苗族医药中的应用. 《中国民族医药杂志》, 2004 年第 1 期

田振华, 杜江. 苗药按功能分类方法. 《贵州世居民族研究》, 贵阳: 贵州民族出版社, 2006 年版

田振华. 贵州民族民间常用花类药物的应用.《中国民族民间医药杂志》,2006 年第 1 期

田振华. 苗族用药特点与相关习俗. 《中国民族民间医药杂志》, 2005 年第 4 期

董京文. 益气养阴活血法治疗老年 II 型糖尿病 31 例. 《贵阳中医学院学报》, 2003 年增刊

童红等. C 法测定风痛宁片中盐酸青藤碱的含量. 《贵阳中医学院学报》, 2003 年增刊

万昌发. 贵州民族医药事业发展概况. 《贵州医药》, 1987 年第 5 期

万昌发. 论贵州苗族医药. 《贵州民族研究》, 1987 年第 3 期

宛蕾，陈秀芬，杜江. 青皮胡桃的抗炎作用研究. 《中药药理与临床》，1998 年第 2 期

王瑾，杜江，邱德文. 苗药黑骨藤的研究概况. 《贵阳中医学院学报》，2003 年增刊

王南华等. 《贵州以民为本抓监管促进民族医药大发展. 《中国食品药品监管》，2008 年第 3 期

王正芊等. 《浅谈苗族“隔药”用于疾病的预防和治疗. 《中国民族医药杂志》，1997 年第 4 期

王正芊、袁莉. 《民族医对六月雪的应用. 《中国民族民间医药杂志》，1997 年第 1 期

王贤武. 贵州少数民族地区医疗情况调查. 《布依学研究》(之四)，贵阳：贵州民族出版社，1995 年版

王瑾等. 苗药黑骨藤的研究概况. 《贵阳中医学院学报》，2003 年增刊

王学勇等. 苗药金铁锁的系统研究. 《贵阳中医学院学报》，2003 年增刊

王学勇等. 苗药金铁锁总皂苷提取工艺研究. 《贵阳中医学院学报》，2003 年增刊

王学勇、邱德文、蒋朝晖. 苗族药物金铁锁研究进展. 《中国中医基础医学杂志》，2002 年第 11 期

王学军. 苗药木瓜的研究进展. 《贵阳中医学院学报》，2003 年增刊

王克良. 苗药金骨莲胶囊的研究. 《贵阳中医学院学报》，2003 年增刊

王克良. 心胃止痛胶囊的临床研究. 《贵阳中医学院学报》，2003 年增刊

王克英等. 反相高效液相色谱法测定清痹通络液中大叶茜草素的含量. 《贵阳中医学院学报》，2003 年增刊

王克英. 乌梅不同产地及不同抽样点有机酸含量测定. 《贵阳中医学院学报》，2003 年增刊

王用平等. 我国石斛属植物栽培研究新进展. 《贵阳中医学院学报》，2003 年增刊

王琳. 中药库房管理中存在的问题. 《贵阳中医学院学报》，2003 年增刊

王世清，潘文刚，张志勇. 苗族药三月泡的品种鉴定和成分研究. 《中国民族民间医药杂志》，2002 年第 1 期

王友. 苗药苦参的临床新用. 《中国实用医药》，2007 年第 36 期

王敏，翟信长. 贵州苗族医药开发应用研究的主要思路. 《中国民族民间医药杂志》2001 年第 6 期

王朝碧，刑伟莺. 苗族医药的外治法. 《贵州医药》，2000 年第 1 期

王朝碧，方玉珍. 贵州民族药枫荷除痹液的毒理学研究. 《贵州医药》，2000 年第 4 期

韦正光. 布依族民间医药概况. 《贵州医药》，1989 年第 4 期

韦明勤，吴家其，云雪林，胡成刚，陈德媛. 布依族民间医药概述. 《中国民族医药杂志》，1997 年第 3 期

韦波. 贵州苗药“血藤”名实考. 《中国民族医药杂志》，2004 年第 1 期

韦波，周武华，杨立勇，潘炉台. 苗族“断根药”浅析. 《中国民族民间医药杂志》，2004 年第 4 期

韦波等. 谈苗族医学预防学的萌芽. 《贵阳中医学院学报》，2003 年增刊

危莉等. 苗医侗医布医传统疗法略述. 《中国民族医药杂志》，2000 年第 3 期

危莉，崔和敏，郑曙光，陈德媛. 苗侗医疾病分类对比初探. 《中国民族民间医药杂志》，

2000 年第 2 期

韦克仪等. 水族医药用于痹症治疗的疗效观察.《贵阳中医学院学报》，2003 年增刊

文茂杰. 自制苗医钩针穿刺治疗皮脂腺囊肿 50 例的体会.《中国民族民间医药杂志》，1997 年第 4 期

文茂杰. 苗族民间单方治疗皮肤病经验简介.《中国民族民间医药杂志》，1997 年第 1 期

文明昌. 苗药肾康灵汤治疗肾小球肾炎 40 例.《贵阳中医学报学院》，2003 年第 3 期

文明昌等. 苗族医药治疗牛皮癣 188 例临床观察.《贵阳中医学院学报》，2003 年第 2 期

文明昌. 贵州省黔南州民族医药研究所的发展概况.《贵阳中医学院学报》，2003 年增刊

文明昌，文江波. 苗医苗药单验方应用浅析.《中国民族医药杂志》，2004 年第 1 期

文明昌，文江波. 苗医苗药单验方应用浅析.《中国民间疗法》，2004 年第 11 期

文明昌等. 苗药烫伤油治疗 140 例烧烫伤临床观察.《中国民族医药杂志》，2005 年第 6 期

文明昌. 论黔南苗医药特色.《中国民间疗法》，2006 年第 2 期

文昌明，文江波、蒙景慧. 黔南苗医诊病概述.《中国民族医药杂志》，2007 年第 3 期

文明昌. 自拟苗药消斑汤治疗黄褐斑 600 例.《中国民族医药杂志》，2007 年第 6 期

文明昌等. 黔南苗医药对疾病认识分类和命名初探.《云南中医学院学报》，2006 年第 1 期

文明昌，王帅印，王琬宁. 黔南州苗族医药养生保健重在医护治食结合浅析.《首届全国民族医药养生保健学术研讨会论文集》，2010 年

吴望成等. 苗医精要非药物治疗.《苗学研究与经济发展》，贵阳：贵州民族出版社，2005 年版

吴家其，云雪林，胡奇志. 布依医对小儿常见病证的诊法及部分治法、方药介绍.《贵阳中医学院学报》1997 年第 3 期

吴元黔. 苗族医药学发展简史述略（上）.《贵阳中医学院学报》，2004 年第 4 期

吴元黔. 苗族医药学发展史述略（中）.《贵阳中医学院学报》，2005 年第 1 期

肖廷梅. 浅谈肺结核患者的心理护理.《贵阳中医学院学报》，2003 年增刊

肖廷梅. 外伤性截瘫建立自动反射性膀胱的护理.《贵阳中医学院学报》，2003 年增刊

肖婷婷，李淑芳. 贵州民族药提取物-3 抗 22 肿瘤细胞生长作用机制的初步研究.《现代肿瘤医学》，2009 年第 12 期

谢正富. 贵州苗族医药中的概念剖析.《卫生信息与此同时管理》，1998 年第 4 期

谢正富，万昌发. 略论民族医药的科学性和特殊性.《贵州民族研究》，1986 年第 3 期

熊招. 苗药促骨生长散治疗骨折骨痂不长 20 例.《中国民族民间医药杂志》，2005 年第 6 期

熊彪，罗登翠，熊安富. 苗药“消痔散”治疗内痔出血水肿 92 例临床观察.《中国民族民间医药杂志》，1999 年第 1 期

熊彪. 苗药治乙肝验方.《贵阳中医学院学报》，2003 年增刊

熊慧林等. C 法测定姜黄消痤搽剂中姜黄素的含量. 《贵阳中医学院学报》，2003 年增刊

熊安富等. 苗药“黑白保肝丸”治疗乙型肝炎临床观察. 《贵阳中医学院学报》，2003 年增刊

徐宏，杜江. 苗药观音草在民间的使用及开发应用情况. 《中国民族医药杂志》，2006 年第 5 期

徐宏，杜江. R—C 法测定苗药黑骨藤中滇杠柳苷 I 的含量. 《2007 中国贵州龙里苗医药可持续发展论坛论文集》，2007 年

徐树芸等. 对修订部分苗药产品质量标准之我见. 《贵阳中医学院学报》，2003 年增刊

徐文芬等. 贵阳市菊科苗族用药资源的种类与研究情况概述. 《贵阳中医学院学报》，2003 年增刊

许建阳等. 贵州苗药金铁锁对类风湿性关节炎小鼠大脑单胺类神经递质的影响. 《贵阳中医学院学报》，2003 年增刊

严小盈，杜江. 浅谈苗家动物药的一些独特应用. 《中国民族医药杂志》，2008 年第 5 期

杨光辉. 浅谈苗族履蛋疗法. 《苗学研究与经济发展》，贵阳：贵州民族出版社，2005 年版

杨泉. 红岩乡布依族民间医药调查. 《贵州民族调查》第 24 卷，2008 年

杨惠杰，杜江. 苗医治疗痹证的方法概说. 《中国民族医药杂志》，2008 年第 5 期

杨凡等. 鹅不食草的生药学、化学成分、药理及临床应用研究. 《贵阳中医学院学报》，2003 年增刊

杨立勇. 布依族治疗眼疾常用药. 《贵阳中医学院学报》，2003 年增刊

杨碧仙. 部分仡佬族验方介绍. 《贵阳中医学院学报》，2003 年增刊

杨敏. 关于贵州少数民族传统医药知识产权保护的法律思考. 《贵州民族研究》，2006 年第 5 期

杨玲. 浅谈现代超声技术在土家族苗族医药发展中的应用. 《中国民族医药杂志》，2008 年第 9 期

杨昌文. 苗族医药浅议. 《广西民族研究》，1988 年第 3 期

杨昌文. 苗族医药再议. 《苗学研究》（一），贵阳：贵州民族出版社，1989 年版

杨昌文. 话说羌族医药. 《贵州民族》，1993 年第 2 期

杨昌文. 浅谈西南少数民族传统医药. 《贵州民族研究》，1994 年第 1 期

杨昌文. 苗药药苗岭奇葩. 《民族团结》，1998 年第 10 期

杨昌文. 民族民间医药调查遮要（之一）. 《贵州民族调查》第 7 卷，1990 年

杨昌文. 民族民间医药调查遮要（之二）. 《贵州民族调查》第 8 卷，1990 年

杨昌文. 民族民间医药调查遮要（之三）. 《贵州民族调查》第 9 卷，1991 年

杨昌文. 民族民间医药调查遮要（之四）. 《贵州民族调查》第 10 卷，1992 年

杨昌文. 民族民间医药调查遮要（之五）. 《贵州民族调查》第 11 卷，1994 年

杨昌文. 民族民间医药调查遮要（之六）. 《贵州民族调查》第 12 卷，1995 年

杨昌文. 民族民间医药调查遮要（之七）. 《贵州民族调查》第 13 卷，1995 年

杨昌文. 民族民间医药调查遮要（之八）. 《贵州民族调查》第 14 卷，1997 年

杨昌文. 民族民间医药调查遮要（之九）.《贵州民族调查》第15卷，1998年

杨昌文. 民族民间医药调查遮要（之十）.《贵州民族调查》第16卷，1999年

杨昌文. 贵州民族调查与民族医药研究.《贵州民族研究》，2002年第3期

杨光彬. 侗医药“美霸芭粉敷剂”治疗急慢性骨髓炎临床报道.《全国第三届侗医药学术研讨会论文集》，2009年

杨贤根. 侗医药治疗慢性肾脏疾病的临床报道.《全国第三届侗医药学术研讨会论文集》，2009年

杨长玉. 侗医药“速效救心散”治疗心脏病30例临床观察.《全国第三届侗医药学术研讨会论文集》，2009年

杨祖金. 侗药脱力猪蹄煎治疗妇女赤白带下、滴虫、霉菌的体会.《全国第三届侗医药学术研讨会论文集》，2009年

杨锦桢. 略谈侗医的诊疗方法.《全国第三届侗医药学术研讨会论文集》，2009年

杨开富. 侗医穴位按摩推拿治愈感冒病1652例.《全国第三届侗医药学术研讨会论文集》，2009年

杨理明，黄静，张晓曼. 贵州苗、水、布依、仡佬四种民族药的比较研究（二）.《中国民族民间医药医药杂志》，2006年第4期

杨建香. 苗族药膳3则.《中国民族医药杂志》，1996年第1期

杨晓冬，刘栋梁，梁丽朝. 苗医热敷疗法的应用.《中国民族医药杂志》，2000年2期

易律衡，张子龙，志烨，卢方佳. 侗药鸡矢藤的功效与临床应用.《全国第三届侗医药学术研讨会论文集》，2009年

游涛. 南开苗族医药调查.《贵州民族调查》24卷，2008年

于俊生. 黔湘鄂民族医药研究片区协作会在筑召开.《贵州民族研究》1986年第4期

于俊生. 侗医概览.《贵州民族》1991年1期

袁林娜. 苗药肤痔清软膏微生物限度检查方法验证试验研究.《中国民族民间医药杂志》，2007年第3期

袁黔华，杜江. 贵州民族医药的发展与民族和谐.《贵州民族研究》，2008年第5期

袁黔华. 贵州民族医药的传承与人才培养问题浅谈.《贵州民族研究》2009年第5期

袁林娜等. 生活方式洗液体外抗菌作用的实验研究.《贵阳中医学院学报》，2003年增刊

袁贤茂. 侗医药治疗骨折41例临床体会. 于《全国第三届侗医药学术研讨会论文集》，2009年

袁贤茂. 侗医药治疗半边瘫（中风）临床观察.《全国第三届侗医药学术研讨会论文集》，2009年

云雪林. 苗族医药发展方向探讨.《贵阳中医学院学报》，2003年增刊

曾淑文，庞宇舟. 广西、贵州云南民族药发展比较研究.《中国民族民间医药》，2008年3月

曾德祥等. 苗药黄萱益肝散治疗慢性乙肝3700例临床观察.《贵阳中医学院学报》，2003年增刊。

邹启模. 浅谈休克的诊断与治疗.《贵阳中医学院学报》，2003年增刊。

左方. 1980-2008 年贵州主要世居少数民族医药文献计量学分析. 《兰台世界》，2010 年 2 月（下）

郑曙光、危莉、崔和敏、陈德媛. 布依族医药杂病简介. 《中国民族医药杂志》，2001 年第 2 期

詹亚梅. 苗药矮地茶的现代研究. 《贵阳中医学院学报》，2003 年增刊

张厚良. 黔东南州苗药研究开发的前景. 《亚太传统医药》，2006 年第 7 期

张厚良. 黔东南州苗侗医药研究与产业开发. 《发展苗侗医药产业，弘扬民族医药文化——第一届中国贵州黔东南苗侗医药产业发展论坛论文集》，2010 年

张元，杜江等. 吉祥草止咳、化痰、抗炎作用的研究. 《武警医学》，2006 年第 4 期

张元，杜江，邱德文. 苗药吉祥草的研究概况. 《贵阳中医学院学报》，2003 年增刊

张元等. 苗药吉祥草的研究概况. 《贵阳中医学院学报》，2003 年增刊

张兵锋，杜江. 苗医药治疗肺结核验方拾遗. 《中国民族民间医药杂志》2005 年第 3 期

张来，刘宁，叶玉华，陈静，杨菲. 贵州西部杨梅属植物的民族植物学研究. 《安顺师范高等专科学校学报》，2006 年第 3 期

张高红等. 苗药巴布剂一平喘止咳、行气通便贴. 《贵阳中医学院学报》，2003 年增刊

张敬杰等. 加强贵州苗族医药知识产权保护之我见. 《贵阳中医学院学报》，2003 年增刊

张海等. 中西医结合治愈支气管胸膜瘘 1 例. 《贵阳中医学院学报》，2003 年增刊

张予等. 苗药——头花蓼的研究进展. 《贵阳中医学院学报》，2003 年增刊

张运发等. 飞龙掌血的化学成分、药理作用及药材鉴别. 《贵阳中医学院学报》，2003 年增刊

张光武. 侗药治疗内痔、混合痔、肛瘘、肛肿脓的临床报道. 《全国第三届侗医药学术研讨会论文集》，2009 年 9 月

张家军，张有碧. 侗医药应用“美猛生”（虎杖）笔谈. 《全国第三届侗医药学术研讨会论文集》，2009 年

张季芳，王华南，房芸，罗寰，潘明茜. 苗族医药数据库的深层次开发. 《贵阳中医学院学报》，2006 年第 6 期

张季芳，华南，庄田畋. 苗族医药数据库的开发与应用. 《贵阳中医学院学报》，2005 年第 4 期

张家军，张有碧. 侗家鸡药用笔谈. 《全国第三届侗医药学术研讨会论文集》，2009 年

张朝卿，戎聚全. 贵州苗族医药略. 《黔南民族医专学报》，2004 年第 2 期

张臻福. 自拟消疣散治疗扁平疣 125 例. 《中医药研究》，2002 年第 2 期

张培琴. 苗族医药验方“来兴仰加”的临床研究. 《中国民族民间医药杂志》，2000 年第 2 期

赵海等. 贵州民族药研发中制备工艺问题探讨. 《贵阳中医学院学报》，2003 年增刊

赵俊华. 仡佬族医药的调查研究方法简介. 《贵阳中医学院学报》，2003 年增刊

赵能武，潘炉台，杜江，赵俊华，胡成刚. 布依医治疗妇科病方选. 《中国民族民间医药杂志》，2003 年总 63 期

赵能武等. 苗药肿节风的研究概况. 《贵阳中医学院学报》，2003 年增刊

赵能武、杜江、赵俊华. 民族民间治疗传染病方剂拾遗.《中国民族民间医药杂志》, 2003年总63期

赵能武，杜江. 苗药肿节风的研究概况. 《贵阳中医学院学报》, 2003年增刊

赵能武，杜江，赵俊华. 民族民间传染病方剂拾遗. 《中国民族民间医药杂志》, 2003年第4期

赵能武，潘炉台，杜江，赵俊华，胡成刚. 布依族治疗妇科病方选. 《中国民族民间医药杂志》, 2003年第5期

赵能武，杜江. 苗药桉叶的研究概况. 《中国民族医药杂志》, 2004年特辑

赵能武，杜江. 苗药桉叶的研究. 《中国民族医药杂志》, 2004年第1期

赵能武，孙济平，潘炉台，赵俊华. 毛南族医常用的13种菊科植物药. 《中国民族民间医药杂志》, 2006年总82期

赵新环，谢正富. 苗族方药"爱福宁合剂"的抗癌作用.《中国民族民间医药杂志》, 2002年第4期

赵一君. 布依族的民间医药. 《健康大视野》, 1996年第1期

郑曙光，危莉，崔和敏. 试论苗医侗医诊断疾病之异同. 《中国民族医药杂志》, 2000年第4期

郑曙光. 中苗医熏蒸疗法述略. 《中国民族医药杂志》, 2007年第7期

郑林，魏升华. 贵州苗族草药"水金凤"植物基源调查报告（I）. 《中草药》, 2004年第6期

钟燕等. 贵州中药现代化发展与对策研究. 《贵阳中医学院学报》, 2003年增刊

周凯林，杨立勇，潘炉台. 苗医治疗消化系统疾病常用药. 《中国民族民间医药杂志》, 2002年第6期

周凯林，杨立勇，潘炉台. 苗医经验方拾遗. 《中国民族民间医药杂志》2002年5期

周光玉. 铜仁地区苗族常用药物介绍. 《贵阳中医学院学报》, 2003年增刊

周建华. 推拿法治疗小儿脑瘫11例临床观察. 《贵阳中医学院学报》, 2003年增刊

周茜. 论贵州民族医药及其发展. 《贵阳中医学院学报》, 2003年增刊

周兰等. 气相色谱法测定天然冰片中龙脑的含量. 《贵阳中医学院学报》, 2003年增刊

朱翠萍. 黔东武陵山区的苗族医药特点及治疗方法研究. 《中国民族民间医药杂志》, 2005年第6期

朱朝典. 让瑰宝锦上添花 服务于人民. 《贵阳中医学院学报》, 2003年增刊

朱国滚，张珍双. 土家族传统医药痛症超导新医诊疗法研究综述. 《中国民族民间医药杂志》, 1994年总6期

朱国豪等. 论苗族医药的独特理论——苗医生成学. 《贵阳中医学院学报》, 2003 年增刊

朱国豪，杜江. 关于土家族医药病机"三元论"的初探揭谜. 《中国民族民间医药杂志》, 2005年第10期

朱国豪，杜江. 论土家族医药理论基石病机"三元论"的奥秘. 《中国民族医药杂志》, 2005年10月特辑

朱国豪，毛万智. 土家族医药珍品"灵陵香"开发研究浅述. 《中国民族民间医药杂志》,

1994 年总 8 期

朱国豪，朱娜琳. 土家族医药的学术价值和开发研究概述. 《湖北民族学院学报·医学版》，2007 年第 3 期

朱国豪，邹廷生. 论土家族医药的民族特色. 《贵阳中医学院学报》，2003 年第 2 期

朱国豪，杜江、张景梅，周茜，潘炉台，鲁道旺，赵能武，朱娜琳. 论土家族医药的学术研究价值和开发前景. 《中国民族医药杂志》，2006 年第 5 期

朱国豪，朱娜琳，毛宏文，符宁学. 解读土家族医药的学术价值和开发研究战略. 《中国民族医药杂志》，2008 年第 5 期

朱国豪，朱娜琳，杜江，张熙红，邹廷生. 解读土家族医药的学术价值和开发研究战略. 《铜仁职业技术学院学报（自然科学版）》，2007 年第 5 期

朱明远. 传统医药治未病之我见. 《全国第三届侗医药学术研讨会论文集》，2009 年

朱明远，王伟，朱凌鹏. 传统医药治脑中风的体会. 《全国第三届侗医药学术研讨会论文集》，2009 年

祝炯奎，祝有学. 论毕节地区苗族弩药针刺法的形成和发展.《中国民族民间医药杂志》，1996 年第 1 期

朱兴兰. 贵州苗药：冉冉崛起的朝阳产业. 《当代贵州》，2004 年第 15 期

附录三 部分民族医药卫生文件目录汇编（按照颁发时间的顺序排列）

1．1981年5月21日贵州省人民政府批转省民委、省计委、卫生厅、财政厅、民政厅、教育厅等六个部门联合颁发的《关于加强少数民族和边远贫穷地区卫生事业建设的请示报告》。

2．1983年7月20日卫生部、国家民族委员会关于印发《关于继承、发扬民族医药学的意见》的通知。

3．1984年11月23日国务院办公厅转发卫生部、国家民族事务委员会《关于加强全国民族医药工作的几点意见》的通知。

4．1997年2月19日国家中医药管理局、国家民族委员会关于印发《关于进一步加强民族医药工作的意见》的通知。

5．2005年9月23日贵州省第十届人民代表大会常务委员会第十七次会议通过《贵州省发展中医药条例》。

6．2007年12月25日国家中医药管理局、中华人民共和国国家民族事务委员会、中华人民共和国卫生部、中华人民共和国国家发展和改革委员会、中华人民共和国教育部、中华人民共和国科学技术部、中华人民共和国财政部、中华人民共和国人事部、中华人民共和国劳动和社会保障部、国家食品药品监督管理局、中华人民共和国国家知识产权局11个部委联合颁发《关于切实加强民族医药事业发展的指导意见》国中医药发[2007]48号。

7．国务院办公厅关于印发《少数民族事业"十一五"规划的通知》[国办发〔2007〕14号]。

后 记

在每本书结束之后，似乎都要对书稿的写作过程作一番交待才算完事，我也不能够例外，因为本书稿的完成包含了许多人的辛劳付出。

在没有撰写书稿的时候，我着实羡慕他人的著作。曾经期盼有朝一日也能够撰写出一本书来。2009 年 3 月当我获得时任贵州民族学院民族科学研究院常务副院长石开忠教授批准承担撰写本书的任务时，内心不单单是昔日“梦想着在不久的将来，就会有一本署上自己名字之书”的心情。现在回想当初如此迅速地接下本书的撰写任务时，不免有些后怕。在民族医药文化研究方面，过去除翻译了几篇苗族医药文化方面的文章外，几乎没有多少研究基础。因此，在接受任务没多久，我内心确实曾有些后悔不该毛遂自荐去承担这一艰巨的写作任务。然而，想到我所在的部门是科研部门，自己又是专职科研人员，更何况世上哪有做事、做研究无人不是从不知到略知再到熟悉的呢？！于是，我着手搜集有关贵州民族医药方面的文献，去思考撰写书稿的框架结构。与此同时，还到黔东南苗族侗族自治州、黔南布依族苗族自治州、黔西南布依族苗族自治州和贵州省相关县份做实地调研，撰写民族医药方面的论文并多次参加全国民族医药学术会议。大约过了半年时光，心中总算有了一些关于贵州民族医药卫生的理性和感性方面的体悟。尽管过去出版界也出版了不少贵州单一民族的医药方面的书籍，但是，有关贵州民族医药卫生概述性的著作至今尚未发现。因此，要编撰出一本概述性的贵州民族医药卫生方面的书稿，其难度可想而知。

两年来，无论是书稿之框架结构的构思、撰写与修改，还是在前往民族地区进行民族医药卫生方面的田野调研、搜集民族医药卫生资料和多次参加全国民族医药学术会议等方面，我都得到了许多人的帮助。今天总算把《病有所医的回望》这个版本呈现在读者的面前。回顾过去，如果没有多人的帮助，恐怕这部书稿难以与读者谋面，因此，我怎么也忘记不了他们的指点与帮助。他们是：国家中医药管理局原副局长、中国民族医药学会首任会长诸国本主任医师，贵州省民族事务委员会副主任徐飞，中央民族大学民族理论专业博士生导师、贵州民族学院副校长、民族科学研究院院长杨昌儒教授，民族学与社会学学院院长石开忠教授，民族文化艺术研究院院长龙耀宏教授，西南傩文化研究院院长陈玉平教授，民族科学研究院常务副院长谢定国教授，民族科学研究院原副院长、苗语言研究专家李锦平教授，民族科学研究院院长助理、办公室主任李天元副译审，贵州省中医药管理局黄维中局长，贵阳中医学院药学系系主任、贵州省民族医药学会会长杜江教授，侗族医药专家委员会主任石光汉副主任医师，侗族医药专家委员会顾问、萧成纹主任医师，黔东南苗族侗族自治州民族医药研究所首任所长陆科闵主任医师，黔东南州民族医药研究所前任所长龙运光主任医师，黔南州中医院副院长、黔南州民族医药研究所所长文明昌主任医师，黔东南州中医院副院长郭伟伟主任医师，国家注册执业药师、黔东南民族职业技术学院刘书华教授，侗族医药专家委员会顾问、贵阳市修文县六广镇杏林诊所侗医专家顾崇国，黔东南新华大地苗医肿瘤医院龙道元院长，湖南省怀化市狗崽冲贵州苗药店主治医师李德秀，都匀市民族民间中草医聚贤堂龙步明医师，贵州省宗教事务局处长、贵州省宗教学会常务副会长纳光舜，贵州省民族事务委员会纪检组副处级纪检员龙锐，贵州民族学院图书馆和贵阳中医学院图书馆工作人员，贵州省博物馆助理研究员黄镇邦先生，贵州省水利水电勘测设计研究院工程师谢红建，贵州省政协《文史天地》杂志编辑部编辑王封礼先生，黔南布依族苗族自治州地方志编撰委员会主任陆兴和先生，黔南布依族苗族自治州人力资源与劳动人事局王彬科长，黔东南苗族侗族自治州卫生局党组书记金鸣昌主任医师，黔东南州卫生局原办公室主任尹润生副调研员，兴义市交通局邓亚科长，黔西南布依族苗族自治州卫生局办公室王忠荣副主任，黔西南州和合医办农文明主任，天柱县卫生局办公室吴庆猛主任，办公室工作人员王储和张才华，天柱县教育局办公室龙声胤主任，天柱县人民医院办公室龙传辉主任，黎平县县志编撰委员会副主任潘通祥，黎平县人民医院副院长李卫星，黎平县卫生局局长李仁穷，三都县委办杨忠实副主任，三都县卫生局韦景象副局长，麻江县委办公室陆志银主任，望谟县一中黄高堂老师，望谟县卫生局黄廷松局长，望谟县民宗局黄生伟局长，望谟县人民医院办公室杨光亮副主任，平塘县工商管理局狄刚纪检组长，平塘县卫生局办公室杨培胜主任，平塘县人民医院办公室莫云杰主任，平塘县县志编撰委员会办公室工作人员聂祖燕，贵州民族学院西南傩文化研究院讲师龚德全，商学院讲师潘永乐，侗族语言文学专业硕士研究生梁思娥和贵阳中医学院硕士研究生邹顺，本科生朱明力、徐露露等等。

特别感谢本书责任编辑辜守义先生，他为本书的最后完善和出版付出了太多的辛劳。

最后，还要感谢爱妻杨昌敏在其担任贵州民族学院子弟小学语文教师和班主任繁重工作的同时，默默承担了绝大部分家务，使我有充沛的时间和精力来完成本书的写作任务。

囿于撰写水平和时间的仓促，本书存在着一些不够细致、不够精确之处，衷心希望能得到专家学者的指教，以便今后在深入调研的基础上更臻完善，将一本更为翔实的《病有所医的回望》呈现在读者的面前。

谭厚锋

2011年夏于溪水边书斋